与最聪明的人共同进化

湛庐 CHEERS

HERE COMES EVERYBODY

U0349524

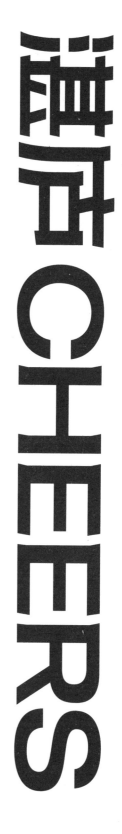

CONSCIOUS-NESS AND THE BRAIN

脑与意识

Deciphering How the Brain Codes Our Thoughts

[法] 斯坦尼斯拉斯·迪昂
(Stanislas Dehaene) 著

章熠 译

浙江教育出版社 · 杭州

意识是世界上唯一真实的东西，也是最神秘的东西。

弗拉基米尔·纳博科夫，《庶出的标志》（1947）

大脑比天空更辽阔，
因为，把它们放在一起时，
前者能轻松地
包容后者，
还有你。

艾米莉·狄金森（约 1862）

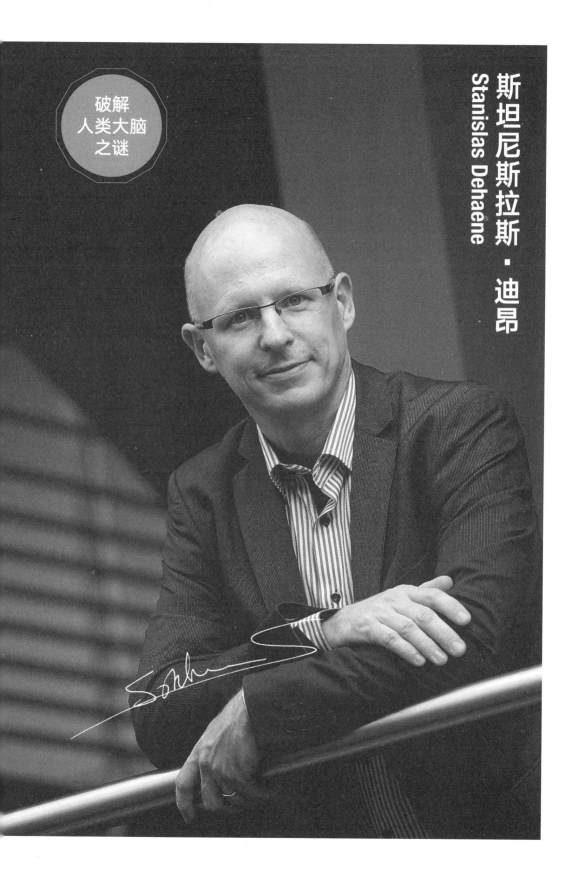

破解
人类大脑
之谜

斯坦尼斯拉斯 · 迪昂
Stanislas Dehaene

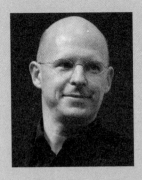

大胆挑战脑科学研究的
终极问题

大脑是目前人类在宇宙中发现的最复杂的结构，是除宇宙之外人类最大的未解之谜，宛若研究领域最闪耀的一项王冠。而王冠之上那颗璀璨的明珠，则要属意识研究——它如此令人着迷，如此深不可测，充满挑战性，吸引着全世界所有科学和脑研究领域的巨擘的目光，他们也正为探究人类意识之谜做着卓越贡献。

在他们中间，作为全世界最有影响力的认知神经科学家之一，斯坦尼斯拉斯·迪昂厥功至伟。

"神经科学界诺贝尔奖" 获得者

迪昂是目前欧洲脑科学研究领域的领头人、法兰西学院实验认知心理学教授、著名认知神经科学家，其研究涉及脑与意识、数字、阅读等多个领域，均取得了令世人瞩目的成果，比如，他通过实验在大脑中发现了主观意识的客观标志，让人们能真正"看见"意识。他已在《自然》《科学》等国际权威杂志上发表了300多篇文章，是很多人眼中大师级的人物。

> 迪昂是一位世界级的科学家，他开创了一系列研究意识的实验，这些实验彻底改变了这一领域，并为我们带来了第一个直接研究意识生物学的方法。

埃里克·坎德尔
Eric Kandel
2000 年诺贝尔生理学或医学奖获得者

由于为人类大脑领域的研究做出了重要贡献，2014年，迪昂同其他两位科学家共同获得了有"神经科学界诺贝尔奖"之称的大脑奖（The Brain Prize）。该奖项每年评选一次，奖金100万欧元，是世界上影响力最大、最有分量的脑科学研究奖项。迪昂实至名归。

站在巨人肩上的探索者

其实，迪昂最初所学专业并非认知神经科学，而是数学。他本科毕业于巴黎高等师范学院数学专业，又获得巴黎第六大学应用数学及计算机科学专业硕士学位。

后来，受让-皮埃尔·尚热在神经科学方面的研究吸引，他将研究方向转向了心理学及神经科学，跟随认知神经科学创始人乔治·米勒、转换生成语法理论创始人乔姆斯基、认知发展理论创始人皮亚杰三位大师的学生杰柯·梅勒学习，获得博士学位，可谓传承了三位"师爷"的智慧结晶。

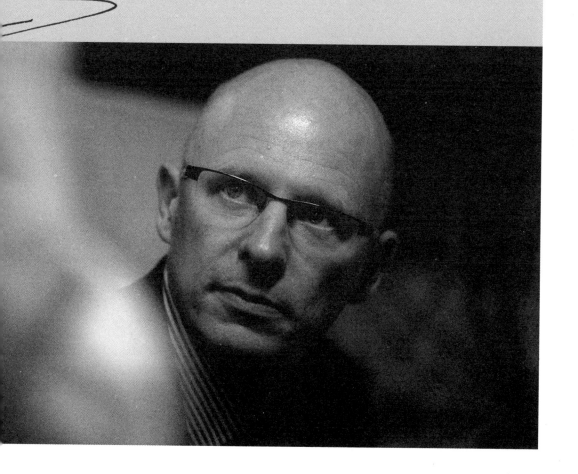

众多领域的先驱开拓者

迪昂在他涉及的各研究领域同样是先驱研究者。

在数学认知领域，迪昂是公认的专家，他的《数感》一书被哈佛大学等著名大学用作专业教材。迪昂也是语言及阅读领域的专家，他在《脑与阅读》一书中提出关于人类阅读能力的新理论，有力地驳斥了大脑具有无限学习能力的传统观点；另外，他在阅读障碍及阅读学习方面取得的研究成果，对教育领域也同样具有重要参考价值。而在另一本佳作《脑与意识》一书中，迪昂总结了近20年来关于意识与思维的前沿研究成果，翻开了脑科学领域研究的新篇章。

迪昂的科学探索还在继续，他将不断挑战更难、更复杂的问题，破解大脑中更多未被开发或未被探索的秘密，近一步帮助人类拓宽视野，为解开人类大脑之谜开拓新篇章。

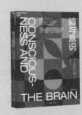

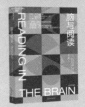

迪昂终身学习系列

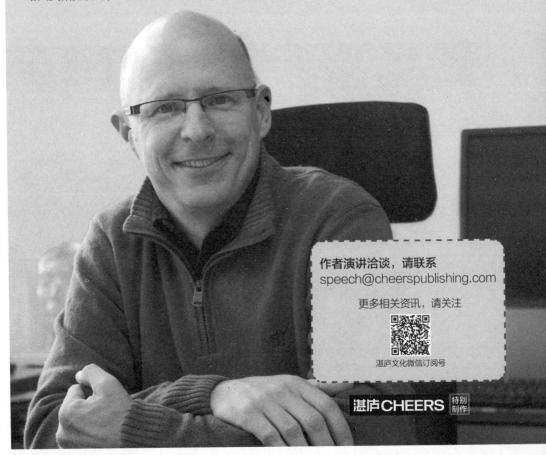

开启意识探索之门

唐孝威
中国科学院院士
核物理学家
浙江大学教授

《脑与意识》是法国著名认知神经科学家斯坦尼斯拉斯·迪昂的重要著作，其法文版曾于 2014 年被法国《阅读》（*LIRE*）杂志评为最佳科学书籍。迪昂是法国科学院院士、比利时皇家科学和艺术院院士、美国科学院外籍院士，2014 年获得有"神经科学界诺贝尔奖"之称的大脑奖。长期以来，他一直从事对意识、阅读、数学认知加工等人类最复杂的高级认知活动的研究，在《科学》（*Science*）、《自然》（*Nature*）等世界著名学术期刊上发表了 300 余篇论文。我和他有过学术交流，对《脑与意识》一书的内容进行过深入讨论。

迪昂院士在回顾意识研究历史进程的基础上提出了自己独特的观点。千百年来，人类的意识现象引起了众多哲学家、心理学家和神经科学家的广泛兴趣与深入思考。其中，法国哲学家勒内·笛卡尔（Rene Descartes）提出的二元论思想影响十分广泛，他认为：脑的意识活动并不遵循物理规律，意识不是由物质组成的。这个理念在当代受到广泛的批判，但迪昂院士从历史角度给予了正确评价，他认为笛卡尔的思想在当时十分先进，这是人类首次综合运用生物学的知识与理论对人脑机制进行深入分析。但迪昂院士又进一步指出，笛卡尔的机械模型无法解释人脑的高级功能，例如用语言表达思想的能力和灵活的推理能力，而这些问题是当代意识科学的核心。

由于研究方法与研究手段的突破，意识研究克服重重困难，才成为当今科学的前沿热点。早在 19 世纪后期，心理学研究者就试图用实验方法来研究意识问题，但由于意识研究十分复杂，尤其是其主观性使客观实验无法进行，因此，20 世纪大部分时间里，实验心理学研究者不仅回避意识的实验研究，甚至根本不提"意识"和"无意识"这些词，意识研究成为心理学禁忌。直到 20 世纪 80 年代末，主观意识才成为神经科学的前沿研究课题。迪昂院士把这一转变归功于以下三个方面的进步：（1）研究者对意识的定义更精确；（2）主观意识问题可进行客观实验操作；（3）学界开始重视对主观现象的科学研究。

迪昂院士区分了意识研究中的三个重要概念：警觉、注意、意识通达。他指出，真正可算作意识的是意识通达，因为人在清醒时关注的对象才能成为意识的内容，而仅有警觉和注意是不够的。意识通达是一种可以进行实验研究的、界定明确的现象，同时也是通往形式更复杂的意识体验的途径。

书中更精彩的地方是，迪昂院士系统地总结了包括自己的研究团队在内的当代神经科学家们，运用功能性磁共振成像技术与方法来探索"意识标志"的系列研究。这些研究不仅大大地拓展了我们在意识研究领域的知识，更为重要的是，这些知识已运用于对处于昏迷状态、植物人状态、最小意识状态的患者和闭锁综合征患者的意识状态的探索与治疗。其中，最有名的例子是法国时尚杂志《世界时装之苑》（*Elle*）的主编让 – 多米尼克·博比（Jean-Dominque Bauby），他在中风后成为闭锁综合征患者。他的畅销书《潜水钟与蝴蝶》（*The Diving Bell and the Butterfly*）采用一种独特的方式完成——助手逐个报出字母，他通过眨眼来确定想要的字母。博比通过 20 万次的眨眼，叙述了一个闭锁综合征患者破碎而美丽的心灵。

在本书中，迪昂院士通过严谨而科学的实验资料解释人类意识，揭示了主观意识现象的客观规律；还对梦、出体体验等意识现象及其背后的神经机制进行了阐述。本书内容深入浅出，娓娓道来，兼具科学性与可读性，能引发读者的阅读兴趣。读者能在不经意间学到意识科学的精髓。

本书的译者章熠毕业于美国伊利诺伊大学香槟分校心理学系，在法国国家健康与医学研究院（INSERM）迪昂的实验室学习过，多年来一直参与迪昂的合作研究项目。多年的留学和研究经历及对脑与认知科学研究的热爱，使他很好地领会并理解了书中的内容，译文也通顺流畅。本书的校译者周加仙研究员在翻译和校译脑与认知科学的学术著作方面经验丰富。相信本书的出版将会促进我国关于意识的神经科学研究的发展。

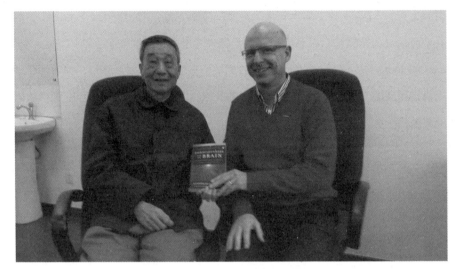

本书作者迪昂（右）和唐孝威院士（左）

CONSCIOUSNESS
AND THE BRAIN

目录

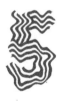

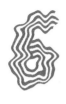

将意识科学应用在临床　　/233

意识疾病的分类 | 能够思考的"植物人" |

如何与植物人沟通 | 提出检测意识的新方法 | 皮质探测 |

检测自发想法 | 如何恢复患者的意识

意识科学的未来：
让人类意识不再孤独　　/273

婴儿有意识吗 | 动物有意识吗 |

猴子有自我意识吗 | 人类意识是独一无二的吗 |

为什么人类会有精神疾病 | 如何建造有意识的机器

测一测

意识与无意识，你真的了解吗？

扫码获取全部测试题及答案，
看一看你对意识的了解
有多少

- 我们可以依赖无意识进行"自动探索"吗？

  A. 可以

  B. 不可以

- 人处于昏迷时，大脑是活跃的吗？

  A. 是

  B. 否

- 以下关于意识的表述错误的是：

  A. 分享社会信息是意识的核心功能之一

  B. 意识的主要作用是建立持久的想法

  C. 意识可以做很多无意识不能做的特定运算

  D. 意识对消除歧义毫无帮助

扫描左侧二维码查看本书更多测试题

CONSCIOUSNESS
AND THE BRAIN

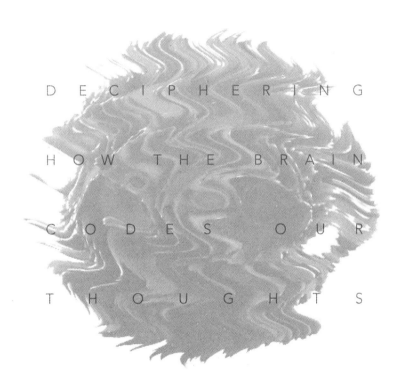

DECIPHERING

HOW THE BRAIN

CODES OUR

THOUGHTS

———————— 引言　　**寻找思维的物质基础**

在拉斯科洞穴深处，穿过世界著名的拉斯科洞穴壁画，映入眼帘的是一个并不太出名的走廊——艾普斯（Apse）。在这些壁画中，由旧石器时代艺术家所创作的多彩的马群、鹿和公牛等跃然于上。在洞穴约20米深的底端，一头受伤的水牛和一头犀牛旁躺着一个在古代艺术作品中少见的人类形象（见图0-1）。画中的人平躺在地上，手心朝上，手臂伸展。在他旁边有一只鸟站在树枝上，旁边还有一把断了的矛，可能是用来给水牛开膛破肚的，因为水牛的肠子都流出来了。

显然，画作中的人是一名男性，因为他的阴茎勃起了。根据睡眠学家米歇尔·茹韦（Michel Jouvet）的说法，这幅图画的是一个做梦人和他正在做的梦[1]。正如茹韦和他的团队发现的那样，梦主要在睡眠的特定阶段中产生。然而，他们认为这是"矛盾"的：因为这个阶段并不像睡眠，大脑在这一阶段几乎和清醒时同样活跃，而且眼球不断地转动。这一阶段也永远伴随着男性勃起的现象，即使梦境中没有任何关于性的内容。尽管这种怪异的生理现象直到20世纪才被科学家知晓，但茹韦机敏地洞见到，我们的祖先很轻易地注意到了这件事。那只鸟似乎是对于做梦者灵魂最自然的比喻：在梦中，思想像鸟一样自由地飞向远方和远古。

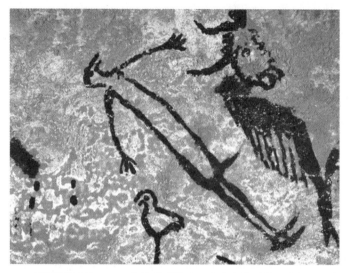

在这幅距今约 18 000 年前的画作中，这个人仰卧着。勃起这一特征，也是梦最逼真的快速眼动睡眠阶段的特征，这表明这个人大概睡着了，并在做梦。在他旁边，是一头被开膛破肚的水牛和一只鸟。根据睡眠研究者米歇尔·茹韦的说法，这可能是世界上最早关于做梦者和他的梦境的画。在很多文化中，鸟象征着一个人的思绪能够在做梦时飘向远方——这是一种错误的直觉，认为思想与身体属于不同的范畴，蕴含着二元论的思想。

图 0-1　身体静止时，思想可以飞翔

如果不是因为各种形式文化的艺术作品和文字符号中都反复出现睡眠、鸟、灵魂和勃起等物象，这个想法可能会显得很荒谬。在古埃及，一个人头鸟，经常画着一个勃起的阴茎，象征着非物质灵魂巴（Ba）。据说，在每个人身体里都存在着永生的巴，在人死后就升天寻找极乐世界。对奥西里斯神（Osiris）惯常的描述内容和艾普斯走廊里的画像惊人地相似，也是一个人躺在地上，阴茎勃起，猫头鹰伊西斯（Isis）在此人身体上方盘旋，并用他的精子产生荷鲁斯（Horus）[①]。在印度圣文《奥义书》（*Upanishads*）中，灵魂也被描述为一只鸽子，在死的时候飞走，并能以灵魂的形态飞回来。几个世纪之后，这些鸽子和其他白翅膀的鸟被看作基督教中灵魂的象征，也就是圣灵和来访的天使。从埃及文化中象征着重生的凤凰，到将灵魂注入新生儿并且在人死后将灵魂带走的芬兰灵魂鸟（Finnish Sielulintu），这些飞翔的灵魂都是个体心智的普遍隐喻。

在关于鸟的寓言背后隐含着一种直觉判断，即承载思维的物质与组成身体的普通物质迥然不同。在梦中，当身体静止时，思想却飞到遥远的记忆与想象王国。会不会有一种更好的证据能证明心智活动不能还原为物质世界的活动？能否证明心智是由不同的物质组成的？自由飞翔的意识是如何从我们质朴的脑中产生的呢？

从笛卡尔谈起

脑与身体属于不同领域的理论在很早的时候就被提出来了。在一些重要的哲学文献中，如柏拉图的《斐多》（*Phaedo*，公元前 4 世纪）以及阿奎那（Aquinas）的阐述基督教灵魂观念的重要文献《神学大全》（*Summa Theologica*，1265—1274）都提出了这个理论。而法国哲学家勒内·笛卡尔明确地提出了现在所谓的二元论：脑的意识是由非物质组成的，并不遵循物理规律。

在神经科学领域，大家都一窝蜂地嘲笑笛卡尔。随着安东尼奥·达马西奥（Antonio Damasio）的畅销书《笛卡尔的错误》（*Descartes' Error*,

---

[①] 荷鲁斯（Horus）是古代埃及神话中法老的守护神，是王权的象征，同时，他也是一位战神。他的形象是一位鹰（隼）头人身的神祇。他头戴埃及王冠，腰围亚麻短裙，手持沃斯（能量）手杖与安柯（生命）符号。——译者注

1994）^①的出版²，许多关于意识的当代教材开始抨击笛卡尔，声称他的观念使神经科学的发展落后了许多年。事实上，笛卡尔是科学先驱，而且从本质上来说，他是还原主义者。他对人脑机制的分析在当时遥遥领先，这是人类首次综合运用生物学的知识与理论建模。笛卡尔二元论的产生并不是一时兴起，而是根据一种逻辑论断——机器不可能模仿意识的自由。

现代心理学之父威廉·詹姆斯（William James）这样承认我们的过失："笛卡尔的贡献源自他足够大胆，第一个设想了一套完全自洽的、能够完成复杂智慧活动的神经机制。"³事实上，笛卡尔在他预言性的著作，如《论胎儿的形成》（*Description of the Human Body*）、《论灵魂的激情》（*Passions of the Soul*）和《论人》（*L'homme*）中，从一个绝对机械的视角来看待身体内部的运作。这位大胆的哲学家写道，我们都是精致的自动机器。我们的身体和脑在运行时，就像是当时教堂中的乐器——风琴，我们的身体通过巨大的风箱把称为"动物精神"的特殊液体压入储液器里，然后通过一整套管子排列产生出不同的节奏与旋律，这就是我们的行为。

> 请思考这台"机器"的功能，比如食物的消化，心脏和脉搏的跳动，身体各部位的营养和成长，呼吸、清醒和睡眠；感受光线、声音、气味、味道、热量和其他外部感觉；在常识和想象中，对这些感觉的印象，还有这些思想在记忆中留下的痕迹；身体内部的欲望和热情；最后还有外部的身体部位，灵巧地随着物体对感官的作用而运动……这台"机器"的功能是由各器官自然完整的配置决定，正如钟表或其他自动

①《笛卡尔的错误》是著名神经科学家安东尼奥·达马西奥的代表作，他在书中指出情绪对理性决策具有关键的作用，从而打破了笛卡尔的身心二元论。自他之后，西方哲学发生了根本性的转折。达马西奥的"情绪与人性"五部曲中文简体字版已由湛庐文化策划、北京联合出版公司陆续出版，首批包括《笛卡尔的错误》《当自我来敲门》。——编者注

化操作的运行由平衡锤和齿轮的状况来决定一样[4]。

笛卡尔的理论中提到的这种液压机一样的大脑在操纵手朝物体移动时没有问题。物体的视觉特征冲击了眼睛的内表面，激活了一系列特定的通道。位于松果体的内部决策系统便向某个方向倾斜，带动精神流动，使肢体精准地移动（见图0–2）。记忆则选择性增强某些相应通道，这一想法很有洞察性地预见了当代的一个观念：学习发生的过程是由大脑连接的变化决定的。"共同激活的神经元相互连接"便是学习的过程。笛卡尔甚至提出了一个详细的睡眠机械模型，他将这个模型理论归结为睡眠时精神压力会减少。"动物精神"很充足的时候，会在每条神经内流动，这使得"机器"增压，随时可以对任何刺激做出反应，这是一个很准确的清醒状态的模型。当压力降低时，没有动力的精神只能移动几根神经，所以人就睡着了。

笛卡尔在结论中向唯物主义者发出热情的呼吁，这出自物质二元论的创造者笔下确实令人惊讶：

> 要解释这些功能并不需要设想出任何植物灵魂或者敏感的灵魂，
> 也不需要任何运动或生存的准则。只需要想象心中不断燃烧的火焰带动
> 血液和精神，就如同那些在无生命的机械中燃烧的火焰。

那为什么笛卡尔承认非物质的灵魂是存在的呢？因为他意识到他那机械的模型无法为人脑高级功能给出唯物主义解释[5]。他的身体机器似乎永远无法实现两种脑功能。第一种是人类能够用语言表达思想。笛卡尔无法想象一台机器如何能够"使用单词或者其他符号来形成思想，就像我们把想法告诉他人一样"。使用反射性的叫声没有问题，因为机器也可以设定成在接收到特定输入时发出特定的声音。但是机器能否对一个问题做出反应，"就像再

笨的人也可以做到的那样"？

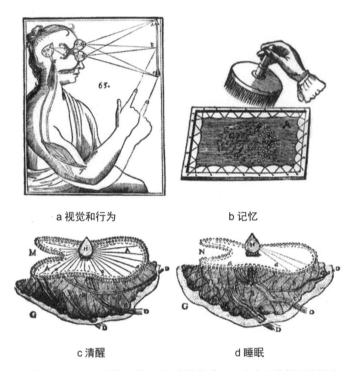

a 视觉和行为　　　　　　　b 记忆

c 清醒　　　　　　　　　d 睡眠

　　勒内·笛卡尔的神经系统理论未能构建一个完全唯物构思的概念。1664 年，在作者死后才得以出版的《论人》中，笛卡尔预言，通过适当地联结眼睛、脑内的松果体和手上的肌肉可以产生视觉和行为。他设想，记忆是对这些通道的选择性强化，就像在布料上打孔一样。即便是思维的波动也能通过动物精神在松果体中流动时压力的变化来解释：高压导致清醒，低压导致睡眠。尽管笛卡尔持有机械论的立场，他还是认为，脑与身体是由不同物质组成的，且通过松果体互动。

图 0-2　勒内·笛卡尔的神经系统理论

　　灵活的推理是第二种机器无法实现的脑功能。机器是固定的装置，只能"根据部件的组成"运作。它如何能产生层出不穷、各式各样的想法呢？我们的哲学家得出结论："在任何机器中都不可能存在足够多样的部件使得机器能像我们人类一样，理智地处理生活中遇到的所有状况。"

笛卡尔对唯物主义的挑战延续至今。大脑这台机器是如何用人类的语言巧妙地表达自己，同时反映自己的精神状态的呢？它又是如何用灵活的思维进行理性判断的呢？有关意识的科学必须解决这些核心问题。

意识——人类的终极之谜

作为人类，我们已经发现了数百光年以外的星系，研究了比原子还小的粒子，但我们仍然没有解开这个位于两耳之间 3 磅重的物质之谜。

——奥巴马宣布启动"脑计划"（2013 年 4 月 2 日）

由于欧几里得（Euclid）和阿尔伯特·爱因斯坦（Albert Einstein）等人的贡献，我们对掌控物质世界的数学原理已经有了合理的理解。站在艾萨克·牛顿（Isaac Newton）和爱德温·哈勃（Edwin Hubble）这些巨人的肩膀上，我们知道地球只是在宇宙数以亿计的星系中由于大爆炸所留下的尘埃。查尔斯·达尔文（Charles Darwin）、路易·巴斯德（Louis Pasteur）、詹姆斯·沃森（James Watson）和弗朗西斯·克里克（Francis Crick）[1]向我们展现了生命是由数不清的不断演进的化学反应所组成的，事实上只不过是普通的物理变化。

只有意识产生的过程还停留在中世纪的黑暗中，尚未明晰。我是如何思考的？思考着的"我"到底是什么？如果出生在其他时间、地点，或者不同

---

[1] 沃森和克里克由于发现了 DNA 的双螺旋结构而荣获诺贝尔奖。沃森亲笔记录了这段激动人心的研究历程，写成《双螺旋》一书，并配有 300 余幅珍贵历史照片。该书中文简体字版由湛庐文化策划、浙江人民出版社出版。——编者注

的身体里，"我"会不一样吗？"我"睡着的时候、做梦的时候和死去的时候会去哪里？所有这些都来自"我"的大脑吗？或者"我"是由特殊的思想物质所构成的精神的一部分吗？

这些恼人的问题难住了许多聪明的大脑。1580年，法国人文主义者蒙田在一篇著名的论文中哀叹，他无法在前人所写的关于灵魂性质的文章中找到线索——前人对于灵魂的性质和在身体中的位置都持不同的观点："希波克拉底（Hippocrates）和希罗菲卢斯（Hierophilus）认为灵魂位于脑室；德谟克利特（Democritus）和亚里士多德认为它充满整个身体；伊壁鸠鲁（Epicurus）认为在肚中；斯多葛学派则认为灵魂在心脏内部并环绕心脏；恩培多克勒（Empedocles）认为在血液里；盖伦（Galen）认为身体的每个部位都有自己的灵魂；斯特拉托（Strato）则将它放在眉心处。"[6]

整个19世纪和20世纪这200年来，常规科学都没有触及意识的问题。因为这是一个模糊不清、界定不明的领域，它的主观性使客观实验无法进行。多年来，没有一个严肃的学者会去接触这些问题：年事已高的科学家对意识进行推测只能被看作是可以容忍的爱好。认知心理学之父乔治·米勒（George Miller）在教科书《心理学：关于精神生活的科学》（*Psychology, the Science of Mental Life*，1962）中提出了一条带有官方性质的禁令："意识是一个被千百张嘴说烂的话题……也许我们应该禁止这个话题10年、20年，直到我们能够对那些被'意识'所模糊的不同用法提出更准确的术语。"

这确实是一条禁令。在20世纪80年代末期，在我还是一名学生的时候，就惊讶地发现，我们在组会上不可以使用"意识"（Consciousness）这个词。当然，我们都通过某些方法在研究意识，比如让被试（参加实验的人）对他们所看见的东西进行分类或者让他们在黑暗中形成心理图像，但是这个词本身一直是个禁忌：严肃的科学出版物都不用这个词。即使实验人员在被试意识知觉的阈限上快速呈现图片的时候，他们也并不在乎被试是否看到了这些刺激。总体来说，除了某些重要的特例[7]，使用"意识"这个词没有为心理学增加任何价值。在逐渐出现的认知科学的健康发展过程中，心智的运作仅仅被描述为信息加工之类的操作以及在分子和神经元层面上所执行的功能。意识的界定被认为是没必要的、过时的，因而一直模糊不清。

然而在 20 世纪 80 年代末期，所有这一切都改变了。现今关于意识问题的研究被置于神经科学研究的最前沿。这是一个激动人心的领域，还有自己的科学协会和杂志。同时，人们开始解决笛卡尔所面临的挑战，包括我们的大脑是如何产生主观观点的，如何自由地运用这些观点并传达给他人的。这本书讲的就是意识的研究是如何峰回路转的。

界定"意识通达"

在过去的 20 年里，认知科学、神经生理学和脑成像领域对意识发起了一次有力的实证进攻。结果，关于意识的问题不再仅止步于推测，而转变成为新颖的实验问题。

在这本书中，我会详细地介绍那些使这个哲学之谜变成实验现象的方法。有三个基本元素促成了这个转变：**对意识更精确的定义；可以对意识进行实验操作的发现；重新重视对主观现象的研究。**

正如我们每天所使用的那样，"意识"一词承载了不清晰的意义，包含了许许多多复杂的现象。我们的第一个任务就是要厘清这种状态。我们必须将这一主题缩小到确定的一点，这样才可以进行精确的实验。正如我们所看到的，当代意识科学区分了三个最小化概念：警觉——觉醒的状态，在清醒或睡着时发生变化；注意——将大脑的资源集中在特定信息上；意识通达——有一些受到关注的信息会最终进入意识，并且可以向他人传达。

在本书中，我将证明，**真正可以算作意识的是意识通达**，因为一般而言，醒着的时候，我们决定要关注的点都可能成为意识，所以仅仅有警觉或注意都是不够的。当我们完全清醒专注时，有的情况下能够向他人描述对所看到物体的知觉，有的情况下却不能，可能是因为物体太暗或者一闪而过而无法辨别。第一种情况下，可以说我们完成了"意识通达"，而第二种情况下则不能。但我们也注意到，大脑可能无意识地对信息进行了加工。

在新的意识科学中，意识通达是一个明确界定的现象，区别于警觉和注意，而且也很容易在实验中进行研究。现在，我们知道许多种方法，能够使刺激在察觉与未察觉以及看得见与看不见之间变化，以探索这种变化是如何在大脑中发生的。

意识通达也是通往形式更复杂的意识体验的途径。在日常语言中，经常将意识和自我感觉融合：大脑是如何形成观点的？是通过一个"我"从某一有利的视角来观察周围的环境吗？意识也具有递归性："我"可以审视自己，评价自己的表现，甚至意识到自己不知道某些东西。令人欣喜的是，即使是意识的这种高级含义也可以通过实验来验证。在我们的实验室里，我们学会了如何量化"我"关于外部环境以及自身的感觉和报告。我们甚至可以操纵自我的感觉，使人们可以躺在磁共振成像仪中产生出体体验。

一些哲学家仍然认为，以上这些观点还不足以解决意识这个问题。他们认为问题的核心在于意识的另一种感觉，即"现象意识"。这是在每个人身上都存在的一种直观感受，是我们的内部体验所独有的属性，比如我们可以感受牙的剧烈疼痛，或者新鲜绿叶无可比拟的绿。这些哲学家强调，这种内部属性永远不会还原为神经元层面的科学描述。本质上，他们的这种观点是个人的，带有强烈的主观性，所以他们拒绝和其他人进行详细的交流。我否认他们的这种做法，并且认为"现象意识"不同于"意识通达"这个观点具有强烈的误导性，最终会滑向二元论。为了证明这一点，我们应该从简单的开始，先研究"意识通达"。一旦我们能辨别任何感觉信息是如何进入大脑并被报告出来的，那么因无法形容内部体验所带来的无法解决的问题就消失了。

看得见 VS 看不见

意识通达从表面上看很平常：我们看着一个物体，似乎立刻就知道了它的形状、颜色和性质。然而，在意识知觉的背后却蕴含着涉及数十亿神经元的精致而复杂的大脑活动，当这些活动持续半秒后意识才会涌现出来。我们该如何解析这一长串的连锁反应？我们该如何辨别哪一部分是纯粹的无意识和自动程序，哪一部分又使我们产生了"看见"物体的意识感觉？

这就是现代意识科学的第二个元素介入的地方，**我们现在可以通过实验的方法来探究意识知觉的机制**。在过去的 20 年中，认知科学家找到了非常多的方法来操纵意识。即使实验设计中的微小改动也会使我们看得见或看不见某一物体。我们可以非常容易地让词语一闪而过，使得被试根本不会注意到。我们也可以创造一个精心布置的视觉场景，其中有一样东西使被试始终看不见，因为别的东西总比这一件更能够赢得你意识知觉的关注。我们也可以像所有魔术师都知道的那样干扰你的注意：如果将观察者的注意转移到别处，即使最明显的手势也不会被察觉。我们甚至可以让你的大脑变魔术：两张不同的图像同时展现给你的双眼，但大脑会自发地让你先看一幅图，然后再看另一幅图，而不是两幅图同时看。

可以看到的图像会进入意识，而没有看到的图像则消失在无意识的虚无中。它们两者可能只是在输入时有微小的差别，但是在大脑内部，这种差别一定会被放大，因为最终你只可以说出其中一种图像，却说不出另一种。要确切地探明这些放大过程发生在大脑的何处以及何时，是新的意识科学的目标。

打开原来认为无法达到的意识神殿大门的关键，是创设一个能最小程度地对比意识知觉和无意识知觉的实验策略[8]。这些年来，我们发现了许多匹配得很好的对比实验，其中一种实验条件导致产生意识知觉，另一种条件却没有。令人畏惧的意识问题也就这样简化为实验问题——破解大脑能够分辨两种实验刺激的机制，这就变成了一个更容易驾驭的问题。

主观报告科学吗

这种研究策略的确简单，却建立在一个有争议的步骤之上，而我认为这一步正是新意识科学的第三个关键点：重视主观报告。作为实验者，仅仅给人们呈现两种视觉刺激是不够的，我们应该更仔细地记录他们受到刺激作用后的想法。被试的内省很关键：正是它定义了我们研究的现象。如果实验者可以看到一幅图而被试却否认看见了这幅图，那么后者的回答才算数，我们应该把这幅图标为看不见。于是，心理学家被迫寻找能够尽可能准确地监控主观内省的新方法。

对主观的强调是心理学中的一次革命。在 20 世纪初，约翰·布鲁德斯·华生（John Broadus Watson）等行为主义学者强行将内省从心理学领域里开除，具体观点如下：

在行为主义学者看来，心理学完全是自然科学客观实验的一个分支。它的理论目标是预测和控制行为。内省并不在此占有一席之地，而且心理学数据的科学价值也不在于它们能够用来从意识角度进行解释[9]。

虽然行为主义本身最终也遭到了摒弃，但它还是留下了永久的痕迹：在整个20世纪，在心理学领域，任何诉诸内省方法的研究都受到高度质疑。然而，我认为，这种固执的观点大错特错。这种观点混淆了两个不同的问题：把内省当作研究方法和把内省当作原始数据。当内省作为研究方法时，确实不值得信任[10]。显然，我们不能依靠对实验一无所知的被试来告诉我们，他们的脑是如何运作的，要不然这门学科就太简单了。而且我们也不能将实验被试的主观体验当真，例如，他们声称产生了一次出体体验，飞到了天花板上，或者在梦中见到了死去的外婆。但是从某种意义上来说，即使是这种荒谬的内省也应该得到信任，因为这真实地反映了某些尚待解释的大脑活动，除非被试是在说谎。

正确观点应该是将主观报告视作原始数据[11]。当一个声称产生出体体验的人真的感觉到被拖到天花板上，如果我们不去严肃地解释被试为什么会产生这种感觉，也就没有意识的科学了。实际上，新的意识科学利用了大量的主观现象，例如，视错觉图像、心理幻觉和一些其他想象出来的虚构事件。只有这些现象才能区分客观刺激和主观知觉，从而使我们研究后者的大脑相关物而不是前者的。作为意识科学家，没有什么比发现新的能够主观上时而看得见时而看不见的图片，或者是有时听得见有时听不见的声音，更令人感到高兴的了。只要仔细记录被试的感受，我们就是在做研究，因为我们可以区分有意识和无意识的实验试次，并且能够找到区分两者的大脑活动模式。

寻找意识思维的标志

关注意识通达、操纵意识知觉、仔细记录内省这三个要素将意识的研究转化为普通的实验科学。我们可以深入地探讨，对于一张有人说没看到的图像，大脑在多大程度上已经对它进行了加工。正如我们将会了解到的，在我们有意识的头脑中，发生了大量的无意识加工。使用阈下图片的研究提供了一个研究大脑意识体验机制的强大平台。现代脑成像技术提供了研究无意识刺激能在脑中传递多远、在哪儿停止的手段，于是定义了什么样的神经活动仅仅与意识加工有关。

15 年来，我的研究团队几乎运用了每一种可利用的工具，从功能性磁共振成像到脑磁图，甚至在人脑中植入电极，来试图弄清意识的基础。像世界上许多其他实验室那样，我们的实验室从事这项系统的实验研究，目的是探寻只有在人有意识体验的时候才产生的脑活动模式，也就是我所声称的"意识标志"。我们的研究很成功。在一次又一次的实验中，反复出现这些标志，在人意识到一张图片、一个单词、一个数字或者一种声音后，脑的几个标志性的区域活动发生了巨大的变化。这些标志相对很稳定，而且能够从多种视觉、听觉、触觉和意识刺激中观测到。

通过实验发现人脑中可被重复观测到的意识标志只是第一步。我们也需要理论依据，需要弄清这些标志是如何产生的，它们为什么标志了意识的存在，为什么脑只有在某些状态下才会产生内在的意识体验。迄今，还没有一个科学家能说自己解决了这些问题，但是我们确实拥有了一些比较好的而且能够验证的假说。我和同事阐述了一个被我们称为"全脑神经工作空间"的理论。我们提出，**意识是全脑皮质内部的信息传递，即意识从神经网络中产生，而神经网络存在的原因就是脑中有大量分享相关信息的活动**。

哲学家丹尼尔·丹尼特（Daniel Dennett）贴切地把这个思想称为"脑中的声望"（fame in the brain）。由于全脑神经工作空间的存在，我们可以长时间地保留那些给我们留下深刻印象的想法，并能够在未来计划中运用它们，不论我们想保留多久，也不管未来计划是什么。于是，意识在脑的计算经济中有了准确的定位，它选择、放大并传播重要的想法。

那么哪些回路与意识的传播功能有关呢？我们认为，一组特殊的神经元负责在脑中传递意识信息，这些细胞身型巨大，很长的轴突在大脑皮质上纵横交错，将皮质连为一个整体。对这个结构的计算机模拟重复了我们的主要实验成果。当足够多的脑区一致认为刚收到的感觉信息很重要时，它们就会同步形成一个大尺度的全脑交流系统。一大片神经网络瞬间被高度激活，而这种激活的本质则解释了我们实验中所得到的意识标志。

尽管无意识加工也能够进行得很深入，但是意识通达则增加了另外一层功能。意识的传播功能使我们能够执行独特而强大的活动。全脑神经工作空间打开了一个内部的思维实验空间站，纯粹的思维运算可以完全与外部世界脱离。所以，脑中可以长期储存重要的信息。我们可以将信息传给其他思维过程，于是就有了笛卡尔所寻找的"灵活的脑"。当信息变成有意识的时候，脑就能对其进行一系列任意长度的运算。虽然不再以本能的方式来加工这些信息，却能够随心所欲地反复斟酌和调整。多亏了与语言区的连接，我们能够将思想告诉他人。

与全脑神经工作空间同样重要的就是其自主性。最近的研究表明，脑是强烈的自发性活动的根源。脑中一直充斥着各种脑内部而不是外部产生的全脑活动模式，由神经元的一种独特性能产生，那就是它们能在一定程度上随机地自我激活。结果恰恰与笛卡尔将人的身体和脑比作风琴的类比相反，**我**

们的全脑神经工作空间并不是以一种"输入－输出"的形式来运作的，在刺激的作用下才会产生结果。相反，即使在完全的黑暗中，大脑也在不断地传递全脑的神经活动模式，产生威廉·詹姆斯所说的"意识流"。这是一种不间断的、没有什么联系的思绪，主要由我们当前的目标所塑造，只偶尔从感觉中寻找信息。笛卡尔无法想象出这样一种机器——它不断产生意图、思维和计划来塑造我们的行为。我认为，这种理论的结果是将脑看作一台拥有自由意志的机器，这种机器解决了笛卡尔的挑战，并开始看起来好像是一个很好的意识模型了。

意识科学的未来

我们对意识的理解还停留在最初步的阶段。未来对意识的研究会有些什么进展呢？在这本书的结尾，我们会回来探讨这些有深刻哲理的问题，那时会有更好的科学答案。我将会论证，我们对意识的理解不断增长，不仅有助于解决某些我们对自己最深的疑问，而且也会面临某些艰难的社会抉择，甚至会出现模仿人脑计算能力的新技术。

可以确定的是，虽然许多事情有待解决，但是意识科学已经不仅仅是一个假设了，它的医学应用已经近在咫尺。在世界上无数的医院中，上千名患者处在昏迷或者植物人的状态。他们躺在那里一动不动，也不能说话，似乎与世隔绝，他们的大脑由于中风、车祸或者短暂的缺氧而被摧毁了。他们能不能再次恢复意识？或许他们中的有些人已经恢复了意识却被完全封闭在自己的世界里，无法让我们知道？我们能不能将脑成像研究转化成实时意识监控来帮助他们？

我的实验室现在开始设计新的测试来判断某个人是否清醒。客观的意识标志的存在已经帮助了很多昏迷中的患者，而且不久就能解决有关婴儿何时有意识的问题。虽然没有科学能将"是"变成"应该"，但是我相信，当我们能够客观判断婴儿和患者的主观感受时，就能更好地进行伦理决策。

意识科学的另一个令人着迷的应用便是计算机技术。我们会不会有一天用硅来模仿人脑的神经回路？我们现在的知识够不够制造出一台有意识的电脑？如果还不够，我们还缺什么？随着意识理论的进步，我们也许可以制造出能够模拟真正的神经元进行意识操作的电子芯片。那么下一步是不是就是制造出一台能够理解人类自己的机器？我们能否赋予它一种自我的感觉，并让它拥有自由意志？

我现在邀请你和我踏上关于意识的最前沿的科学之旅，我能保证你将更深刻地理解古希腊的座右铭——"认识你自己"。

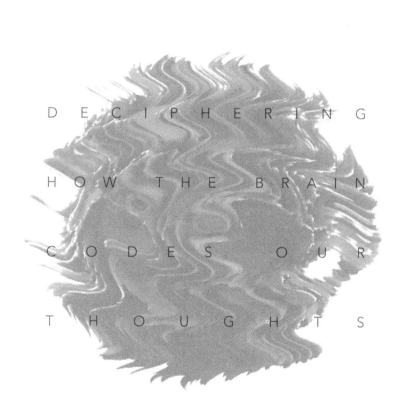

CONSCIOUSNESS
AND THE BRAIN

DECIPHERING
HOW THE BRAIN
CODES OUR
THOUGHTS

1 如何以科学方法研究意识

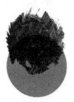

　　对意识的研究是如何成为科学的？首先我们要关注这个问题最简单的定义。将更复杂的如自由意志和自我意识等概念留到以后，我们先聚焦于意识通达这个小问题：为什么我们的有些感觉会变成有意识的知觉，而别的感觉却仍然停留在无意识的状态？许多简单的实验让我们得以区分意识知觉和无意识知觉之间的最小区别。现如今，我们可以随心所欲地让一幅图变得看得见或者看不见，而且完全是在实验控制的条件下。通过找出临界状态，也就是一幅图只有一半概率能被看见的状态，我们甚至可以让刺激保持恒定，让大脑来做有意识与无意识之间的切换。于是，记录观察者的内省变得很重要，因为这就是意识的内容。我们最后得出了简单的研究过程：寻找主观状态的客观机制，也就是大脑活动由无意识变成有意识的系统"标志"。

请看图 1-1，12 个淡灰色的点围着一个黑色的十字，这是一张视错觉图片。仔细盯着中间的十字看。几秒钟后，你应该能看见这些灰点忽隐忽现。有几秒，它们从你的意识中消失了，然后又重新出现。有时候，所有的点都消失了，只留下一页白纸，但几秒后又重新出现，而且灰颜色变得更深了。

一个客观不变的视觉图片能够随机进出我们的主观意识。这个意义深远的发现构成了现代意识科学的基础。在 20 世纪 90 年代，已故诺贝尔奖获得者弗朗西斯·克里克和神经生物学家克里斯托夫·科赫（Christof Koch）共同意识到这种视错觉为科学家追踪大脑中的意识和无意识提供了途径 [1]。

至少从概念上来讲，这种研究项目没有任何大的难度。在这个 12 个点的实验中，我们可以在看见点的时候测量大脑不同区域的神经元放电的情况，并与看不见时的记录做对比。克里克和科赫选择技术成熟的视觉领域进行研究，不仅是因为我们已经开始详细地理解从视网膜到皮质传递视觉信号的回路，而且还因为有无数种视错觉可以用来对比看得见的和看不见的刺激 [2]。看得见和看不见时的大脑状态之间有没有联系？有没有一种独立的神经活动的模式，能支持所有的意识状态，并提供统一的意识通达的"标志"？找到这种标志模式将会是意识研究的一大进步。

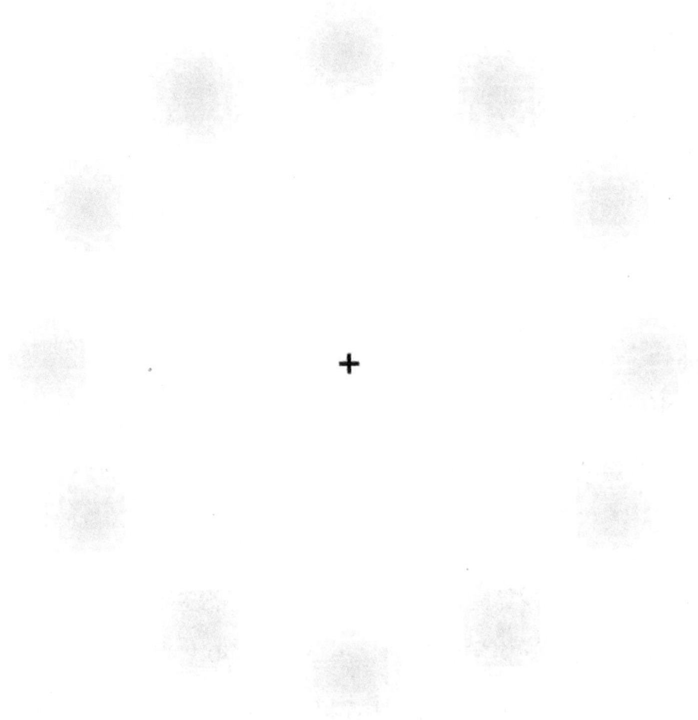

这是操纵主观意识的多种方式之一。仔细盯着中心的十字看。几秒钟后，灰点应该会消失，然后随机出现。这表明虽然客观的刺激一直保持不变，但人们对它的主观理解却一直在变化。大脑中的某些东西一定发生了改变，我们能不能找到它呢？

图 1-1　名叫"特克斯勒消逝效应"（Troxler fading）的视错觉

克里克和科赫以他们切实的方法开启了这个问题的研究。跟随他们的步伐，一些实验室开始通过类似的基本视错觉来进行意识研究。这个研究项目的三个特征使得意识知觉的实验骤然间成为可能。首先，视错觉不涉及意识的复杂概念，仅仅涉及简单的看得见或者看不见的情况，也就是我所说的意识通达。其次，有许多这样的错觉可以用来研究，正如我们将在后文中看到的，认知科学家发明了许多技巧让文字、图片、声音甚至大猩猩消失。最后，这种错觉有明显的主观性，只有你才能分辨那个点在何时何地从你脑中消失了。但是结果却是能够重复的：所有看过图片的人都报告了同样的感受。无可否认，某些真实、独特而且令人着迷的事情在我们的意识中发生了，我们应该认真对待它。

我认为这三个重要的因素将意识拉进了科学的范畴：关注意识通达、使用一整套技巧来随心所欲地操纵意识、将主观报告作为真实的科学数据来对待。现在让我们逐个思考这些要点。

意识面面观

　　意识，即拥有知觉、思维和感觉。这个词无法定义，除了一些词不达意、难以理解的解释……没有什么值得阅读的相关内容。

　　　　　　　　　　　　　　　　—— 斯图尔特·萨瑟兰，《国际心理学词典》(1996)

科学经常通过提出新的分类来细化自然语言中的模糊分类，从而得到发展。科学史上的一个经典例子就是区别热量与温度的概念。在日常生活中，人们普遍将这两个概念归为一类。毕竟，将某样东西加热后就会提高它的温度，对吧？错了！一块冰被加热时，在融化的过程中，冰始终保持在0摄氏度。一种物质可以有很高的温度，却只有一点点热量，例如，火花可以达到几千摄氏度，但连皮肤都不能灼伤，因为它的质量非常小。在 19 世纪，区分热量与温度，即区分能量传递了多少与物体的平均动能，是热力学发展的关键。

在我们的日常对话中经常会用到"意识"这个词，与普通人所说的"热量"一样，它混淆了很多含义，造成了不小的困惑。为了让这个领域有秩序，我们应该首先厘清这些含义。在本书中，我主张，"意识通达"这个词应代表一个明确界定的问题，而且是一个足够聚焦的问题，可以用现代实验工具来研究，并且很可能会为整个问题带来光明。

那么，我所说的意识通达到底是什么意思呢？在特定的时间，大量的刺激到达我们的感受器官，但意识思维似乎只接收其中很小的一部分。每天早上，当我开车去工作，经过同样的房子，从来没有关注过房顶的颜色或者窗户的数量。当我坐在桌前全神贯注地写这本书的时候，我的视网膜充斥着大量信息，有周围的物体、照片、油画以及它们的形状和颜色。同时，我的耳朵充斥着音乐、鸟鸣和隔壁的声音，然而在我专注于写作的时候，所有这些干扰都只停留在无意识的背景中。

意识通达，既无比包容，又非常挑剔，具有无穷的"潜力"。在任何时候，只要我心念一转，就可以意识到颜色、味道和感觉，想起一段忘却的记忆、一份情感、一种技巧、一个错误，甚至想到"意识"的多种含义。如果我犯了错误，又会变得具有"自我意识"。也就是说，我的情绪、策略、错误和悔恨都会进入我的有意识的脑中。然而，在大多数时候，意识的"实际"容量却是十分有限的。基本上，我们每时每刻都只有一个处于有意识状态的想法，尽管这一个想法可能是由几个子成分组成的实体"组块"，就像我们在思考一个句子的含义时能将句子划分出成分一样。

因为有限的容量，意识必须从一样东西中收回注意才能去关注另一样东西。暂停阅读，注意一下你腿的姿势，也许你能感到某处的压力或者另一处的疼痛，这一知觉便进入了意识。但是就在 1 秒钟之前，这些都在前意识（preconscious）中，可以被通达却没有通达，这些信息都休眠于无意识状态中。但是这些信息并不一定都没有得到处理：你会不断调整坐姿来应对身体发出的信号。然而，一旦意识通达使这些信息进入你的注意，瞬间你就能够让语言系统和记忆、注意、意图和计划等其他过程来运用这些信息。从前意识状态切换到意识状态，瞬间让一条信息进入我们的注意，这一点我会在下一章中讲到。到底这其中发生了什么，正是我想通过这本书阐明的问题：意识通达的神经机制。

在这么做之前，我们需要更进一步区分意识通达与单一的"注意"，这是一个微妙却不能省去的步骤。注意是什么？在威廉·詹姆斯于 1890 年所出版的里程碑式的著作《心理学原理》（*The Principles of Psychology*）中，他提出了一个著名的定义。他说，注意"是指大脑以清晰生动的形式占有脑中可能同时存在的多个物体或者多个思路中的一个"。可惜的是，这个定义其实混淆了两种不同的概念：选择和通达。威廉·詹姆斯所谓的"大脑占有"其实就是我所说的意识通达，是指将信息带到思维的第一线，这样在脑中才能形成我们可以"牢记"的事物。从定义上来讲，注意的这个方面与意识相吻合，即当思维被某个物体占据，使得我们能够用语言或者手势将其表示出来，那么，我们就对其有意识了。

然而，詹姆斯的定义同时也包含了第二个概念：从多条思路中分离出一条思路，也就是我们现在所谓的"选择性注意"。在任何时候，我们的感官环境都充斥着无数潜在的知觉。同样，我们的记忆里也充满了可以在下一瞬间浮现在意识中的知识。为了避免信息过载，大脑的许多系统使用了一种选择性过滤机制。在无数种潜在的思维中，进入大脑的是最佳选择（la crème de la crème），经过这个复杂的筛选所得的结果就是我们所说的"注意"。大脑无情地剔除无关的信息，最终根据其重要性或者与我们当前目标的相关程度分离出一个意识的客体。然后，脑将这个刺激放大，这样就可以指导我们的行为了。

显然，大部分情况下，注意的选择功能是在意识之外运作的。如果我们先得有意识地从所有的备选思维客体中进行筛选，那么这个思维过程是怎样进行的呢？注意的筛选过程常常是无意识的，注意与意识通达是可分离的。在日常生活中，**环境中充满了刺激性的信息，我们需要给予足够的注意才能选择出要通达的想法。于是注意常常成为意识的大门**[3]。然而，在实验室里，实验可以创造极其简单的情况，每次只呈现一条信息，这样，信息进入个体意识就不需要选择这个环节了[4]。恰恰相反，很多情况下注意秘密地运作着，悄无声息地放大或者缩小所接收到的信息，即使这些信息最终并没有进入意识。概括地说，选择性注意和意识通达是两种不同的过程。

我们还需要仔细区分第三个概念：警觉，或者叫"不及物的意识"（intransitive consciousness）。在英语中，形容词形式的"意识"（conscious）是及物的：我们可以意识到一个趋势、一个触感、一点刺痛或者牙疼。在这种情况下，这个词表示"意识通达"，也就是一个物体有或没有进入意识中。但是"意识"也可以是不及物的，就像我们说"受伤的士兵仍然有意识"。这里，意识指的是一种有等级的状态。从这个意义上来讲，意识是一种普遍的能力，在睡觉、昏迷或者全身麻醉时消失。

　　为了避免困惑，科学家一般把这种意识称为"觉醒"或"警觉"。甚至这两个词也需要区分："觉醒"主要指的是睡眠和清醒的状态循环，是皮质下的机制；而"警觉"指的是支持意识状态的皮质和丘脑网络中的兴奋程度。这两个概念都与意识通达截然不同。**觉醒、警觉和注意只是意识通达的前提条件。它们是使我们意识到一条特定信息的必要条件，并不总是充分条件。**比如说，有些视觉皮质轻微中风的患者会变成色盲。可是这些患者仍然清醒而且专注：他们的警觉还在，集中注意的能力也在。但是在他们丧失了负责颜色知觉的神经回路之后，就无法获得这一方面的信息。在第 6 章，我们会阐述植物人状态的患者，他们仍然会每天早上醒来，晚上睡觉，然而他们醒着的时候却似乎不加工任何信息。他们的觉醒还在，但是受创的脑却不再能够维持意识状态。

　　这本书中，我们会有较多篇幅提出关于"通达"的问题：在意识到某个想法时发生了什么？然而在第 6 章，我们会回到意识的"警觉"含义并思考意识科学的发展对那些昏迷中的人、植物人以及类似症状的患者的用途。

　　"意识"这个词还有其他意思。许多哲学家和科学家认为，主观状态的意识与自我的感觉紧密相连。"我"似乎是这个谜题的关键：如果不先弄清楚是谁在感知，我们如何理解意识知觉呢？就像在一个老套的情景中，当一个被打晕的英雄醒来后，他说的第一句话是："我这是在哪儿？"我的同事神经科学家安东尼奥·达马西奥把意识定义为"觉知的自我"。这个定义表明，如果无法弄明白自我是什么，那么我们就无法解开意识之谜。

　　在戈登·盖洛普（Gordon Gallup）的经典镜像自我识别的实验中也存在着同样的观念，这个实验是探究孩子和动物是否能够认出镜子中的影像是自己[5]。孩子自我识别的特征是能用镜子来看自己看不见的身体部位，例如看悄悄贴在额头上的红贴纸。孩子的这一能力一般在 18 ～ 24 个月时产生。黑猩猩、大猩猩、红毛猩猩甚至海豚、大象和喜鹊都通过了这个测试[6]，使得一队同行在《剑桥意识宣言》（*Cambridge Declaration on Consciousness*）中率直地声称："大量的研究证据表明，人类不是唯一拥有产生意识的神经基础的生物。"

但是，科学再一次需要我们完善这个概念。镜像识别并不一定代表意识。这可以由一种完全无意识的机制完成，只需要预测身体看起来和动起来的样子，然后根据预测对比实际接收的视觉刺激并进行调整，就像我漫不经心地对着镜子刮胡子一样。鸽子可以通过条件反射训练完成这个测试，但需要足够多的训练，多到基本把它们变成会用镜子的"机器"[7]。镜像识别测试可能只是测量了动物是否足够了解自己的身体，产生了一种对自己样子的期望，是否足够了解镜子并使用它来对期望和现实进行比较。这毫无疑问是一种有趣的能力，但是与是否拥有自我概念的测验仍然相去甚远[8]。

最为重要的一点是，意识知觉和自我知识之间是不需要联系的。聆听音乐会或者欣赏日落的美景时，我会进入一种高度有意识的状态，而不需要时刻提醒自己"我正在自我陶醉"。就像反复出现的声音和背景照明一样，我的身体和自我一直保存在大脑的背景中，它们是注意的潜在主题，停留在意识之外，当需要的时候我能够随时关注它们。我认为，自我意识与对颜色和声音的意识有许多相似之处。意识到自我的某些方面可能是意识通达的另一种形式。在这种形式中，获取的信息并不属于感觉信息，而涉及多种"自我"表征中的一种，包括"我"的身体、"我"的行为、"我"的感受或者"我"的思想。

　　自我意识之所以既有趣又特殊，是因为自我意识似乎包含了一个奇特的循环[9]。当我想自己的时候，"我"出现了两次，一次是感受者，一次是被感受的对象。这怎么可能呢？这种意识的递归感觉就是认知科学家所谓的"元认知"，即一种能对自己的意识进行思考的能力。法国实证哲学家奥古斯特·孔德（Auguste Comte）认为，这在逻辑上是不可能的。他认为："一个在思考的个体，不能分成两个，让其中一个思考，另一个看着他思考。在这种情况下，被观察的器官和进行观察的器官是相同的，那么观察如何进行呢？"[10]

　　然而，孔德也错了，就像约翰·斯图亚特·穆勒（John Stuart Mill）所说，当感受对象和被感受对象是在不同时间或者不同系统内编码的，悖论就消失了。一个大脑系统会注意到另一个大脑系统出错了。我们也时常有这样的经历：比如，我们经常话到嘴边却忘了要说什么，此时我们知道自己应该记得要说的话；比如我们会注意到一个推理错误，此时我们知道自己犯错了；或者我们捶胸顿足地看着一张不及格的试卷，我们复习了，以为知道这些答案，却难以想象自己为什么没有及格。前额叶的某些区域监视着我们的计划，给我们的决定赋予信心，并找出我们的错误。这些区域就像一个闭路模拟器一样，与长期记忆和想象有着紧密的互动，支持着内在言语系统，使我们可以不用借助外界的帮助来反思自己。"反思"（reflection）这个词在英语中有"反射"的意思，暗示了有些脑区拥有可以重现和评估其他脑区的镜像功能。

　　总的来说，作为科学家，我们还是应该先从意识最简单的定义，也就是意识通达，或者说我们意识到特定的信息的过程入手。自我以及递归意识等棘手问题应该先放一放。**当代意识科学的第一要素是专注于意识通达，并与注意、觉醒、警觉、自我意识和元认知等有关概念区分开**[11]。

最小差别实验

使得意识科学成为可能的第二个要素是：一整套能够随心所欲操纵我们意识内容的实验。在 20 世纪 90 年代，认知心理学家突然意识到可以通过对比有意识和无意识状态来干涉意识。图片、文字甚至视频都可以变得不可见。这些视听资料在大脑层面上发生了什么？如果仔细划分无意识加工的能力和限制，一个人就能勾画出意识的轮廓，像照相底片一样。这个简单的理念与脑成像结合起来就能创造出坚实的研究意识神经机制的实验平台。

1989 年，心理学家伯纳德·巴尔斯（Bernard Baars）在他的著作《意识的认知理论》（*A Cognitive Theory of Consciousness*）[12] 中强有力地声称，有十几种实验能够直接窥探意识的本质。巴尔斯指出了一个重要的发现：许多这样的实验提供了一种 "最小差别"，即两个只有最小差别的实验情境，然而只有一个被有意识地感知了。这种状况是理想的，因为这允许科学家将意识知觉作为实验变量来处理，虽然刺激几乎没变，但是结果却千差万别。只要关注这微小的差别，并理解脑中发生了什么变化，研究者就能排除意识和无意识加工共同拥有的大脑加工过程，并且专注于标志无意识到有意识间转化的脑活动。

拿打字这种动作技能的学习来举例。一开始学习打字的时候，我们很慢，很专注，并且知道自己正在做的一举一动。但是经过几个星期的练习后，打字就变得很顺畅，就像自动的一样。我们可以一边说话一边想别的问题，同时还在打字，而不需要刻意去想每个按键的位置。对科学家而言，研究行为的自动化可以为有意识到无意识的转化带来启示。结果，这个简单的差异确定了一个主要的皮质网络，主要包含前额叶中那些在意识通达时被激活的脑区 [13]。

现在，研究反向的转化，也就是从无意识到有意识的过程也同样可行。视觉为研究者提供了许多机会，创造能进出意识的刺激。其中一个例子便是这章开头所选的图 1-1。为什么固定的点有时候从视野中消失了？虽然我们并没有完全理解这背后的机制，但大体思路是，视觉系统将恒定的图片视为碍眼的事物，而不是有用的输入[14]。当我们让眼睛保持完全静止，每一个点就变成视网膜上一个不动的模糊的灰斑。在某一刻，视觉系统决定忽略掉这些不变的点。这种对这个点视而不见的现象可能反映了一种进化而来的系统，用于弥补眼睛本身生理结构的缺陷。

我们的视网膜是不完美的，血管遍布在光感受器前方，而我们必须明白这些血管是来自眼睛内部而不是来自外界的刺激。**想象一下你的视野里永远充斥着纵横交错的血管有多糟糕。所以，视觉系统将一个物体的完全静止状态视为一种线索，提示这里需要用旁边的纹理来填充**。这种"填充"也告诉我们，为什么视网膜看不见视觉盲点。这个点是视觉神经连接视网膜的地方，所以没有光感受器。当我们移动眼睛，即使只移动一点点，这些点的位置就在视网膜上改变了。于是视觉系统就意识到这些点是来自外部世界而不是眼睛内部，所以立即让这些点重新显现在意识中。

填补盲点只是我们研究从无意识到显意识的多种视错觉中的一种。接下来，让我们快速地介绍一下其他认知心理学家使用的研究范式。

双目竞争

历史上，意识和无意识视觉之间第一个有成果的比较来自"双目竞争"研究。当两只眼看到的图像不一样时，我们的大脑中就出现了这个有意思的"拔河比赛"。

意识其实完全不知道我们有两只在不停转动的眼睛。大脑让我们看到一个稳定的三维世界，却把这背后复杂的运算隐藏了起来。在任何时候，我们的每只眼睛接收到的外界图像都略有不同，但我们看到的却不是两个视野。在自然情况下，我们都不会注意到有两张图片，而是把它们结合为一个统一的视觉影像。大脑甚至能利用两眼之间的距离所带来的两张图像间的区别。就如英国科学家查尔斯·惠斯通（Charles Wheatstone）在 1838 年首先发现的，大脑利用这种区别来定位物体的深度，赋予我们逼真的三维感觉。

惠斯通提出疑问：如果两只眼睛接收到完全不同的图像会发生什么？比如说一只眼睛看到人脸，而另一只眼睛看到的是房子。人们会看到这两张图片仍然被融合在一起呢，还是会同时看到这两个完全无关的场景？

为了寻求答案，惠斯通造了一台叫作立视镜的装置。很快，立视镜图片就在维多利亚时期掀起了热潮，从风景到色情图片都有。将两面镜子分别放在左右眼前方就能够给两眼呈现不同的图片了（见图 1-2）。惠斯通惊奇地发现，当两张图片没有关系时，比如脸和房子，视觉就会变得极不稳定。观察者的视觉不停地在两张图片之间切换，而不是融合这两张图片，并且切换的过程非常短暂。有几秒，脸会出现；然后脸消失了，房子出现了。图片以大脑所创造的独特方式反复切换。正如惠斯通所说的："两张图像的出现看起来不像是由意识所控制的。"大脑在面对这种不可能的刺激时，会在房子和脸这两种解释之间摇摆不定。这两张不相容的图片似乎在竞争意识知觉，这也是"双目竞争"这个词的由来。

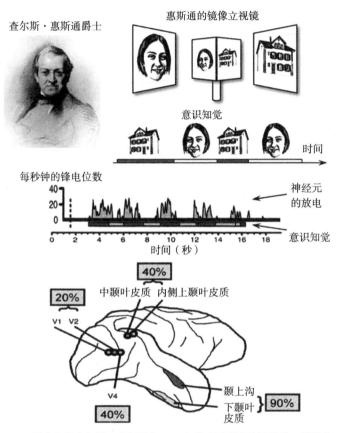

双目竞争是查尔斯·惠斯通在 1838 年发现的强大的视错觉。尽管分别给两只眼睛呈现了不同的图片，但在任何时候我们只能看到一幅图片。这里左眼看到一张脸，右眼看到一幢房子。我们看到的不是融合起来的两张图片，而是看到脸和房子不断地交替出现。尼科斯·洛戈塞蒂斯和戴维·利奥波德训练猴子用控制杆来报告它们看到了什么。研究者展示了猴子和人一样也会体验到这个错觉，并且进一步记录了动物脑中的神经元活动。这个错觉在视觉处理的初期没有出现，大脑 V1 和 V2 区域中的神经元对两张图片进行了同样程度的编码。然而在高级皮质中，尤其是在下颞叶皮质和颞上沟，大多数细胞与被试的主观觉知表现出相关性：它们放电的频率可以预测动物主观上看到了哪张图片。脑示意图的百分比数字表示这样的细胞在不同脑区所占的比重。这种前沿的研究表明，意识知觉主要依靠高级联合皮质。

图 1-2 双目竞争

双目竞争是实验者所梦寐以求的，因为这是一种纯粹对主观知觉的测量。虽然刺激物保持不变，但是观看者却报告自己的视觉发生了改变。此外，随着时间的推移，同一幅图的状态也会发生改变：有时候是完全可见的，有时候却完全从意识知觉中消失了。这里发生了什么？神经生理学家戴维·利奥波德（David Leopold）和尼科斯·洛戈塞蒂斯（Nikos Logothetis）通过记录猴子视觉皮质神经元的数据，首次发现了这些看得见和看不见的图像在大脑中的命运[15]。他们训练猴子通过一根控制杆来报告它们的感受。通过这种方法，他们发现猴子和人一样也感受到了两张图片交替出现。最终，科学家成功追踪到了单个神经元的活动，这些活动反映了猴子偏好的图片在不断进出它们的意识体验。

结果很清楚地表明：在最开始的加工过程中，在作为视觉皮质入口的初级视觉皮质中，许多细胞反映了刺激的客观状态。它们根据每只眼睛所看到的图像放电，而且在动物表明它的知觉发生变化时仍然保持不变。

然而在视觉加工进行到更高层次时，在所谓的高级视觉区，比如V4区和下颞叶皮质中，越来越多的神经元开始认同动物的反应。它们在动物看到偏好的图像时强烈地放电，而在图像被抑制时很少放电或者不放电。这可以说是人类第一次窥探意识体验与神经元活动之间的相关性。

如今，双目竞争仍然是窥探意识体验的神经机制的专用手段。上百种实验遵循这个研究范式，而且也出现了许多变式。比如说，随着一种叫作"持续闪烁抑制"方法的出现，现在的实验可以让两张图片中的其中一张永远消失。通过给另一只眼睛看不断闪烁的彩色方块，就能保证双眼只看到这个动态的刺激[16]。

这些双目错觉的重点是什么？这些实验表明：**给眼睛长时间呈现图片，并且让图像信息进入大脑的视觉处理中，但是最终在主观意识中，图片却可能完全被抑制。若同时给两眼呈现看得见的图片，则最后只有一张图片被看见。**所以双目竞争证明了对于意识来说，视觉知觉初期阶段并不重要（此时两个图像都仍然存在），而后期阶段更为重要（这个阶段只有一个图像出现）。因为意识无法同时理解两个物体，我们的大脑便成了激烈竞争的场所。虽然我们不知道，但是每时每刻不只有两个，而是有无数潜在的感觉在竞争意识的注意，但在某一时刻，只有一个能进入有意识的脑。竞争，确实是这种不断争夺意识通达的恰当比喻。

注意瞬脱

这种竞争是一个被动的过程呢，还是我们能够有意识地决定哪一张图片会赢？当观看两张竞争的图片时，主观印象是，我们只能被动地接受这些不断的变化。然而这种印象其实是错的：注意在皮质竞争过程中发挥着重要的作用。当我们将注意集中于一张图片，比如集中在脸而不是房子上时，脸的主观体验就会停留得略微长一些[17]。但这种效应是很微弱的：两张图片之间的竞争始于我们无法控制的地方。

但重要的是，一张图片能够胜出是因为我们给予了它注意，而战场本身就是我们的意识思维[18]。当我们把注意从两张图片处移开时，它们就会停止竞争。

读者可能会问，这是怎么被察觉到的？我们没法问一个分神的人她看到了什么，她是不是还能看到两张图片在变化，因为她要回答的话就必须主观上去关注。第一眼看来，要求不去关注却要知道你已经知觉了，多少有点矛盾的意味，就像你照镜子想看自己的眼睛是怎么移动的一样，毫无疑问你的眼睛一直在动，但是当你盯着镜中的两眼时，就得迫使它们保持不动。长久以来，科学家试图研究不集中注意时的这种竞争，结果总是弄巧成拙，就像是问在没有人的地方，树倒下来的声音是怎样的，或者我们睡着了的那一刻的感觉是怎样的。

但是科学总是能突破不可能性。明尼苏达大学的张朋（Peng Zhang）和他的同事意识到，并不需要问观看者在他们分神的时候图片是否仍在交替出现[19]，只需要找到大脑中表示两张图片仍在竞争的标志。实验者已经知道，在竞争中，神经元会对两张图像产生交替的放电反应（见图1-2），所以他们能否在被试不关注时仍然测量到这种交替效应呢？张朋使用了一种称为"频率标示"的技术，通过让图像以一个特定的频率闪烁来标示它。这两个频率标示能通过被试头上的电极接收，并被脑电图记录。在竞争时的特征很明显，两个频率互相排斥：如果其中一个波动较强，另一个就较弱，反映了我们在某一时刻只能看到其中一幅图。而在我们停止关注时，这种交替就停止了，这两个标示同时出现而且彼此独立：也就是说，不关注阻止了竞争。

另一个实验完全通过内省的方法证实了这个结果：当把注意从竞争图片处移开一会儿后，让被试报告继续观看时所看到的图片，结果显示，假设在不关注时图片交替仍在继续进行，此时应看到的图片与被试实际报告的图片不同[20]。所以，双目竞争依赖于注意力：**在没有意识关注的情况下，这两张图片会同时得到处理而且不再竞争。竞争效应必须是在观察者主动而且注意集中的情况下才能显现。**

因此，注意限制了同时能够关注的图像数量。这种限制，同时也带来了意识通达的一种新的最小对比。有一种方法，通过使显意识大脑暂时饱和来创造一小段看不见图像的时间，它被形象地称为"注意瞬脱"[21]（attentional blink，字面意思为注意眨眼）。图 1-3 展示了"注意瞬脱"现象通常发生时的情况。一连串的符号出现在屏幕的同一位置。大多数符号是数字，但其中也有字母，实验中让被试记住这些字母。第一个字母能够轻松地记住。如果第二个字母在第一个字母出现半秒或者更长时间后出现，那么它也会被准确地记住。但是如果这两个字母紧挨着出现，那么第二个字母常常就被完全忽视了。观看者报告说只看到了一个字母，并对第二个字母的存在感到十分惊讶。关注第一个字母的动作使大脑短暂地"眨眼"，消除了对第二个字母的知觉。

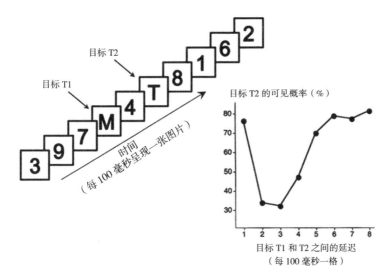

看一串混有几个字母的数字时，我们能轻松辨别第一个字母，即这里的 M，而不能辨别第二个，即这里的 T。当我们将第一个字母存入记忆中时，意识短暂地"眨眼"了，于是我们就无法觉察下一个瞬间出现的第二个刺激的存在。

图 1-3 注意瞬脱展现了意识知觉的时间限制

通过脑成像，我们发现，所有的字母都进入了大脑，包括那些我们没有印象的。它们都进入了初级视觉区域，并可能深入整个视觉系统，直到被标记为一个目标：也就是说一部分大脑知道目标字母出现了[22]。然而，出于某种原因，这个信息从来没有进入我们的意识脑中。目标字母必须达到被意识记录的层面，才算被有意识地觉知到了[23]。这种记录却有诸多限制，即在任何时候，只有一条信息能够通过。此时，视觉场景中的其他事物没有被察觉到。

双目竞争展示了两个刺激图片之间的竞争。在注意瞬脱实验中，在同一位置不同时间连续出现的两张图片中，也存在类似的竞争。我们的意识常常跟不上屏幕展示图片的速度。虽然当我们被动地去看这些图片时，似乎能"看见"所有的数字和字母，但是将一个字母存入记忆中需要占用意识资源足够长的时间，来创造一个看不见其他字母的空当儿。意识的堡垒只有一个很小的吊桥，迫使大脑表征之间相互竞争。意识通达拥有一个狭窄的瓶颈。

读者可能会反对说，图1-3的数据中显示，大概有1/3的概率，我们有时候能看见连续的字母。而且，在现实情况下，我们能够察觉到两个几乎同时出现的事物。比如说，在看一张图片时能听见汽车的鸣笛声。心理学家称这种情况为"双重任务"，因为这要求人们同时做两件事情。那么发生了什么？是不是双重任务驳斥了我们在意识结构上只能在同一时刻做一件事的观点？不，证据表明，即使在这种情况下，我们也受到了重重限制。我们从来没有真正意义上有意识地同时处理两件不相干的事物。当试图同时关注两件事时，印象中我们的意识是即时的，并与两件事保持联系，然而这只是个假象。事实上，主观思维没有同时感知这两件事情。当一件事情进入意识，另一件事情就必须等待。

这个瓶颈导致了一个能够很容易就测量到的加工延迟，它被形象地称为"心理不应期"[24]。当意识在处理第一件事情时，会暂时不响应后续的输入，要延迟很久以后才能处理它们。第二件事情会停留在无意识的缓存中，直到第一件事情处理完毕。

我们对这种无意识的等待时间一无所知。但是还会有其他解释吗？意识被别的事情所占据，所以我们没有办法以系统外的视角来观察到我们对第二件事情的感知被延迟了。结果是，当大脑在忙碌时，我们对时间的主观感觉可能是错误的[25]。当我们专注于第一个任务并被要求估计第二个物体出现的时刻时，会认为它进入意识的时间就是出现的时间。即使两个输入在客观上是同时的，我们也没办法察觉到这点，而是感觉先关注的事物比另一个出现得早。事实上，主观的延迟完全是由意识的"迟缓"造成的。

注意瞬脱和不应期是紧密相连的心理学现象。当意识脑被占据的时候，其他信息必须在一个无意识的缓存中等待。这种等待是危险的，在任何时候，由于内在的杂音、干扰的想法和别的外来刺激，缓存中的信息可能从意识中被完全地清除掉，即瞬脱了。实验确实证明了这一点，在一个双重任务中，不响应和瞬脱现象都出现了。意识知觉到的第二个事物总是滞后的，而且随着延迟时间的增加，完全被忘记的概率也增加了[26]。

在大多数双重任务的实验中，瞬脱现象只持续几分之一秒。将一个字母存储到记忆中确实只需要一点点时间。然而，如果我们进行一个时间更长的干扰任务会发生什么？答案令人惊讶：我们会完全忘记外面的世界。如饥似渴的读者、全神贯注的象棋选手和专心致志的数学家都深知这种专注的用脑可以创造长时间的心神分离，这期间我们对外界一无所知，这种现象被称为"非注意盲视"，且在实验室中很容易实现。

在一个实验中[27]，研究者要求被试盯着屏幕中心却同时用余光关注屏幕上侧。他们被告知有一个字母会出现在那里，而且他们必须记住这个字母。这个任务的训练包含两个试次。在第三试次，一个意想不到的图形出现在中心，与边上的字母同时出现，可能是一个黑点、一个数字甚至是一个单词。这个图形停留几乎 1 秒之久。神奇的是，大约 2/3 的被试都没有关注到它的存在。他们声称只看到了边上的字母，其他什么也没有看到。直到他们重做实验时才惊讶地发现，他们错过了这个重大的视觉事件。简而言之，不关注导致了看不见。

另一个经典的实验是丹·西蒙斯（Dan Simons）和克里斯托弗·查布利斯（Christopher Chabris）的"看不见的大猩猩"实验[28]（见图 1-4a）。一部影片展示了两个球队在练习篮球，一队穿白衣服，一队穿黑衣服。观看者需要数一数白队传了几次球。影片一共 30 秒，只要稍微关注，基本上任何人都可以数出是 15 次。这时实验者会问："你们看见大猩猩了吗？"当然没有！重新回放影片，就在中间，一个身穿黑色大猩猩服装的演员登场了，在显眼的位置用拳头捶了几下胸口，然后走开。大部分观察者在第一次观看时都没有注意到大猩猩：他们发誓绝对没有大猩猩，并且对此非常确信，甚至斥责实验者在第二次放映时换了一部影片。观察者仅关注白衣球员使得大猩猩似乎完全消失了。[①]

在认知心理学中，大猩猩的这个研究是里程碑式的。与此同时，实验者发现了十几种同样的情况中因没有关注而造成的盲视。结果表明，人并不是完美的目击证人。一个简单的操纵就能让我们忽视一个视觉场景，哪怕是在最显眼的地方也一样。凯文·奥里甘（Kevin O'Regan）和罗恩·伦辛克（Ron Rensink）发现了"变化盲视"[29]，这是一种令人诧异的现象：人们无法发现哪一部分图像被抹去了。一张图片有两个版本，一个有删减而另一个没有。这两张图片在屏幕上交替出现，大约一秒一次，其间有短暂的空白。观看者却声称两张图片是一样的，即使改动很大，比如说飞机少了一个引擎，或者改动很关键，如在一个公路场景中，路中间的线从断断续续的变成了连续的。

---

① 西蒙斯和查布利斯将这一经典实验和其他关于错觉的心理学实验总结起来，写成了一本揭秘人类思维谬误的畅销书《看不见的大猩猩》。该书中文简体字版由湛庐文化策划、北京联合出版公司出版。——编者注

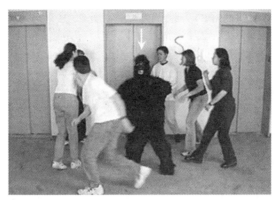

a 大猩猩影片

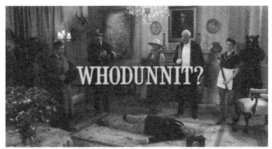

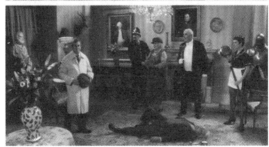

b 案发现场图片对比

　　我们的意识知觉十分有限，关注一件事情就会妨碍我们去关注其他事情。在经典的大猩猩影片中，如图 a 所示，观众被要求注意白衣球队，他们就会忽略扮演大猩猩的演员进来用力拍打胸脯然后离开。在另一部影片中，如图 b 所示，罪案现场中至少 21 处主要的物品改变了，而观众却没有发现。我们每天生活中到底错过了多少只"大猩猩"？

图 1-4　没有关注会造成盲视

西蒙斯在一个设计好的实验中通过演员来展现变化盲视。在哈佛校园里，一个演员向一个同学问路。对话被旁边经过的工人们给暂时打断了，2秒钟后，对话继续，而原来的演员已经换成了另一个人。即使两个人的头发颜色和衣服款式不一样，大多数学生也没注意到这个变化。

另一个更引人注目的例子是彼得·约翰逊（Peter Johansson）的"选择性盲视"研究[30]。在这个实验中，给男性被试展示两张卡片，每张卡片上都有一张女性的面孔，并让他选择一张喜欢的。实验者将被试选择的那张递给他，但是在两张卡片面朝下的时候，实验者悄悄地交换了两张卡片。被试最后拿到的并不是他所选择的那张卡片。一半的被试并没有觉察其中的异常。他们高兴地对自己实际上并没有选择过的卡片进行评论，并开始想出一些理由来解释为什么这张脸肯定比另一张更好看。

《测试你的观察力：谁是凶手》（Test Your Awareness: Whodunnit）是一部由伦敦交通部门拍摄的微侦探电影。一个著名的英国侦探盘问 3 名嫌疑人，最后逮捕了其中之一。整部影片没有任何可疑之处，直到电影被回放，我们才发现我们错过了大量的怪事。在 1 分钟的时间里，场景里至少 21 处地方在我们眼皮底下被改变了。5 名助手换了家具，把那只大玩具熊换成了中世纪的铠甲，并帮助演员换了大衣，替换了手中的物品。而不知情的观众却根本没有注意到任何变化（见图 1-4b）。

这部令人印象深刻的变化盲视短片用伦敦市长的教诲结尾："你会很轻易地忽略一些没有关注到的事物。在一条繁忙的马路上，这可能是致命的——请司机小心避让骑车人和行人！"市长是对的。模拟飞行训练研究显示，受过训练的飞行员在和地面指挥中心联系时会变得无法关注别的事情，甚至会撞上另一架他们没有察觉到的飞机。

以上事例很明确地告诉我们：**不关注可以让任何事物从意识中消失**。由此我们就有了对比意识知觉和无意识知觉的重要工具。

掩蔽意识知觉

在实验室中，非注意盲视的测试存在一个问题：实验必须能够在上百个试次中重复，但是不注意却是捉摸不定的现象。在第一次实验中，大多数不知情的被试可能会错过主要的变化，但是哪怕一点点关于实验操纵的暗示就会让他们变得警觉起来。当他们变得警觉时，这些变化的隐蔽性就不复存在了。

此外，尽管没有关注的刺激会在主观上形成强烈的无意识感，即使被试声称他们没有意识到该刺激，科学家还是很难证实他们是否真的没有意识到。实验者可以在每个试次后都询问被试，但是这个过程很缓慢而且会让他们警觉。另一个可行的方案是将问题推迟到实验的最后进行，但这也是不完美的，因为遗忘成了新的问题，几分钟后，被试可能就会遗忘自己曾经意识到了什么。

有些研究者提出，在变化盲视实验中，被试其实对整个场景一直保持着意识，只是没有把所有细节都存入记忆中[31]。因此，变化盲视可能不是缺乏注意引起的，而是由无法对比新旧图片引起的。一旦去除运动线索，即使一秒钟的延迟也会让大脑很难比较两张图片。于是，被试会默认地反馈为没有变化，在这种理解下，他们有意识地察觉到了整个场景，只是没有注意到其中的不同。

我个人对用遗忘来解释所有非注意盲视和变化盲视的理论持怀疑态度。毕竟，篮球赛中的大猩猩或者罪案现场的玩具熊都会令人印象深刻。但是还存在别的疑问，一个无懈可击的研究需要的是百分之百看不见的图片，不管被试事先被告知了多少，也不论他们多么努力去分辨，或者反复看了多少遍影片，他们仍然看不见图片。幸运的是，这种完全看不见的图片是存在的。心理学家称之为"掩蔽"图，常人则称之为"阈下图片"（subliminal image）。阈下图片是呈现在意识阈值之下的图片，从字面上来讲，单词"subliminal"中limin来自拉丁语limen，意思是阈值。没有人可以看见阈下图片，即便再努力尝试也不行。

　　怎么创造这种图片呢？一种方法是将它做得很淡。遗憾的是，这种方法经常将图片淡化到基本无法引起大脑活动。另一种更有意义的方法是让图片夹在另两张图片之间一闪而过。图1-5展示了我们如何将单词radio（收音机）"掩蔽"起来。首先，我们将单词呈现33毫秒，大约是电影一帧的长度。这个长度本身能够令人看见图片——在完全黑暗的环境中，即使一微秒的闪光也能照亮一幅图并使其定格在眼中。让带有单词radio（收音机）的这幅图消失的方法是一种叫作"掩蔽"的视错觉。在单词出现的前后呈现同样的几何图形，而且呈现在同样的位置上。当时间把握正好，观察者就只会看到闪烁的图形，夹在其中的单词变得完全看不见了。

　　我自己设计过许多阈下掩蔽实验。虽然对自己的编码能力很自信，但是看着电脑屏幕，我常常怀疑自己的眼睛。两张掩蔽图片之间看起来的确没有任何东西。然而我们可以用一个感光元件证实单词确实在客观上闪现了一段时间，而它的消失完全是主观现象。如果显示的时间足够长，那么单词一定会重新出现。

　　在许多实验中，看得见和看不见之间有着较为明显的界限：将一张图片展示40毫秒肯定看不见，但是展示60毫秒在大多数情况下都能很容易地看见。这个发现解释了"阈下"和"阈上"这两个词。打个比方，意识的大门是一道门槛，闪现的图片要么进去了要么没进去。这个阈值的时长因人而异，但是总是接近50毫秒左右。在这个时长内，一个人有一半概率能够看见闪现的图片。使用阈限时间展示视觉刺激是一个很好的控制实验范式，客观实验是恒定的，但是主观感受却在每个试次中都不同。

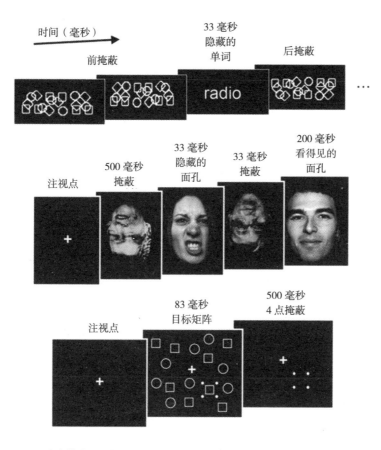

这个技术通过闪现一张图片并在前后时间内呈现类似形状，来防止这张图片被有意识地觉察到。在上图中，一个单词在一系列随机的几何图形中一闪而过，观看者是看不到的。中间的图中，即使闪现的图片带有很强烈的情感，只要夹在随机的图片中就不会被人意识到：观察者只能看到"掩蔽"图片和最后一张图片。在下图中，一系列图形都是目标。令人费解的是，唯一看不见的图形是那个在四个点中间的方块。这四个点一直持续到目标图片之后，于是它们成了掩蔽图。

图 1-5　"掩蔽可以使一张图片看不见"

有好几种不同的掩蔽变式能够任意调控意识。一张图片夹在一堆杂乱无章的图片中就会完全消失。当一张图片是一张笑脸或是令人害怕的脸时（见图 1-5），我们则可以探测到阈下知觉，也就是被试隐藏的从未被意识觉察到的情绪——在无意识层面，这种情绪则会显现出来。另一个变式是闪现一幅上面有一系列几何图形的图片，其中一个图形的标记是有四个点围着它，这四个点的持续时间很长（见图 1-5）[32]。令人惊讶的是，只有被标记的图形从意识中消失了，其他所有图形都清晰可见。因为这些标记点比图形存在的时间更久，四个点及点围成的空白似乎能替换对于那里任何图形的意识知觉，于是这个方法又叫作"替换掩蔽"。

掩蔽是一种很好的实验工具，因为它可以让我们在时间高度精确和参数完全可控的情况下研究无意识的视觉刺激。最理想的情况是，一个目标刺激后紧跟一个掩蔽图片。在某一精确时刻，我们在被试的大脑中"植入"了一个信息量严格控制的视觉信息，比如说一个单词。原则上来讲，这个量应该能够让被试有意识地看到单词，当我们将后面的掩蔽图去掉时，他们总能够看到单词。但是当呈现掩蔽图后，出于某种原因，前面的那张图被覆盖了，只能看到后面的图。大脑中一定经历了一场神奇的竞赛：尽管单词先进入意识，但是后面的掩蔽图却赶上来阻止了它进入意识知觉中。一个可能的解释是，大脑就像统计学家一样权衡证据，然后确定呈现的是一个刺激还是两个刺激。如果单词出现的时间足够短，而且后面掩蔽图的掩蔽作用足够强，观看者的大脑就会收到强有力的证据，从而得出只存在掩蔽图的结论，而对单词则一无所知。

相信主观报告

我们能够保证掩蔽的单词和图像确实是无意识的吗？在我最近的实验

中，我们仅仅是在每个试次后问被试有没有看到单词[33]。许多同行批评这个过程，说这"太主观了"。但这种怀疑似乎不在点子上：按定义来看，在意识研究中，主观性才是研究的核心。

幸运的是，我们还有别的方法来说服这些怀疑者。首先，掩蔽是一个观看者广泛认同的主观现象。在 30 毫秒以内，所有被试在每一个试次中都否认看见了单词，只是每个人需要察觉到某样事物的最短呈现时间有所不同。

更重要的是，在掩蔽实验中，很容易就能验证，主观上看不见的图片能导致客观的结果。在那些被试声称没有看到任何东西的试次中，他们一般都不能说出这个单词。当被强制要求回答时，他们答对的概率仅仅略高于偶然猜中的水平，这个发现表明了阈下知觉的程度，我们会在下一章继续探讨。说不出单词的几秒钟后，被试就会丧失最基本的判断能力，比如不能确定被掩蔽的数字是否大于 5。在我的一个实验中[34]，我们反复呈现一个列表 20 次，这个列表由 37 个单词组成，并被掩蔽了，所以看不见。在实验的最后，我们让被试将这些旧单词从新的单词中挑出来。他们完全做不到，这也就表明掩蔽的单词没有在他们的记忆中留下痕迹。

所有这些证据都指向一个重要的结论：正在萌芽的意识科学的第三个要素——主观报告，是可信的，且应该被研究者相信。尽管由掩蔽造成的看不见是主观现象，但这对于我们处理信息的能力有着实在的影响，尤其是极大地降低了我们说出刺激内容和记忆的能力。在掩蔽阈值附近，观看者标注为"有意识"的试次都伴随获得信息量的激增。这不仅反映在有意识的主观感受上，还表现在对刺激加工程度的改变上[35]。不管是什么信息，我们意识到以后，就能比在阈下条件下时更好地对之进行命名、评估、判断或者记忆。换句话说，人类观察者的主观报告既不是随机的，也不是古怪的：当他们真的看见时，这种意识通达对应了信息加工中巨大的改变，一般总会带来更好的表现。

也就是说，与一个世纪以来行为主义者和认知学者的质疑相反，内省是一个可靠的信息来源。它能够提供宝贵的资料，这些资料往往可以通过行为或者脑成像等客观手段进行确认。它还是意识科学的精髓。我们在为一个主观报告寻找客观解释：意识标志，也就是当一个人感到某种意识状态时，大脑中有条理地开展的一系列神经活动。从定义来讲，只有这个人能告诉你这些。

在 2001 年的一篇综述，也就是后来这个领域的宣言中，我和同事利昂内尔·纳卡什（Lionel Naccache）总结了这个观点："主观报告是意识认知神经科学意图研究的关键现象。所以，我们必须将它们当作原始数据，与其他心理学观测一起测量和记录。"[36]

虽然这么说，但是我们也不能盲目相信内省：尽管它的确给心理学家提供了原始数据，但是它并不是直接透视大脑工作原理的一扇窗。当一个患有神经或心理疾病的患者说他在黑暗中能看到人脸，我们并不会真的相信他的话，但是也不能否认他有过这样的体验。我们只需要解释为什么他会有这样的感受——可能是因为他颞叶的脸部回路自发地、不可控地被激活了[37]。

即使在正常人中，内省也可能被证明是错误的[38]。按照定义，我们无法访问自己的许多无意识加工过程。但这并不能阻止我们以此编故事。比如说，许多人认为，在读一个单词的时候，瞬间就认出来了，而且是根据形状整体认知的。实际上，他们大脑中进行了一系列复杂的、以字母为单元的分析，而自己却不知道[39]。再举一个例子，考虑一下我们是怎么理解过去的行为的。人们通常在事后为自己的决定想出各种歪曲的理由，而完全不知道无意识真正的动机。在一个经典实验中，给消费者们看四双尼龙丝袜并问他们哪双袜子的质量最好。其实所有的丝袜都是相同的，但是人们还是青睐放在架子右边的那双。当被问及为什么做出这个决定时，没有一个人提到丝袜在架子上的位置，而是对布的材质发表长篇大论。在这种情况下，内省毫无疑问是一种谬论。

从这方面去想，行为学家是正确的：内省作为方法在心理学中站不住脚，因为无论多少内省也不能告诉我们脑是如何工作的。但是内省作为一种建设意识科学的手段，仍然不失为完美且仅有的平台，因为它提供了方程式关键的一半，即被试对于某些体验的感受，不论他们对实际情况有多少误解。为了获得对意识的科学见解，我们认知神经科学家"只"需要确定方程式的另一半：在一个人的主观体验背后有哪些客观的神经生理现象。

有时候，正如我们刚才看到的掩蔽实验，主观报告可以立即用客观证据证明：一个人说他看见了被掩蔽的词，只要他马上准确地说出这个词就能证明这一点。然而，对于被试发表的表面上看起来完全无法核实的、纯粹源于内在状态的报告，意识研究者也不应该完全否认。即使在这种情况下，个人体验背后也应该存在客观的神经活动。而且因为这种体验与任何物理刺激无关，研究者可能更容易将其大脑根源分离出来，因为他们不会把它与其他感官参数混淆起来。于是，当代意识研究者一直在寻找"完全主观"的情况。在这种情况下，感官刺激保持恒定，有时候甚至没有，而主观感受却在变化。这种理想状态将意识体验变成了纯粹的实验变量。

一个恰当的例子是瑞士神经学家奥拉夫·布兰克（Olaf Blanke）一系列关于出体体验的迷人的实验。进行外科手术的患者有时候会报告说，在麻醉时产生了灵魂出窍一般的感受。他们描述了一种飘浮到天花板上的感觉，甚至从上方看着自己一动不动的身体。我们是不是应该把他们的话当真？出体飞行"真的"发生过吗？

为了证实患者的报告，一些伪科学家将画有物体的图片放在柜子顶上，只有会飞的患者才能看见，这种方法当然很可笑。正确的做法应该是思考大脑的哪种异常引起了这种主观体验。布兰克问道，我们看外部世界所用的特定视角背后是大脑的哪种表征？大脑是如何估计身体位置的？在研究了许多精神病患者和手术患者后，布兰克发现了一个位于右颞顶交界处的脑区。当这个脑区受损伤或者被电流干扰时，就会反复出现出体运动的感觉[40]。

布兰克发现的这个区域是多种信号交汇的高级区域。这些信号分别来自视觉皮质、躯体感觉和肌肉运动知觉系统，大脑利用这两个系统对触觉、肌肉和运动的信号进行定位；还有来自前庭系统的信号，前庭系统即生理上的惯性系统，在内耳中，用于监控头部的运动。大脑通过将这些线索整合起来，就能生成一幅身体与环境相对位置的综合表征。然而，如果信号彼此不符合或者因为脑损伤而变得模糊，这个过程就会出错，那么出体体验就"真的"发生了。虽然是真的生理事件，但是完全发生在患者大脑中，结果便成为他的主观体验。出体状态就是一种夸张形式的头晕，就像我们在摇晃的船上因为眼与前庭信号不符造成的生理反应。

布兰克继续展示了任何人都能出体这一事实：他通过错位的视觉和触觉信号，产生了恰当的刺激，在一个正常的大脑中创造了出体体验[41]。他甚至通过一个聪明的机器人，在磁共振成像中再现了这种错觉。当被扫描的人感受到这个错觉时，大脑颞顶交界处被激活了，这里离患者脑损伤的位置很近。

我们仍然不完全清楚这个区域是如何产生自我位置感的。但是，出体体验从超心理学变成主流神经科学的故事也给了我们一些希望。即使这种怪异的主观现象也能追溯其神经根源，关键就在于能否足够严肃地对待这种内省。它们并没有直接指明大脑的内部工作机制，而是组成了建立意识科学所需的原材料。

在这简短的当代意识科学的综述中，我们能够得出一个乐观的结论：在过去的 20 年中，许多智能的实验工具的出现使研究者能够任意操纵意识。使用这些方法，我们能够让单词、图片甚至整部电影从意识中消失，然后通过最小程度的改变甚至什么都不变，又让它们重新在意识中出现。

有了这些工具在手，我们现在就可以问那些勒内·笛卡尔想问的问题了。首先，看不见的图片怎么了？是不是仍被大脑加工？加工多长时间？在皮质中传递了多远？这些答案是不是取决于让刺激变得无意识的途径？[42] 其次，当刺激被有意识地知觉到的时候，什么改变了？有没有只在物体进入意识时才出现的特定大脑活动？我们能不能鉴别出这些意识的标志，并用它们来建立意识到底是什么的理论？

在下一章，我们将从这些有意思的问题中的第一个开始回答：阈下图片到底会不会对我们的脑、想法和决定产生深远的影响？

CONSCIOUSNESS
AND THE BRAIN

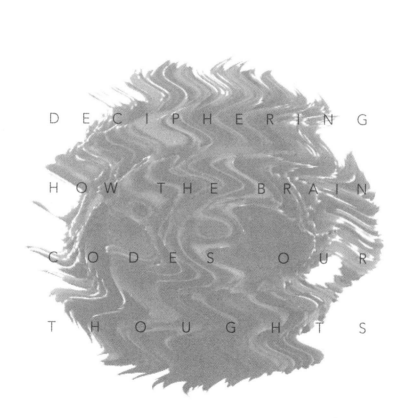

D E C I P H E R I N G

H O W   T H E   B R A I N

C O D E S   O U R

T H O U G H T S

2　打开"黑箱"，探索无意识

看不见的图像可以在我们的大脑中深入到什么程度？它可以到达更高级的大脑皮质中枢并且影响我们所做的决定吗？回答这些问题对于描绘意识思想的独特轮廓有重要意义。近期心理学和脑成像的实验已经追踪到了这些无意识的图片在大脑中的命运。我们会对被掩蔽的图片无意识地进行识别和分类，甚至会对没看见的词语进行解释和理解。阈下图片刺激会激发我们的动机和奖励，这一切都不需要意识，甚至联结知觉和动作的复杂操作也可以悄悄地进行，这些都证明了我们在频繁地依赖于无意识的"自动探索"。我们对这些千头万绪的无意识加工过程一无所知，所以一直高估了意识在决策时发挥的作用——但事实上，意识的控制能力是有限的。

过去的时间和未来的时间只容许有少许的意识。

——艾略特,《焚毁的诺顿》(1935)

在 2000 年的总统大选中,小布什的团队编造了一则肮脏的商业广告。这是一张讽刺艾伯特·戈尔(Albert Gore)经济计划的漫画,漫画上的单词 RATS(老鼠)用大写的字母印刷(见图 2-1)。尽管这不是严格意义上的阈下刺激,但它确实没有引起很多注意,因为它只在 bureaucrats(官僚)一词的后面一闪而过。这个冒犯性的绰号激起了一场辩论:观看者的大脑是不是记住了隐藏的含义?它又在大脑中传播了多远?它是不是可以深入选民的情绪中枢并且影响他们的选举决定呢?

1988 年的法国大选成为使用具有争议性的阈下图片的舞台。总统候选人弗朗索瓦·密特朗(François Mitterrand)的面孔在主流的国家电视节目的标志上一闪而过。这个看不见的图像每天晚上都会在八点的新闻栏目中出现,并且这个新闻栏目还很受法国观众欢迎。那么,这会不会影响选举的结果呢?在一个有 5 500 万人口的国家,即使是一个很小的变化也会使候选人获得成千上万的选票。

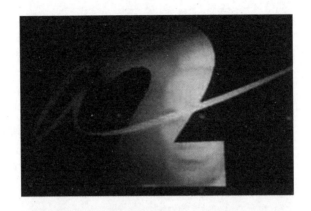

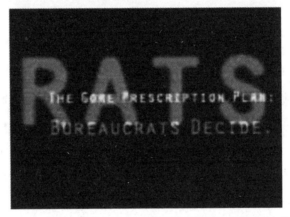

在 1988 年的法国总统大选中，时任总统的候选人弗朗索瓦·密特朗的脸在主流的公众电视节目标志中一闪而过。2000 年，在小布什的一个宣传中，戈尔的经济计划被悄悄标上了 RATS（老鼠）这个单词。我们的大脑是否会加工这些无意识图像呢？它们是否会影响我们的决定呢？

图 2-1　阈下图片偶尔被用在媒体中

所有阈下操作都起源于 1957 年的一部电影，该影片插入了"喝可口可乐"的字样，此举声名远扬，也可以说是声名狼藉，但是每一个人都知道这个故事及其结局：软饮料的销售量大幅增加。然而，这个以阈下实验为基础的故事其实完全是虚构的。詹姆斯·维卡里（James Vicary）编造了这个故事，而且他后来承认，实验只是一个幌子。只有这个虚构的故事流传了下来，同样保留下来的还有一个科学问题:**没看到的图像会不会影响思维?** 这个问题不仅对于意志自由和大规模行为操纵有重要意义,而且也是科学认识大脑的关键。我们一定要意识到一个图像后才能加工它吗? 或者说,我们可以在无意识的状态下进行感知、分类以及决策吗?

现在,我们已经可以利用各种手段以无意识的方式来向大脑呈现信息,因此解决上述问题变得更加紧迫。双目竞争图像、非注意状态、掩蔽和其他一些情况都能使我们注意不到周围事物。我们是看不见它们吗? 无论什么时候,只要我们注意一个物体,是不是就停止感知周围所有不需要关注的信息了? 或者我们是不是仍在继续加工它们,但是是以一种阈下的方式进行加工的? 而且如果我们确实对它们进行了加工,那么在它们没有得到意识的关注时,人脑对它们的加工会达到什么样的程度?

回答这些问题对辨别意识体验中的大脑标志这个科学目标非常关键。如果阈下加工过程非常深入,而且如果我们可以探索这种深度的话,那么我们将会更好地理解意识的本质。例如,我们已经知道知觉的早期阶段可以不依靠意识进行,所以能够在意识的研究中将它们排除。将排除法推广到更高级的加工,我们就会对意识的特点有越来越具体的了解。描绘出无意识的轮廓使得我们能够逐步地印出意识的底片。

无意识研究的历史

我们一般认为是西格蒙德·弗洛伊德(Sigmund Freud)发现了大量心理活动发生在意识之外。然而,这只是一个由弗洛伊德自己精心打造的神话[1]。正如历史学家及哲学家马塞尔·格歇(Marcel Gauchet)所说:"弗洛伊德宣称在精神分析出现之前思维和意识的概念是等同的。我们不得不声明,从严格意义上来说，这种论述是错误的。"[2]

事实上，我们的许多心理活动都是悄然发生的，而意识只是覆盖在繁杂的无意识处理器上的一块薄板，这种认识的出现先于弗洛伊德几十年甚至是几世纪之久[3]。在古罗马时期，内科医生盖伦和哲学家普洛丁（Plotinus）已经注意到，一部分身体活动如呼吸和走路不需要注意就可以发生。他们大部分的医学知识实际上都是从希波克拉底继承而来的。希波克拉底对疾病有敏锐的观察力，他的名字也成为整个医学界的象征。希波克拉底撰写了一整套关于癫痫的专著，叫作《神圣病论》（The Sacred Disease），其中提到了身体会突然间做出违反自身意愿的举动。他认为，大脑始终在控制着我们，并且悄然地编织着我们的心理生活。

> 人们应该了解到，我们的幸福、快乐、笑声和玩笑，我们的难过、痛苦、悲伤和流泪，都是由大脑产生的，而且只能是由大脑产生。尤其是，我们通过大脑进行思考、看和听，并且分辨美丑、好坏和喜悲。

在黑暗时代，也就是欧洲中世纪的早期，随着罗马帝国的衰落，印度和阿拉伯的学者保存了一些古代医药智慧的遗产。在 11 世纪，阿拉伯的科学家阿尔哈曾（Alhazen）发现了视觉的主要原理。他比笛卡尔提前了几个世纪认识到眼睛的作用就像照相机一样，是光线的接收器而不是发射器，而且他预言到了有多种多样的错觉会愚弄我们的意识知觉[4]。阿尔哈曾断定意识并不是始终受控制的。他第一个提出了无意识推理是自动过程这一假设：大脑以我们所不知道的方式超越已有的感官数据直接下定论，有时候使我们看到并不存在的东西[5]。8 个世纪后，物理学家赫尔曼·冯·亥姆霍兹（Hermann von Helmholtz），在他 1867 年所写的《生理光学》（Physiological Optics）一书中使用了完全相同的术语——无意识推理（unconscious inference），以此描述我们的视觉如何自动解码传入的感觉信息，得出最合理的解释。

除了无意识知觉的问题，还有关于我们最深的动机和欲望之源的更大的问题。早在弗洛伊德之前的几个世纪，很多哲学家，包括奥古斯丁、托马斯·阿奎那、笛卡尔、斯宾诺莎以及莱布尼兹，都注意到人类的行动过程源于一系列广泛的机制，这些机制不能通过内省来获得，其中包括感官运动反射、无意识动机以及隐藏的欲望等。斯宾诺莎引证了一系列无意识动机的例子：一个孩子对牛奶的渴望，一个受伤的人复仇的愿望，一个酒鬼对于酒的欲望，以及一个爱唠叨的人难以控制自己不讲话。

在 18 世纪和 19 世纪，第一批神经学家发现了一个又一个证据，证明了神经系统中的无意识回路无处不在。马歇尔·霍尔（Marshal Hall）提出了"反射弧"的概念，它将特定的感觉信息输入和特定的运动信息输出联系起来，并且他强调无法自主控制的基础动作都源于脊髓。跟随他的脚步，约翰·休林斯·杰克逊（John Hughlings Jackson）强调神经系统的层级组织结构，从脑干到大脑皮质，从自发活动到更自主并且有意识的操作。在法国，泰奥迪勒·里博（Théodule Ribot）、加布里埃尔·塔尔德（Gabriel Tarde）和皮埃尔·让内（Pierre Janet）等心理学家和社会学家强调人类具有一系列广泛的自动化活动，从储存在人类动作记忆中的实践知识（里博）到无意识模仿（塔尔德），甚至还有追溯到童年早期并且决定我们人格的潜意识目标（让内）。

法国的科学家提前了这么久，以至于当弗洛伊德满怀壮志地发表了他的第一本成名作时，让内抗议说，自己才是弗洛伊德的许多观点的创造者。早在 1868 年，英国精神病学家亨利·莫兹利（Henry Maudsley）就已经写道："无意识的心理活动是心理活动中最重要的一部分，也是思维赖以存在的重要加工过程。"[6] 另一位同时代的神经科学家西格蒙德·埃克斯纳（Sigmund Exner），是弗洛伊德在维也纳的同事。他在 1899 年的时候就已经提出："我们不应该说'我思考''我感觉'，而是'它（无意识）在我体内思考''它（无意识）在我体内感觉'。"这个观点比弗洛伊德在 1923 年出版的《自我与本我》（*The Ego and the Id*）中所提到的想法提前了整整 20 年。

在 19 世纪与 20 世纪交替之际，无意识过程普遍存在的观点已经被广泛接受。美国伟大的心理学家、哲学家威廉·詹姆斯在 1890 年出版的重要专著《心理学原理》中大胆地提出："毫无疑问，将所有的事实综合起来便构成了一次探索的开端，这次探索必将给人类深不可测的本性投去一束崭新的光芒……他们最终证明了一件事情，换句话说，我们永远不能用一个人说他没有感受到任何东西作为证词，以此证明他确实没有任何感觉，无论他有多么真诚。"[7] 詹姆斯推测道，任何人类被试"都会做出许多前后矛盾的事情，而他却对此一无所知"。

这一发现在神经科学和心理学中引起骚动，它清晰地展示了无意识的机制驱动着我们大部分的生活，与之相比，弗洛伊德个人的贡献就显得颇为投机了。这样形容他的工作也毫不为过：他的观点中可靠的部分都不是他自己提出的，而他自己提出的部分都是不可靠的。回顾历史，弗洛伊德并没有通过实验来检验他的观点，这着实令人失望。在 19 世纪末 20 世纪初，实验心理学已经诞生了。新的实践方法不断出现，包括系统性地收集精确的反应时间以及反应错误数据的方法。但是弗洛伊德似乎对自己提出的关于思维的隐喻模型很满意，即使该模型并没有经过严格的检验。我最喜爱的作家之一弗拉基米尔·纳博科夫（Vladimir Nabokov）无法容忍弗洛伊德的这种做法，并且厌恶地咆哮道："就让这些轻信的粗俗之人继续相信每天将生殖器与希腊神话联系就可以治愈心灵的创伤吧，我一点也不介意。"[8]

在脑中定位无意识

尽管主流医学在 19 世纪和 20 世纪取得了重要进展，但在 20 世纪 90 年代，当我和同事开始将脑成像技术应用于阈下知觉的时候，对于那些看不见的图像在大脑中的问题仍存有大量疑惑。我们提出了很多互相矛盾的、有分歧的观点。最简单的一个观点是大脑皮质，即组成我们两个大脑半球表面的层层叠叠的神经元，是有意识的，然而其他所有的回路都没有意识。大脑皮质是哺乳动物脑中进化得最充分的一部分，负责注意、计划和语言的高级运算。因此，我们很自然地认为，凡是到达大脑皮质的信息都是有意识的。相反，无意识操作被认为只发生在如杏仁核或者丘脑等特定的神经核团中，这些神经核团在进化后执行特定的功能，比如探测令人恐惧的刺激或者眼动等。这些神经元构成了"皮质下"回路，之所以称其为"皮质下"，是因为它们都位于大脑皮质的下面。

一个与以上观点不同但是同样天真的观点提出将大脑两个半球割裂开来，认为左半球主管语言回路，能够报告正在做的事情。因此，左半球具有意识，而右半球没有。

第三个假设认为，有一部分皮质回路是有意识的，另一部分则没有。尤其是，无论什么样的视觉信息，只要是通过腹侧通路，即主要负责物体和面孔识别的通路，在大脑中的传递都需要意识的参与。同时，通过背侧视觉通路传递的信息将会永远处于不为人知的无意识状态，背侧通路贯穿顶叶并且借助物体的形状和位置来指导我们的行为。

然而，这些过于简化的二分法没有一个能够通过检验。基于我们现在已知的证据，几乎所有的脑区都既可以参与有意识的思维过程，也可以参与无意识的思维过程。然而，为了得到这个结论，我们要用精妙的实验来逐步扩展我们对无意识范围的理解。

起初，对那些脑损伤患者进行的简易实验显示，无意识思考酝酿于大脑隐藏的"地下室"中，也就是发生在大脑皮质的下面。比如说，杏仁核是位于颞叶下面的杏仁形状的一群神经元，它标记着日常生活中发生的重要的情绪状态。杏仁核对于编码恐惧刺激起着尤为关键的作用，比如当一个人看到一条蛇的时候，信息从视网膜通过一条快速的通路传递到杏仁核，这一过程远远快于将情绪登记在有意识的大脑皮质的过程[9]。

很多实验已经表明，像这样由杏仁核的快速回路调控的情绪评估过程是极其迅速而且是无意识的。在 20 世纪早期，瑞士的神经学家爱德华·克拉帕雷德（Édouard Claparède）提出一种无意识的情绪记忆：他在与一位失忆症患者握手的同时用一根针刺她。第二天，她因为失忆症而不能记起这位神经学家，但断然拒绝与他握手。诸如此类的实验都提供了最初的证据，证明复杂的情绪处理可以在意识水平之下进行，并且通常是由一系列专门加工情绪的皮质下核团引发的。

另一个阈下加工过程的数据来源于"盲视"患者，他们的初级视觉皮质受损，而初级视觉皮质是大脑皮质视觉输入的主要来源。"盲视"这个前后矛盾的词尽管有些匪夷所思，但准确地描绘了莎士比亚笔下的一类人：看得见，却又看不见。初级视觉皮质的损伤会使一个人失明，它也确实剥夺了这些患者的有意识视觉。他们会向你保证他们看不见视野中的某一个特定位置，这个位置与受损的皮质区域恰好吻合，且他们的行为与盲人并无二致。然而，令人难以置信的是，当实验人员向他们展示物体或者闪过一束光的时候，他们可以准确地指向它们[10]。他们可以像僵尸一样无意识地引导自己的手指向他们看不见的地方——这的确称得上是"盲视"。

在盲视患者身上哪一条完整的解剖学通路可以支持无意识视觉呢？很显然，这些患者获得的部分视觉信息依然通过视网膜一直传递到手上，而绕过了使他们失明的患处。由于到达患者视觉皮质的入口损坏了，研究者们最初怀疑他们的无意识行为完全是由皮质下回路引起的。一个重点的怀疑对象是上丘脑，它是位于中脑的一个核团，专门负责视觉的交叉感受、眼动以及其他空间反馈等。最初关于盲视的功能性磁共振研究确实表明，没有看见的目标使上丘部位强烈激活[11]。但是那个研究也足够确定地表明了，看不见的目标也激活了皮质，而且之后的研究也证实了看不见的刺激通过绕过受损的初级视觉皮质的方式，既可以激活丘脑也可以激活更高级的视觉皮质[12]。显然，参与我们无意识内部"僵尸"的行动并且指引我们手眼运动的大脑回路不只包含了旧的皮质下通路。

加拿大心理学家梅尔文·古德尔（Melvyn Goodale）对另一位患者的研究进一步支持了皮质在无意识加工中的作用。一位名叫 D.F. 的患者在 34 岁的时候一氧化碳中毒[13]。缺乏氧气导致她的左右外侧视觉皮质严重受损，并且这种损伤是不可逆的。结果，她失去了意识视觉中的一些最基本的方面，逐渐患上了一种被神经科学家称为"视觉形状失认症"的疾病。

在识别形状方面，D.F. 可以说是完全看不见的——她无法将细长的矩形同正方形区分开来。她的缺陷严重到无法辨别直线的方向，不管直线是垂直、水平或倾斜的。但是她的动作系统功能却完全正常：当要求她在一个倾斜的缝隙中投入一张卡片的时候，虽然无法感知缝隙的倾斜程度，但她的手可以准确无误地完成这个过程。她的运动系统仿佛总可以无意识地"看见"物体，比有意识地去看的时候还要准确。她还会自觉地根据要拿的东西的大小调整手张开的大小，然而她却完全无法自主地用大拇指到食指的距离来比划那件东西的大小。

D.F. 在动作中表现出的无意识能力似乎远远超过了她有意识地感知同样视觉形状的能力。古德尔和同事们认为她的表现不能够单纯地通过皮质下的运动通路来解释，其中一定还涉及了顶叶皮质。尽管 D.F. 没有意识到物体的大小和方向的信息，这些信息却依然无意识地在枕叶和顶叶进行了加工。在那里，完好的通路将那些她无法有意识地看见的关于大小、位置甚至形状的视觉信息提取了出来。

此后，我们对大量类似患有严重的盲视和失认症的患者进行了研究。他们中有一些人可以在不碰到任何东西的情况下穿过堆满东西的走廊，但他们自己却说什么也看不见。还有一些患者经历了另一种形式的无意识加工，叫作"空间忽视"。在这种有趣的情况下，右半球靠近大脑顶下小叶部位的损伤使患者无法注意到左侧的空间。这导致的结果是，他们常常完全忽视了左侧的风景或者物体。如一个患者强烈地抱怨给他的食物不够：他已经吃掉了盘子右边的所有食物，但却没有注意到盘子左边还是满的。

患有空间忽视的患者，尽管在意识判断和报告方面有严重障碍，但是他们的左侧视野并不是真的失明了。他们的视网膜和初级视觉皮质功能依然完好，但是由于某种原因，高级皮质的损伤使他们没有注意到这些信息，无法使之进入到意识的层面。这些没有注意到的信息完全丢失了吗？答案是否定的，大脑皮质仍然对这些被忽视的信息进行了无意识的加工。

约翰·马歇尔（John Marshall）和彼得·哈利根（Peter Halligan）以一种巧妙的方式展现了上述观点，他们向患有空间忽视的患者展示画有两个房屋的图片，其中位于左侧的房屋着火了（见图 2-2）[14]。而这个患者坚决否认两个房屋是不同的——他宣称这两个房屋是完全相同的。但是当问他更希望居住在哪一个房屋里的时候，他总是避免选择着火了的房屋。很显然，他的大脑依然对视觉信息进行了足够深入的加工，才能让他将着火列入应该避免的危险类别中。几年之后，用脑成像技术对患有空间忽视的患者进行研究，发现看不见的刺激仍然会激活腹侧视觉皮质区域，这个区域可以对房屋和面孔做出反应[15]。甚至被忽视了的词语和数字的含义也悄然地到达了患者的脑中[16]。

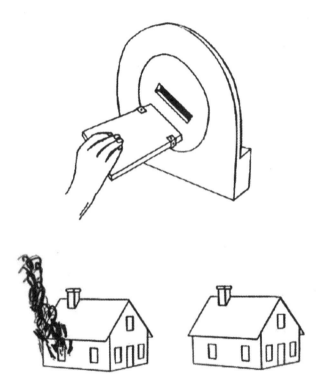

　　脑损伤患者提供了第一个可靠的证据：无意识图像是在大脑皮质上加工的。古德尔和米尔纳（Milner）的患者 D.F. 在脑损伤后失去了所有的视觉识别能力，完全不能观察和描述形状，即使像倾斜的狭缝那么简单（图片上部）。然而，她能够精确地将卡片投进去，这意味着患者可以无意识地引导手的复杂运动。马歇尔和哈利根的患者 P.S. 患有左侧空间忽视的缺陷，他无法从图片下部的两个房屋中有意识地察觉出任何不同。但是，当问到更倾向于居住在哪个房屋里时，他始终避开了着火的房屋，这意味着他无意识地理解了图画的意思。

图 2-2　无意识图像在脑中的加工实验

阈下启动效应

所有这些最初的证据都来自患有严重的大面积脑损伤的患者，他们的脑损伤已经大到足够改变意识与无意识活动界限的程度了。那么正常的脑，即未受损的脑，也会无意识地在视觉的深层加工图片吗？脑皮质可以在无意识状态下运作吗？甚至是连我们在学校学到的比如阅读或者算术之类的复杂功能，也可以无意识地执行？我的实验室最早对这些重要问题提供了确定的答案，我们使用脑成像技术证明了看不见的文字和数字能够到达皮质的深处。

正如我在第 1 章所解释的那样，我们可以向被试呈现一张图片，闪烁几十毫秒，仍然让被试看不见。其中的奥妙是通过在呈现图片的前后放置其他图形来掩蔽需要隐藏的关键事件，使被试无法意识到它们（见图 1-5）。但是被掩蔽的图片能在大脑中传多远呢？我和同事们通过使用一项巧妙的"阈下启动效应"（subliminal priming）技术发现了一个迹象。

我们快速闪现一个阈下的文字或者图片——称为先呈现的启动物，然后马上呈现一个看得见的物体，为目标物。在连续的实验中，目标物可能与先呈现的启动物相同或不同。例如，我们先呈现启动词 house（房子），呈现时间很短，以使得被试看不到该词，之后，呈现目标词 radio（录音机），该词显示时间足够长，使被试能够有意识地看到。被试甚至都没有意识到出现过一个被隐蔽的单词。他们仅仅关注了看得见的目标词。为了测量他们识别单词需要多长时间，我们让他们按键，如果单词是生物，要求他们按一个键，如果单词是人造物品，要求他们按另一个键。事实上任何任务都可以采用这种范式。

经过数十次重复实验后，我们得出了一个有趣的发现：一个单词如果先前呈现过，即使是在无意识状态下呈现的，当相同单词再次在意识层面出现时，加工过程会变快[17]。只要这两个单词呈现的间隔小于一秒，即便完全没察觉到这个词，重复也会促进识别。因此，当 radio 出现在 radio 之前时，相比一个不相关的词，比如 house 出现在 radio 之前，人们的反应更快并且更少出现错误。这个发现被称为"阈下重复启动效应"（subliminal repetition priming）。就像一个人往水泵里注水来启动水泵，我们可以用一个看不见的词来启动单词加工的回路。

我们现在了解到，被大脑忽略的启动信息是十分抽象的。例如，即使当启动刺激是小写的单词（radio），而目标刺激是大写的单词时（RADIO），启动效应仍然存在。在视觉上，这些刺激物的形状有着本质的不同。小写的 a 和大写的 A 看起来是完全不同的。只是文化上的约定俗成把这两个形状归为同一个字母。令人惊讶的是，实验中表明，对阅读者来说，这个知识已经不需要意识就可以被编入初级视觉系统中，即无论大小写一致（radio-radio）或者不一致（radio-RADIO），阈下启动效应都同样强烈[18]。因此，无意识的信息处理可以达到字母串抽象表征的程度。被试仅仅需要对单词一瞥，大脑就能不受字母形状表面上变化的影响而快速地辨认出一个字母。

下一步要做的是要了解这个过程发生在哪里。就像我和同事们所证明的那样，脑成像技术可以足够敏锐地分辨出由无意识单词引发的微小激活[19]。通过使用功能性磁共振成像技术，我们做出了受阈下启动影响的全脑图像。结果显示，一大块腹侧视觉皮质可以被无意识地激活。这个回路包括一个被称作梭状回的区域，该区域拥有形状识别的高级机制，负责阅读的初级阶段加工[20]。这里的启动效应并不依赖于单词的形状：这个脑区很明显能够加工单词的抽象含义，而不需要理会单词是大写还是小写[21]。

在这些实验之前，一些研究者假定梭状回总是参与有意识的加工，它组成了使我们识别形状的视觉腹侧通路。他们认为，只有将枕叶视觉皮质和顶叶控制的动作系统相连接的"背侧通路"才是负责无意识操作的场所[22]。通过证明辨认图片和单词特征的腹侧通路也可以在无意识状态下运行，我们的实验和其他实验否定了腹侧通路负责意识活动而背侧通路负责无意识活动这一过分简单的想法[23]。尽管这两个回路都位于较高级的皮质区域，但是它们似乎都能够在意识水平之下运作。

自动视觉加工

经过对阈下启动效应年复一年的研究，我们已经解决了关于意识在视觉中所发挥的作用的许多谜题。一个如今已经被推翻了的想法是，尽管一个视觉场景中的个体元素可以在无意识的情况下被加工，但是需要意识才能将这些元素结合起来。在没有意识注意的情况下，物体的特征，比如运动状态和颜色就在脑中随意地漂浮，而没有与合适的物体相结合[24]。在唤起全脑的知觉前，大脑的不同部位需要将每一条信息整合成一个"文件夹"或者"目标文档"。一些研究者假设，这种联结过程是意识加工的特征，神经元的同步性[25]和再入性[26]使这种联结成为可能。

我们现在知道，他们的想法是错误的：一些视觉联结可以在不知不觉中发生。比如将字母结合成一个单词的过程。我们必须清楚地将这些字母按照从左到右的顺序排列，这样才不会将 RANGE 和 ANGER 这样的单词混淆——虽然只是挪动了一个字母的位置，但它们确是两个完全不同的单词。我们的实验表明，大脑中类似于这样的联结是在无意识状态下进行的[27]。我们发现，当单词 range 出现在 RANGE 之前时，会产生阈下重复启动效应，而当 anger 出现在 RANGE 之前就不会产生这种效应。这表明阈下加工具有很高的灵敏度，它不仅仅要对字母的出现做出反应，还要判断字母的排列顺序。事实上，被试对 anger 出现在 RANGE 之前的反应速度不比不相关单词比如 tulip 出现在 RANGE 之前的反应快。阈下知觉不会被有 80% 的字母都相同的单词欺骗：即便是单独的一个字母也可以彻底地改变阈下启动的模式。

在过去的 10 年里，这样的阈下知觉实验被重复了成百上千次——不仅仅是对书面文字，还有针对面孔、图片和绘画的实验[28]。这些实验都得出了同一个结论，即**我们所感受到的有意识的视觉景象是一个经过了高度加工的图像，远远不同于我们眼中所接收到的未加工的信息。**

我们看到的世界和视网膜所看到的世界从来都不是相同的。事实上，如果我们看到的世界和视网膜所看到的世界是相同的话，那将会是一个相当恐怖的景象：一系列高度扭曲的明暗像素朝着视网膜中心汇聚，被血管覆盖，并且在视网膜的中心有一个巨大的洞，即"视觉盲点"，也就是连接眼睛和大脑的神经的所在地，另外当我们的目光移动的时候，图像也会不断地模糊、变化。而事实上，我们看到的却是一个三维的景象，它纠正了视网膜的缺陷，填补了视觉盲点，稳定了眼睛和头的移动，并且可以在很大程度上根据我们对类似视觉场景的原有经验来重新解释图像。所有这些操作都是在不知不觉中进行的，尽管有许多过程复杂到连计算机建模都无法模拟。例如，我们的视觉系统能探测到图像中的阴影并且去除它们（见图 2-3）。只需一瞥，我们的大脑就能无意识地推断光源，并推断出物体的形状、透明度、反射比和亮度。

只要我们睁开眼睛，视觉皮质就开始进行大规模的并行运算，但是我们对此却毫无意识。在对视觉的内部工作一无所知的情况下，我们以为，只有在感觉到自己正努力工作时，比如正在做数学题或者下棋时，大脑才在努力地工作。我们并不知道大脑需要在暗中付出多少努力才能创造出这幅简单而完整的视觉世界。

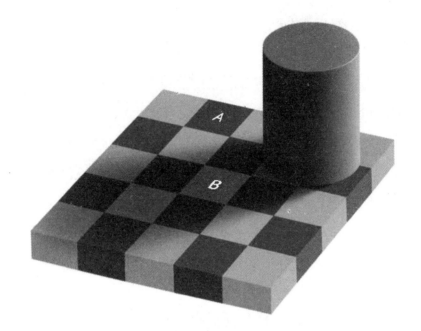

瞥一眼这个图像，你就会看到一个看起来正常的棋盘。你会确定无疑地认为，正方形 A 是深色的，而正方形 B 是浅色的。但令人惊讶的是，它们是一样深的灰色。你可以用一张纸遮住这幅图像来检查一下。我们怎么解释这个错觉呢？一眨眼的工夫，你的大脑就无意识地将这种场景解析成一个个对象，大脑确定了光来自右上方，探测到圆柱体在棋盘上投射下来一块阴影，然后从图像上去除这块阴影，让你看到它下边的棋盘所指的真正的颜色。而且只有这些复杂运算的最终结果进入到了你的意识当中。

图 2-3　视觉背后有着强大的无意识运算

象棋大师的无意识思维

另一个说明无意识能力的例子是下国际象棋。当著名的国际象棋大师加里·卡斯帕罗夫（Garry Kasparov）在专注于一场象棋比赛时，他是否必须有意识地关注棋子的位置才能注意到棋子间的关系呢？比如说，黑方的车是否正对白方的皇后造成威胁呢？或者他是否可以将关注点放在总体规划上，而让他的视觉系统自动处理棋子间关系这种小事呢？

我们对象棋大师的直觉认识是，分析棋盘已经成为他们的一种本能。事实上确实有研究证明，对于任何国际象棋大师来说，只需一眼就足以评估一盘棋，并且记住棋子布局的全部细节，因为他能自动地将棋局解析成有意义的组块[29]。此外，最近的一项实验表明，这个解析过程真的是无意识的：将一个简化的棋局闪现 20 毫秒，并在棋局前后呈现两张掩蔽图片，使对方看不见闪现的棋局，结果是，棋局仍能够影响象棋大师的决策[30]。这个实验只对专业棋手有效，且只适用于他们正在解决一个有意义的问题的情况，比如，确定王是否会受到威胁。这表明视觉系统考虑了棋子的身份，如车或马，以及它们的位置，然后迅速地将这些信息整合成一个有意义的组块，得出"黑色的王要被将军"的结论。这些复杂的操作完全发生在意识知觉之外。

声音和图像的自动联结

到目前为止，我们所举的例子都来自视觉。那么，意识能否将我们不同的感觉模块整合成一个有条理的整体呢？例如，在欣赏一部电影时，我们是否需要意识才能将视觉和听觉信号整合在一起？再一次出人意料的是，这个答案是否定的。**即使是多种感觉的信息都可以无意识地联结在一起，而我们意识到的只是结果。**我们把这个结论归功于一个著名的错觉——"麦格克效应"（McGurk effect），该效应是由哈里·麦格克（Harry McGurk）和约翰·麦克唐纳（John MacDonald）在 1976 年首次提出的[31]。他们制作了一个视频，视频中的一个人正在演讲，很明显，看起来他正在说"da da da da"。这本来没什么令人困惑的，然而直到你闭上眼睛才会意识到真正的听觉刺激是音节"ba ba ba"！这个错觉是怎么产生的呢？从视觉上看，这个人的嘴形是在说"ga"，但是因为你的耳朵接收到了音节 ba，你的大脑便因此面临了一个冲突。

为了解决这个冲突，大脑无意识地将两条信息进行整合。如果这两个输入信息同步得非常好，大脑就将这些信息结合成一个处于中间状态的知觉：音节da。这是听觉上的 ba 和视觉上的 ga 的一个折中音节。

这个听觉错觉的例子再次向我们展示了意识体验产生得有多晚，并且意识体验会被完全改造。就像上述实验那样令人惊讶，我们没有听见到达耳朵的声波，也没有看见进入眼睛的光子。我们所获得的不是一个未加工的感觉，而是一个对于外部世界的熟练的重建结果。大脑在幕后扮演着一个机智的侦探，它仔细推敲我们接收到的所有独立的感觉信息，并根据可靠性来权衡这些信息，将它们整合成一个有条理的整体。主观上，我们一点都没有感觉到信息被重建了。我们不知道自己已经推断出了合成音 da，以为自己是听见的。不过，麦格克效应证明：**我们所听见的声音既来自视觉信息，也来自听觉信息，两者是等同的。**

多感官组成的意识酝酿于大脑的哪个位置呢？脑成像表明是在前额叶，也就是麦格克效应所产生的意识最终被表征的地方，而不是在早期的听觉或者视觉区域[32]。我们意识知觉的内容首先从更高级的区域中被提取，然后再返回到早期的感觉皮质区域。很明显，许多复杂的感觉运算悄悄地进行着，以此来组成我们最终所接收到的完美景象，并且我们还确信这些景象就像直接来自感觉器官一样。

任何信息都能被无意识地组合吗？可能不是。视觉、言语识别和专业象棋都有一些共同之处，那就是大脑完成这些活动的过程都是全自动的，而且烂熟于心。这大概就是信息可以被无意识联结起来的原因吧。神经生理学家沃尔夫·辛格（Wolf Singer）之前就建议我们可能需要区分两种不同的联结[33]。常规联结是由那些负责联结感官输入的神经元所编码的。相比而言，非常规联结是由不可预见的组合所创造的，并且可能被脑同步的意识状态所调节。

这个关于大脑皮质如何合成知觉的精妙观点看起来很可能是正确的。从出生开始，大脑在关于世界是什么样的问题上接受了充分的训练。多年与环境的互动使大脑可以统计出物体的哪些特征更可能会一起出现。由于有充分的经历，视觉神经元开始专门留意那些代表熟悉物体的特定组合[34]。在学习之后，即使处于麻醉状态，它们也能继续对恰当的组合进行反应——这清楚地证明了这种形式的联结不需要意识的存在。我们识别书面文字的能力可能大部分也要归功于这种无意识的统计学习。

到成人期，普通阅读者已经看了几百万个单词，他们的视觉皮质很可能含有一些负责分辨常见字符串的神经元，比如 the、un 和 tion[35]。同样，在专业棋手中，一部分神经元转变为专门负责分析棋盘局势的神经元。这种被编入专门的神经回路的自动联结和将新单词联系到句子中的情况是截然不同的。当你对格劳乔·马克斯（Groucho Marx）的名言"光阴似箭；果蝇喜欢香蕉"（Times flies like an arrow; fruit flies like a banana）会心一笑的时候，这些文字第一次在你的大脑中产生了联结，至少看起来是需要意识的。事实上，脑成像实验表明，在麻醉期间，我们的大脑将文字整合成句子的能力大大减弱了[36]。

无意识的语义启动

我们的视觉系统聪明到能够将几个字母无意识地组合成单词，但它是否也能够无意识地加工单词的含义呢？或者说，哪怕是理解一个单词，也需要意识的参与吗？这个表面看似简单的问题却极难回答。两代科学家都在这个问题上吵得像疯狗一样，每一个阵营都说答案是显而易见的。

理解句子怎么会不需要意识呢？如果有人把意识定义为"对人脑中闪现的想法的知觉"，正如约翰·洛克（John Locke）在他 1690 年出版的名著《人类理解论》（*Essay Concerning Human Understanding*）中所说的一样，那么就很难想象思维在没有意识到一个单词的前提下，是如何理解这个单词的含义的。理解（comprehension），从词源上来讲，是"一起抓住"的意思，是以常识的方式把含义的片段组装起来。而意识即"一起了解"，它和理解在思维中是紧密联系的，基本上就是同义词。

然而，如果文字理解的初加工过程需要意识参与的话，语言又会是如何运作的呢？比如，在读一个句子时，你是有意识地弄懂每一个词的含义，然后再将这些词组合成连贯的信息吗？不，你的意识集中在总的要点上，也就是论点的逻辑上。只要瞥一眼每个单词就足以将它们放进总体论述的结构中了。我们没有关于符号是如何唤醒一个单词的含义的内省过程。

那么哪一个观点是正确的呢？心理学和脑成像 30 年的研究成果最终解决了这个问题。解决过程相当有趣，研究者们不断推测和反驳，经历了激烈的拉锯战，终于逐渐趋近了真相。

所有这一切都肇始于 20 世纪 50 年代对"鸡尾酒会效应"的研究[37]。想象你身处一个喧闹的聚会中。在你周围混杂着数十个对话，但是你却能设法只关注其中的一个对话。你的注意发挥了过滤器的作用，使你可以选择一种声音并阻挡其他所有的声音。真的是这样吗？英国心理学家唐纳德·布罗德本特（Donald Broadbent）假定，注意发挥了过滤器的作用，在低级加工层面上阻止信息的加工。他推测：未被关注的声音还没有来得及对理解造成影响就已经被阻挡在知觉的层面之外[38]。但是这个观点是经不住推敲的。想象一下，在聚会上，其中一个站在你身后的客人突然不经意间叫了你的名字，即使声音很轻，你的注意也会很快地转向那个说话者。这表明，事实上你的大脑确实加工了那些没有被关注的字词，从而最终将它们的含义表征成一个恰当的姓名[39]。严格的实验证明了这个效应，甚至表明，没有受到关注的单词会影响听者对他们正关注的对话的判断[40]。

鸡尾酒会效应和其他有关注意分配的实验揭示了无意识的理解过程，但是它们确实可以作为无懈可击的证据证明这一过程吗？不。在那些实验里，听者矢口否认他们分散了注意，并发誓他们不可能听见没有关注的话语。也就是说，在他们的名字被叫之前的话，他们都没听到。但是我们怎么才能确认呢？怀疑者轻而易举地就可以推翻这类实验，因为他们认为，没有受到关注的话语就是无意识的这一说法是不对的。可能是倾听者的注意非常快地从一个对话转移到另一个，或者是有一两个单词在对话的停顿时期进入了大脑。尽管鸡尾酒会效应在现实生活中令人印象深刻，但要将其转变为测量无意识的实验就比较困难了。

在20世纪70年代，剑桥心理学家安东尼·马塞尔（Anthony Marcel）更进一步地探索了这个效应。他使用掩蔽技术在意识知觉的阈限下闪现单词，通过这种方法将实验材料完全隐蔽起来，在实验中，每一位被试都否认看到了单词。即使告诉他们有隐藏的单词呈现了，他们也察觉不到。让他们大胆猜测这个词，他们也不能说出这个词是英语单词还是随机的字母串。然而，马塞尔能够证明被试的大脑自始至终都在无意识地加工隐藏单词的含义[41]。在一个至关重要的实验中，他闪现了一个描述颜色的单词，比如 blue（蓝色）或者 red（红色）。被试否认看到了这个单词，但是随后要求他们选择一块对应颜色的布时，相比于前面呈现的是和颜色不相关的单词的时候，他们的反应要快 0.05 秒。因此，一个没有看到的单词可以启动他们选择相应的颜色。这似乎表明，他们的大脑无意识地登记了隐藏单词的含义。

马塞尔的实验揭示出另一个引人注目的现象，即大脑好像无意识地加工了单词所有可能的含义，即便这些含义是模糊不清或者完全无关的[42]。想象一下，我在你耳边低声说单词"bank"，该词有两个意义：银行或者河岸。此时你的脑海中立即闪现出一个金融机构，但是再想一下，你会想我指的可能是河的岸边。印象中，我们似乎每次都只意识到其中一个含义。选择哪一个含义明显是基于上下文背景的：在罗伯特·雷德福（Robert Redford）拍摄的唯美电影《大河之恋》（*A River Runs Through It*）中看到"bank"这个单词，就会启动和水相关的含义。在实验室中，即便只展示一个单词，比如"river"（河），就足以使单词"bank"启动单词"water"（水），然而，如果在"bank"这个词之前看到"save"（存），那么能联想到的单词就是"money"（钱）[43]。

至关重要的是，这种根据上下文进行调整的能力似乎只能发生在意识水平。当启动单词被掩蔽为阈下水平时，马塞尔观察到了两种含义被共同激活。在闪现单词"bank"之后，钱和水这两种含义都被启动了——即使是在一个更倾向于河的含义的情境中。因此，我们的无意识大脑聪明到能够同时存储和提取与这个单词有关的所有可能的含义，即使这个单词是模棱两可的，或者只有一个意思完全符合上下文。无意识的脑提出建议，而有意识的脑做出选择。

批评与自我批评

马塞尔的语义启动实验很有创意，它们强有力地证明了复杂的单词语义加工过程可以发生在无意识的状态之下。但是这也并不是无懈可击的，而且真正的怀疑者也并不为之所动[44]。他们的怀疑论引发了无意识语义加工的拥护者和批评者之间的一场大规模争论。

怀疑者的想法并非完全没有道理。毕竟，马塞尔发现的阈下影响非常小，几乎可以忽略。闪现的词语只起到了一点点促进加工过程的作用，有时这个促进加工的时间还不到 0.01 秒。事实上，也许这种效应只来自实验的很小一部分，这部分的隐藏单词是被看到了，但是因为出现的时间太短暂所以没有留下任何记忆。马塞尔的批评者争论说，他实验中的启动效应并不总是无意识的。在他们看来，实验最后记录到的关于被试"我没有看到任何词语"这样纯粹的口头报告，并不能成为他们没有看到启动词的可靠证据。

我们需要尽可能客观地测量对于启动词的觉知，并且投入更多的关注，例如，在另一个实验中，研究者要求被试大胆猜想被掩蔽的词语是什么，或者根据某些标准将其分类。批评者主张只有在第二项任务中出现随机的表现，才能表明被试是真的没看见启动词，并且这个控制组实验必须和主实验在完全相同的条件下进行。他们认为，马塞尔的实验并没有满足这些条件，或者即便满足，也出现了很大一部分高于概率水平的回答，这表明被试可能已经看见了一些词语。

为了回应这些批评，无意识加工的支持者加强了他们的实验范式。值得一提的是，最后的结论仍旧证实了我们可以无意识地理解单词、数字，甚至是图片[45]。1996 年，西雅图的心理学家安东尼·格林沃尔德（Anthony Greenwald）在顶级期刊《科学》上发表了一项研究，该研究似乎为词语的情绪意义是被无意识加工的提供了确凿的证据。他要求被试按照积极情绪或消极情绪将词语分类，并且点击相应的两个反应键中的一个，被试并不知道在每一个看得见的目标刺激出现之前还有一个隐藏的启动词。目标词和启动词的含义要么是一致的，加强彼此的含义，即两者都是积极的或都是消极的，比如"happy"后边出现的词是"joy"；要么是不一致的，比如"rape"后边出现"joy"。当被试以很快的速度做出反应的时候，在含义一致的单词上的表现要比不一致的单词要好。两个词所激发的情绪意义似乎是无意识地累加起来的，当词语具有共同的情绪意义时，就会促进最后的决定，而当两个词没有共同的情绪意义时，则会妨碍最后的决定。

格林沃尔德的实验结果是可重复的。大多数的被试不仅发誓他们没有看见被掩蔽的启动词，而且客观上也不能在高于概率水平的条件下判断单词的特征或情绪意义。此外，他们完成这种直接猜测任务的表现好坏与给他们展示的启动词的作用大小是无关的。启动效应并不像是因为一小部分人能看见启动词而产生的。在历经千辛万苦后，研究者们才真正证明了词的情绪意义可以被无意识地激活。

那么真的是这样吗？尽管《科学》杂志严格的审稿人接受了这个观点，但是安东尼·格林沃尔德是一位对自己工作进行更严厉批判的人，几年之后，他和他的学生理查德·艾布拉姆斯（Richard Abrams）对他自己的实验提出了另一个解释[46]。他指出，自己的实验仅仅使用了一小部分反复重复的单词。他猜测，被试可能是由于频繁回应相同的词语，并且处于一个非常紧迫的时间压力下，才导致他们最后将字母本身和反应类别联系起来，而不是将词的含义和反应类别进行联系——因而最终绕过了语义这一个层面。这个解释并不荒谬，因为在《科学》杂志所提到的实验里，被试反复看到相同词作为启动词或者目标词，并且总是根据相同的规则将它们进行分类。格林沃尔德意识到，在被试有意识地将"happy"归为积极词20次之后，他们的大脑可能从无意义的字母"h-a-p-p-y"到做出"积极的"反应之间产生了一条直接的非语义通路[47]。

可叹的是，这个判断被证明是正确的：在这项实验中，启动的确是无意识的，但是它绕过了词语的含义。首先，格林沃尔德展示了字母顺序打乱的启动词和真词的启动效果一样好——"hypap"和"happy"的启动效果一样强。其次，他小心地操纵了人们能有意识看到的词和被掩蔽的启动词之间的相似程度。在一个关键的实验中，有两个有意识单词"tulip"（郁金香）和"humor"（幽默），这两个词很明显会被归为积极词汇。之后，格林沃尔德重新调整了字母，从而创造出了一个消极的单词，"tumor"（肿瘤），并只以无意识的方式来呈现。

令人惊奇的是，在无意识情况下消极单词"tumor"启动了一个积极的反应。在阈下条件下，被试的脑将单词"tulip"和"humor"与它们衍生出来的单词"tumor"放在了一起——即便它们的含义截然不同。这是一个决定性的证据，证明了启动效应只是特定字母序列和对它们的特定反应之间的浅层联系。格林沃尔德的实验包含了无意识知觉，但并不涉及词语的深层含义。至少在这些实验条件下，无意识加工一点都不明智，它不关心单词的含义，而是仅仅依赖于字母和反应之间的对应关系。

安东尼·格林沃尔德已经推翻了他自己在《科学》杂志上发表的论文中关于语义的解释。

无意识算术

到了1998年，尽管无意识的语义加工仍旧像以前一样难以捉摸，但是我和同事们意识到，格林沃尔德的实验可能并不是最终的定夺。这些实验都有一个不同寻常的特征，即要求被试在400毫秒这个严格的时间限定内做出反应。这个时间要想处理像"tumor"这样的低频词的含义似乎太短了。面对如此紧迫的限定时间，大脑只来得及将字母与反应联系起来，如果给予更宽松的时间的话，或许大脑就能无意识地分析一个单词的含义了。所以我和利昂内尔·纳卡什开展了一些能够明确证明一个词语的含义是可以被无意识激活的实验[48]。

为了尽可能得到无意识效应，我们决定使用有含义词语中最简单的一类：数字。10以内的数字很特殊，它们是非常短的单词，常见且非常熟悉，而且在童年早期就已经被过度地学习了，它们的意思也显而易见。这些数字可以用一种异常简洁的形式表达——个位数。因此，在实验中我们向被试闪过数字1、4、6和9，并在前后分别呈现一串随机的字母，使得被试完全看不见闪过的数字。紧接着我们展示第二个数字，这次数字可以被清晰地看见。

我们要求被试遵从最简单的指示——以最快的速度告诉我们看到的数字是大于还是小于5。他们不知道在此之前出现过一个被隐蔽的数字。在实验的最后，我们进行了另一个测试，发现即使他们知道之前出现过数字，也看不见这个数字或者不能分辨它是大于还是小于5。但是看不到的数字仍然产生了语义启动，当启动数字和目标刺激一致时，比如都大于5，其被试的反应速度比不一致，如一个小于5而另一个大于5时快很多。例如，阈下闪过一个数字9能加快对数字9和6的反应，但是减慢了对数字4和1的反应。

运用脑成像技术，我们在皮质水平探测到了这种效应的踪迹。我们注意到，在运动皮质有一个非常小的激活，指挥着手对原本看不见的刺激做出正确反应。数字辨别的无意识过程遍布大脑，从知觉到运动控制（见图2-4）。这种效应只可能产生于将看不见的单词或者数字进行无意识分类的过程。

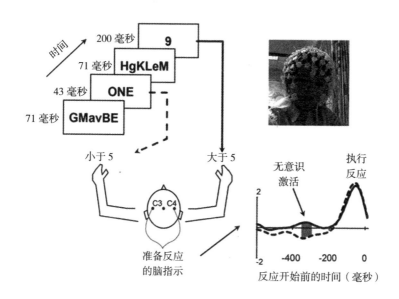

运动皮质可以为我们没有看到的刺激做好反应的准备。这里，我们要求一位志愿者对数字进行大于 5 还是小于 5 的分类。在这个例子中，看得见的目标刺激是 9。就在目标刺激出现之前，一个隐蔽数字——单词"one"一闪而过。尽管被试看不见这个数字，但是它还是使运动皮质产生了一个小的无意识激活，并命令手对该激活做出正确的反应。因此，看不到的符号也可以被脑识别出来，然后人脑根据任意的指导语进行加工，信息一直传递到运动皮质。

图 2-4　数字辨别的无意识过程

随后的工作对怀疑者来说如板上钉钉一般不容改变。我们的阈下效应与使用的数字形式无关："four"启动 4 就和"4"启动 4 一样精确，这表明所有的效应都产生于抽象的语义水平。我们后来证明，当启动词是一个看得见的"视觉"数字而目标刺激是一个可意识到的"语音"数字时，启动效应仍然存在[49]。

在我们最初的实验中，这种效应可能来源于视觉图形和反应之间的直接联系——同样的问题也为格林沃尔德的情感词的实验造成了麻烦。但是，数字可以被无意识启动的证据打破了这个质疑。我们证明，在整个实验中从未被有意识地看见的掩蔽数字仍然能够引发语义启动[50]。我们甚至通过使用功能性磁共振成像技术记录脑的活动，证明了大脑左侧和右侧顶叶的"数感"脑区会受没有看见的数字的影响[51]。这些脑区对数字的数量含义进行编码[52]，并拥有对特定数量做出反应的神经元[53]。在阈下启动期间，无论我们什么时候重复呈现相同的数字两遍，比如，9之后呈现"nine"，相应脑区的活动都会减少。这是一个称为"重复抑制"或者"适应"的经典现象，表明神经元意识到了同一事物被呈现了两次。似乎编码数量的神经元对再次看到同一数字产生了习惯化，即使第一次出现的数字是没有被意识到的。越来越多的证据表明：**存在一个更高级的关注事物特定含义的脑区，并且可以在无意识状态下被激活。**

我的同事们证实了数字启动效应随着数字含义重合范围的变化而变化，这给予了怀疑者最后一击[54]。最强的启动效应发生在两次呈现相同的数字时，比如在4之前呈现一个阈下的"four"。当呈现的两个数字相邻时，如4出现之前呈现"three"时，启动效应有轻微减弱，当两个数字相差2时，如4之前是"two"，启动效应就变得更弱，等等。这样的语义距离效应是数字含义加工的一个标志。这种现象产生的原因只可能是在被试大脑的编码中，4和3比和2或者1更接近——这个观点明确地支持了数字含义能被无意识提取的观点。

不依靠意识的概念组合

怀疑者们最后的对策是接受我们的观点，但是认为数字本身是特殊的。他们辩称，成人对这一组接近单词有了太多的经验，所以，毫不奇怪，我们能够自动地理解它们。然而，其他类别的词汇就不同了——它们的含义肯定需要依靠意识才能表达出来。但是，当类似的启动技术应用在数字领域之外也出现了语义一致性效应时[55]，这最后一道防线也土崩瓦解了。例如，要确定"piano"（钢琴）是一个物件而不是一种动物，用与它一致的单词"chair"（椅子）作为阈下呈现词能够促进这个判断过程，而用与之不一致的单词"cat"（猫）则会阻碍这个过程，即使整个实验过程中这些启动词都没有被看见。

脑成像技术也证实了认知科学家的结论。神经活动的记录直接证明了那些涉及语义加工的脑区不需要意识就能激活。在一项研究中，我和同事们将电极植入到大脑皮质下负责情绪加工的区域[56]。当然，这样的电极记录并不是在健康被试身上进行的，而是在癫痫患者身上进行的。在世界上的很多医院中，向患者的脑中植入电极，用于确定癫痫的来源，然后最终切除受损的组织，已经是临床的例行程序了。如果患者同意的话，在癫痫发作的间隙，我们可以利用电极植入来进行科学研究。电极能够使我们探测到一小片脑区的平均活动，有时甚至是一个神经元发出的信号。

在我们的案例中，电极深入到了在大脑中负责情绪的杏仁核。正如我之前解释的那样，杏仁核会对所有令人害怕的东西做出反应，不管是蛇和蜘蛛还是令人毛骨悚然的音乐或者陌生人的脸，甚至在阈下出现的蛇或者面孔也能激活它[57]。我们要解决的问题在于，令人恐惧的词语会无意识地激活这个区域吗？为此，我们向被试闪现了一些令人不安的词，例如"rape"（强奸）、"danger"（危险）或者"poison"（毒药）。令人惊喜的是，电信号出现了，而呈现中性词如"fridge"（冰箱）、"sonata"（鸣奏曲）时却没有电信号出现。杏仁核"看到"了那些患者自己看不见的词语。

这种效应明显慢了许多，至少需要半秒或者更长时间，看不见的词语才能引起情绪的低落。但这种激活完全是无意识的，当被试的杏仁核被激活时，他却否认看到了任何词语，而且如果让他猜测的话，他也完全说不上来。一个书面的词语就这样慢慢进入大脑中，被识别，甚至理解，而这些过程完全不需要意识的参与。

杏仁核并不是大脑皮质的一部分，所以这可能使它更加特殊也更加自动化。语言皮质可以被无意识的语义激活吗？进一步的实验结果给出了肯定的答案，这些实验依赖于一个皮质波，它可以标记大脑对出乎意料的语义所做出的反应。"吃早饭的时候，我喜欢咖啡配上奶油和袜子"，当你读到这样一个愚蠢的句子时，最后一个含义怪异的单词会产生特定的脑波，称为 N400。N 代表脑电的形状，表示位于头顶的负电压，而 400 则表示峰潜期，即在词汇呈现之后大约 400 毫秒出现。

N400 反映了操作的复杂等级，这个操作评估了给出的单词是否符合整个句子的语境。它的波峰变化的大小直接取决于词义的荒谬程度，一个含义大致恰当的词语引起的 N400 变化很小，而一个完全出乎意料的词则会引起较大的变化。值得一提的是，我们没有看到的词语也会产生 N400——不管这个词是因为掩蔽[58]还是被忽视[59]导致看不见。颞叶中的神经网络不仅自动加工被掩蔽单词的不同含义，而且还会检查词义与过去的意识背景的兼容性。

在最近的工作中，我和西蒙·范加尔（Simon van Gaal）甚至发现 N400可以反映词语的无意识组合[60]。在这个实验中，被掩蔽在意识阈限下的两个单词连续出现。这些词被挑选出来构成独特的具有消极或者积极含义的组合，如"不开心""非常开心""不悲伤""非常悲伤"。在这个阈下序列之后，被试立即看到一个积极的或者消极的词语，例如"战争"或者"爱情"。由这个看得见的词语引起的 N400 波形会受到整个无意识语境的调控。"战争"不协调地出现在"开心"之后时会引起强烈的 N400 波，而且这种效应的增大或减小会大大受到程度词"非常"和否定词"不"的调控。大脑在无意识中注意到了"非常开心的战争"这种不符合常理的说法，并认为"不开心的战争"和"非常悲伤的战争"才是更合理的。这个实验近乎证明了大脑可以无意识地加工符合语法的词汇短语的句法和含义[61]。

可能在这些实验中最值得注意的方面就是，不管词语是能够被意识到还是看不见的，N400 的强度都是完全相同的。这个发现有着深远的意义，它意味着在某些方面，意识与语义是无关的——不管是否意识到了词语的含义，我们的大脑有时会进行同样精确的思考，一直深入到其语义水平。这同样意味着无意识的刺激在大脑中并不总是引起微小的激活。即使在看不见刺激物的情况下，大脑的活动仍然会很强烈。

我们得出结论，即**一个看不见的词语完全可以在大脑语义网络中引发大规模的激活**。然而，这里需要说明一下，当准确重构大脑语义波形的来源后，结果显示，无意识活动仅局限在狭窄且功能特定的脑回路中。在无意识的加工过程中，脑活动只限定在左侧颞叶，也就是负责加工语义的语言网络中的主要部位[62]。相反，接下来我们将看到，**有意识加工的单词有着更大的大脑网络的优势，其影响区域遍布前额叶，而且加强了词语"在脑中"这种特殊的主观感觉**。这意味着，无意识词语产生的影响最终不如有意识词语。

无意识与注意

一个词汇或者数字能够在保持不被看到的情况下穿行于大脑中，左右我们的决定，影响我们的语言网络。这个发现对于很多认知科学家来说也是大开眼界的。我们曾经低估了无意识的能力。于是，直觉可能是不可信的，我们无法得知什么样的认知加工能够或者不能够脱离意识进行。这些都完全需要实验来检验。我们必须对每一种认知能力进行详尽的内省来分析其各成分的加工过程，然后决定哪些能力需要或者不需要意识的参与。只有经过严谨的实验才可以对这个问题下定论——我们已有的技术，比如掩蔽、注意瞬脱等，使得探索无意识加工的深度和范围变得前所未有地简单。

过去的 10 年间，一系列新的发现挑战着我们对人类无意识的构想。注意的作用是不容忽视的，能够注意到刺激的能力与意识是最为密切相关的。正如丹·西蒙斯所拍摄的大猩猩视频和其他很多盲视效应所表达的那样，没有注意，我们可能完全意识不到外界刺激。不管任何时候出现多么复杂、多少数量的互相竞争的刺激，注意似乎都是通往有意识体验的必经之路[63]。至少在这些情况下，意识需要注意的参与。然而，令人惊讶的是，它的逆命题，即注意需要意识参与，却是错误的，几个最近的实验证明，**我们的注意也可以在无意识中进行**[64]。

如果说注意必须经过意识监管的话，这事实上不合常理。正如威廉·詹姆斯所说的，注意所扮演的角色就是"从几个潜在的思考对象中挑选一个"。如果我们的思维不断被几十个甚至上百个潜在思维分心，不得不有意识地检验每一个想法，以此决定哪个是值得进一步关注的，那么我们的思维将会变得异常低效。要决定哪些事物是有相关性的，应该被进一步关注，最好大规模地并行加工且悄悄地自动处理。不出所料，注意这个探照灯是由一支无意识的工作人员组成的大军操纵的，他们默默地在一堆碎石中挑选，直到其中一个找到了金子，并向我们报告他们的发现。

最近几年，一个又一个的实验已经揭示了无须意识参与的选择性注意的运作过程。多个实验已经证实，假设我们在你的视野边缘快速闪过一个刺激，尽管这个刺激没有被意识到，但它仍然会吸引你的注意，尽管你完全不知道有一个被掩蔽的线索已经吸引了你的注意，但是你的注意力会变得更集中，因此会对在同样位置出现的其他刺激有更快更准确的反应[65]。相反，一个与当下任务无关的掩蔽图片会降低你的反应速度。有趣的是，相比干扰刺激可以被意识到时，干扰物处于无意识层面时产生的影响更为显著，一个有意识的干扰能被自主消除，而无意识却能保留所有烦人的内容，因为我们无法学会控制它[66]。

正如我们所知，注意会情不自禁地被噪声、闪烁的光以及其他一些意料之外的感官事件所吸引。无论我们如何努力试图忽略它们，它们还是会占据我们的思绪。为什么呢？在某种程度上，这是一种警戒机制，使我们一直警惕潜在的危险。当我们专注于填报税表或者玩最喜爱的电子游戏时，完全忽略外界环境将是不安全的。尖叫或者自己的名字被呼唤等这样意料之外的刺激必须能够打断当下的思维，因此，这个被称作"选择性注意"的过滤器必须在意识之外一直运行着，以此来决定让哪些信息输入占用大脑资源。所以，无意识注意始终扮演着守门人的角色。

心理学家们一直认为，大脑这种自动且自下而上的加工操作是唯一一个无意识操作的过程。心理学家们最喜欢将无意识加工比作"扩散激活"，指一种由刺激引发的波被动地在我们的大脑回路中扩散。一个被掩蔽的启动刺激在视觉区域的等级上逐级攀爬，一步一步地将认知、意义归因和运动控制等过程联系在一起，这个过程不会受到被试的主观意愿、目的以及注意的影响。因此，我们认为，阈下实验的结果和被试的策略及期望无关[67]。

当我们的实验打破了这种大家都认可的观点时，所有人都大吃一惊。我们证明了阈下启动并不是一个被动的、自下而上的、完全独立于注意和指令运作的过程。事实上，注意决定了一个无意识刺激是否会得到加工[68]。一个不在预期的时间或者地点呈现的无意识启动并不会对随后的目标产生启动效应。甚至单纯的重复效应，即对在"radio"（录音机）之后再次出现的"radio"反应更快，也取决于在刺激上分配了多少注意。在特定的时间和地点，注意会使由刺激激发的脑波大幅度地放大。值得一提的是，无意识刺激从注意这盏探照灯中得到的"益处"与有意识刺激一样多。换句话说，注意可以增强一个视觉刺激，但是，也能使其微弱到不足以进入我们的意识中。

有意识的意图甚至能够影响无意识注意的导向。试想一下，我们在你面前展现了一系列的形状，并要求你选出其中的正方形，忽略圆形。在某次关键的试次中，右侧出现了一个正方形，而左侧出现了一个圆形，但是两个图形都被掩蔽了，所以你无法觉察到它们，你并不知道哪边呈现的是正方形。随机按键时，顶叶的一个叫作后部对侧 N2（N2-posterior-contralateral，N2pc）的电生理成分标记揭示了你的注意无意识地导向了正确的那一侧 [69]。于是，你的视觉注意力在暗中被正确的目标吸引了，即使是在完全看不见的试次中，或者即使是你最终选择了错误的　侧。与此类似的是，在注意瞬脱的实验中，一整串字母中被随意指定为目标的符号激发了更多、更明显的脑活动，即使它并没有被察觉到 [70]。在这样的试次中，注意开始无意识地根据刺激的相关性筛选形状，即使这个过程不足以将目标刺激带入被试的意识层面。

无意识与决策

注意是如何决定一个刺激是否和我们有关的呢？挑选相关刺激的过程的关键成分是评估每一个潜在思维对象的价值。为了生存，生物必须有一个非常快速的评估方式来判断每一个事件的价值是积极的还是消极的。我应该留下还是离开？我应该前进还是撤退？这是一个超值的款待还是一个有毒的陷阱？评估是一个专门化的过程，它调用了由一系列神经核团组成的基底神经节中已进化的神经网络，基底神经节位于靠近大脑底部的位置。而且正如你可能猜到的那样，评估过程也可以完全脱离意识进行工作。甚至像"钱"这种象征性的价值也可以被无意识地评估。

在一个实验中，一张印有一便士或者一英镑硬币的图片被作为阈下刺激呈现（见图 2-5）[71]。被试的任务是握紧手柄，如果他们的握力超过一定的程度，就会赢得金钱。在每个试次开始的时候，图片中会闪烁不同面值的硬币的图像，图片中的硬币说明了奖金的多少。而有些图片闪烁得太快，被试根本来不及有意识地察觉到。尽管被试否认意识到了任何硬币的图像，但是，如果可能获得的金额是一英镑而不是一便士的时候，他们会施更大的力来握紧手柄。并且，对于获得一英镑的期望会使被试的手心出汗——此时，大脑的奖赏回路也悄悄地被激活了。因此，一张以无意识的方式呈现的图片可以激活关于动机、情感、奖赏的回路。被试始终不知道为什么自己的行为在不同的试次中会发生变化，他们不知道自己的动机正在被无意识地操控着。

在另一项研究中，被试事先不知道阈下刺激的价值，但是在实验过程中可以明确地学习到[72]。实验过程中，被试必须根据看到的"信号"去猜测是否应该按下按钮。在每一个试次之后，我们会告知他们按键是如何影响他们是否获得金钱的。他们并不知道有一个阈下的形状在这个"信号"中出现，提示被试正确的反应是怎样的，其中一个形状提示"按"的反应，另一个则是"不按"，而第三个形状代表中立的意思——当它出现的时候，每种反应会有 50% 的可能得到奖励。

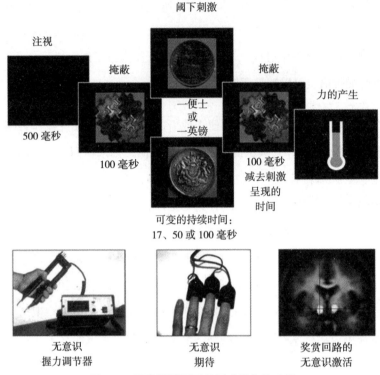

图 2-5　无意识诱因可以影响我们的动机

　　在玩了这个游戏几分钟之后，被试在这个任务上表现得更好了，这让人难以解释。他们仍然看不到这个被信号掩蔽的图形，但是有了"好手气"，开始赢得数量可观的金钱。他们的无意识评估系统也开始生效，这个积极的"按"的形状开始使他们按键，而那个消极的"不按"的形状将会阻止他们按键。脑成像显示，在基底神经节中一个叫作腹侧纹状体的特殊区域，每个形状与其相关的价值联系了起来。简而言之，虽然被试始终没有看到图形，但还是获得了它的含义，一种图形被他们拒绝，而另一种则吸引他们，因此这些图形调整了注意和行为之间的竞争。

　　这些实验的结果是很明确的，那就是我们的大脑掌管着一系列机智的无意识装置，这些装置不断地监控着周围的世界并且赋予其价值，以此来引导我们的注意并且塑造我们的想法。多亏了这些阈下的标签，它仔细地将不断轰炸我们的无序刺激根据当前目标的相关性进行分类，使这些刺激转变为我们进行合理决策的标识。只有相关性最高的事件才会吸引我们的注意，得到进入意识的机会。在意识水平之下，无意识的大脑不停地评估着潜在的机会，这证明了注意主要是通过阈下的方式来运行的。

无意识与问题解决

停止高估意识的本质，是深入探寻精神事件发生过程的不可或缺的第一步。

——西格蒙德·弗洛伊德，《梦的解析》（1900）

弗洛伊德是正确的，意识确实被高估了。让我们来想想这个简单的真理，我们只意识到了有意识的想法。因为无意识想法躲着我们，所以我们一直高估了意识在物质生活和心理生活中所扮演的角色。由于忘记了无意识令人惊讶的能力，我们过多地将自己的行为归因于有意识的决定，因此错误地认为意识在日常生活中发挥了重要的作用。正如普林斯顿的心理学家朱利安·杰恩斯（Julian Jaynes）所说："意识在心理生活中真正所占的部分比我们所认为的小很多，因为我们无法意识到那些没有意识到的东西。"[73] 侯世达（Douglas Hofstadter）提出了一个古怪而且循环的编程定理："一个任务花费的时间往往会比你预计的时间更长，即使你已经考虑到了侯世达定理。"把这个定理改写一下，可能会将这个陈述提升到普遍法则的水平：

我们不断地高估意识，即使我们已经意识到了意识中存在明显的
空白。

由此推论，我们大大低估了有多少视觉、语言和注意可以发生在意识之
外。有没有一些我们认为标志着意识思维的心理活动其实就是无意识地发生的
呢？想想数学吧。昂利·庞加莱（Henri Poincaré）是迄今为止世界上最伟大的
数学家之一。他报告了几个奇怪的事件，在这些事件中好像是他的无意识思维
做了全部的工作：

我离开了我生活的地方卡昂，在矿业学院的资助下进行了一次地
质考察。这次旅行让我忘记了自己的数学研究。到达库坦塞斯之后，我
们坐公交车去一些地方。当一只脚踩在台阶上的时候，我突然产生了一
个想法——我曾经用来定义福克斯函数的变形与非欧几何所使用的完全
一样，而在此之前并没有任何想法为此做铺垫。我没有验证这个想法，
我也没有时间，因为从我坐上公交车后，就继续与人对话了，但是我却
对那个结论无比确定。在我回卡昂的路上，为了良心上过得去，我就在
闲暇的时间里证明了这个结论。

再看看下面的这个片段：

我把注意力转向了一些算数问题的研究，我没有什么进展，也没
怀疑过这些问题与前面的研究有任何关联。我对自己的失败心灰意冷，
便去海边待了几天想些其他事情。一天早晨，我在断崖边散步的时候，
一个想法冒了出来——不定三元二次型的算数转化与非欧几何是一样
的，这与之前的想法一样，简洁、突如其来且令我确定不疑。

雅克·阿达马（Jacques Hadamard）报道了这两件轶事，他是一名世界级的数学家，还著有一本精彩的描述数学家思维的书[74]。阿达马将数学探索的过程拆析为四个连续阶段：启动、酝酿、启迪和核查。"启动"阶段包含了所有的准备工作，是对一个问题有意识的深入探索。这种正面攻击往往成效不大，但也并不是一无所获，因为它激发了无意识思维的探索过程。然后"酝酿"阶段开始了，这是一个无形的酿造期，在此期间，问题若有若无地抢先占据了思维，但并没有努力解决问题的意识迹象。如果不是因为产生了效果，酝酿阶段是不会被察觉到的。可能是在一夜美梦或是在放松的散步之后，"启迪"阶段突然出现了，解决方法闯入了数学家的意识思维中，令人豁然开朗。大多数情况下，答案都是正确的。然而，缓慢而又耗神的有意识"核查"过程仍然是需要的，以此来确定所有的细节。

阿达马的理论很吸引人，但它能否经得住检验呢？无意识酝酿的过程真的存在吗？或者它只是一个被欣喜的发现美化了的故事？我们能否真的无意识地解决复杂的问题呢？认知科学最近才开始将这些问题带入实验室中。艾奥瓦大学的安托万·贝沙拉（Antoine Bechara）开创了一项博弈任务，来研究人们关于概率和数值期望的典型数学直觉[75]。在这个测验中，被试拿到了四组卡片和 2 000 美元的贷款——当然是虚拟货币，心理学家没有那么富有。被试翻开卡片会看到一个积极或者消极的信息，例如"你赚了 100 美元"或者"你要支付 100 美元"。被试可以在四组卡片中任意选择，尝试着使自己的收益最大化。他们不知道的是，其中有两组卡片对自己是不利的，这两组卡片最初给予较多的金额，但很快就需要支付昂贵的代价，并且从最终的结果来看，选择它们的结果将是净亏损的。另外两组卡片则是适中的盈亏交替，从最终的结果来看，抽取这两组卡片将获得微小却稳定的收益。

最初，玩家从四组牌中随机抽取。但渐渐地，他们产生了一种有意识的直觉，最后他们可以很容易地报告出哪组牌是好的，哪组牌是不好的。但是贝沙拉对"直觉产生前"的阶段很感兴趣。在这个类似数学家酝酿期的阶段中，被试已经有了许多关于这四组牌的印象，但是仍旧随机地从所有牌中抽取，并报告称没有什么线索提示他们应该怎么做。令人难以置信的是，当要从一组不好的牌中选出一张时，他们的手开始出汗，因此导致皮肤电传导性有所下降。这个交感神经系统的生理现象标志着他们的大脑已经记录了有风险的扑克牌，并正在产生一个阈下的直觉。

警戒信号可能产生于腹内侧前额叶皮质中进行的运算，这是专门负责无意识评估的脑区。脑成像显示，在不利的尝试中，这个脑区有明显的激活，并且对行为有着预测作用[76]。该脑区受损的患者在无意中选择了不好的扑克牌之前，并没有产生预期的皮肤电传导反应，电传导反应只发生在他们看到了坏的结果时。腹内侧皮质和眶额皮质包含一系列的评价程序，它们不断监控着我们的行为，并计算其潜在价值。贝沙拉的研究表明，这些脑区通常在我们的意识知觉之外运作。尽管我们认为自己做出的选择是随机的，但事实上，行为可能是由无意识直觉引导的。

拥有一个直觉和解决数学问题的过程并不完全一样。但是雅普·狄克斯特霍伊斯（Ap Dijksterhuis）所进行的实验更接近阿达马的分类，他认为，问题得以真正解决的原因是受益于无意识的酝酿期[77]。荷兰的心理学家给学生们呈现了一个问题，他们需要从四个汽车品牌中进行选择，这四个品牌被12种特征所区分。在阅读完这个相关问题之后，一半被试有四分钟时间去有意识地思考，另一半被试则被干扰了等量的时间，他们需要解决字谜游戏。最终，两组都做出了选择。令人惊讶的是，相比用心考虑的一组而言，被分心的一组中有更多的人选择了最好的汽车——60% 对 22%。随机选择会造成 25% 的成功率，所以这是一个很大的效应。这项实验在真实情境下也得到了重复，比如在宜家购物之后几周，相比冲动购买而没有太多有意识思考的买家，那些花了精力有意识决定买什么的购物者报告称对自己所买的东西更不满意。

尽管这项实验并不是很符合完全无意识体验的严格标准，因为分心并不能完全保证被试从未想过相关的问题，但是，很有启发性的是，**解决问题时，某些方面最好还是在无意识的范围中进行，而不是完全通过意识的努力**。我们认为，在睡觉时思考问题或者在淋浴时让思绪飘荡能产生美妙的灵感，这个观点并非完全错误。

然而，无意识可以解决所有类型的问题吗？或者，无意识直觉可能格外有助于解决一些类型的问题吗？有趣的是，贝沙拉和狄克斯特霍伊斯的实验都涉及了类似的问题，两者都要求被试衡量一些参数指标。在贝沙拉的案例中，被试必须仔细地权衡每组牌的收益和亏损。在狄克斯特霍伊斯的实验中，被试必须依据 12 个标准的加权平均值来选择一辆车。当有意识地做选择时，这些决定给工作记忆造成了沉重的负荷，因为有意识的思维一般只能将注意集中在一个或几个可能上，所以我们很容易就被弄得晕头转向。可能就是因此，在狄克斯特霍伊斯的实验中，有意识思考的被试表现不是很好，因为他们倾向于在一到两个特征上倾注过多的精力而忽视了更大的图景。而无意识加工则擅长评估多个项目的价值并且综合起来考虑以做出决定。

计算几个正值和负值的总和或者平均值的确在神经元基本回路的能力之内，而且不需要依靠意识。甚至猴子都能够学会根据一系列任意形状所带来的总价值做出决定，同时，顶叶神经元的激活记录着计算的总和[78]。我们的实验组证明了人类具有无意识的估算能力。在一项实验中，我们向被试一组组闪现 5 个箭头，并询问被试是指向右侧的箭头多还是指向左侧的箭头多。当箭头被掩蔽起来看不见时，我们要求被试进行猜测，并且他们确实认为自己是在随意作答。但事实上，他们的表现仍然比随机水平高很多。来自顶叶皮质的信号证明他们的大脑在无意识地计算着全部迹象的近似值[79]。箭头在主观上是看不见的，却仍然成功地进入了大脑的权衡和决策系统。

在另一个实验中，我们向被试闪现 8 个数字，其中 4 个可以有意识地看见，而其他 4 个则是看不见的。我们要求被试判断这些数字的平均值是大于 5 还是小于 5。总体来看，他们的回答显然相当准确，他们考虑了所有的 8 个有效数字。如果有意识地看见的数字平均值大于 5，但是隐藏数字的平均值小于 5，被试就会无意识地偏向于回答"小于 5"[80]。要求被试完成的平均值运算由有意识的看得见的数字一直延伸到无意识数字中。

在睡眠中获得灵感

很显然，一些基本的数学运算，包括平均值计算和比较大小，都可能在无意识的情况下进行。但是真正具有创造性的运算，比如庞加莱在公交车上的顿悟，又是什么情况呢？灵感真的可以在我们对其没有任何期待并且正在思考其他事情时，出现在脑海中吗？答案似乎是肯定的。我们的大脑担当了复杂的统计学家的工作，在看似随机的序列中找出有意义的规律。这种统计学习不断地在后台进行，甚至当我们睡觉时仍在继续。

乌尔里希·瓦格纳（Ullrich Wagner）、简·博恩（Jan Born）和他们的同事检验了科学家们所声称的情况——他们经常在一夜酣睡之后产生了灵感[81]。

为了把这个想法转化为实验，他们要求被试参与一个古怪的数学实验。被试必须依据一种集中注意的规则，在心里将一系列的 7 个数字转换成另外的 7 个数字序列。他只要说出答案的最后一个数字——但是要得出这个值需要心算很久，然而，被试不知道完成这个任务其实是有捷径的。那就是：输出序列存在一个隐蔽的对称性，最后三个数字是前面三个数字的倒序，比如 4 1 4 9 9 4 1，因此最后一个数字总是和第二个数字相同。一旦被试发现了这条捷径，他们可以在看到第二个数字之后就停止心算，以此来节省大量的时间和精力。在最初的测试中，大多数被试都没能注意到这个隐藏的规则。然而，在一夜美梦之后，他们会有超过两倍的概率产生这样的灵感，许多被试醒来时在脑海中就有了答案。控制组的结果表明，这与在思考中花费多少时间是无关的，真正的关键在于睡眠。睡眠似乎能够将先前的知识巩固成一个更加紧凑的形式。

我们从动物研究中得知，海马和皮质中的神经元在睡觉时处于激活状态。这种激活模式会以快进的方式依次"重播"睡觉前一段时间所进行的活动[82]。例如，先让一只老鼠走迷宫，在它睡着之后，它的大脑重新激活了位置编码神经元，这种激活精确到可以从其模式中解码出这只老鼠在大脑中走到哪儿了——只不过它是以一个更快的速度，有时候甚至是颠倒的顺序在行走。也许这个时间上的压缩有可能实现将一系列数字处理成一个几乎同时出现的空间分布模式，从而发现隐藏的经典学习机制的规律。无论神经生理学家怎么解释，睡眠显然是一段无意识活动相当活跃的过程，它巩固了记忆并且提供了灵感。

阈下知觉小结

这些实验室的实验与庞加莱无意识地探索富克斯函数和非欧几何时所进

行的数学思维大不相同。然而，随着更广泛的无意识思维过程被不断地通过各种创新实验进行研究，至少在某种程度上，两者间的差异越来越小。

长期以来，人们认为思维的"中央执行系统"，即控制心理活动、避免无意识反应、切换任务和检测错误的认知系统，是意识独有的职责。但是最近的研究成果表明，复杂的执行功能也可以基于看不见的刺激进行无意识操作。

其中的一个执行功能是控制自己并抑制无意识的反应。设想你正在做一项重复的任务，比如无论什么时候屏幕上出现一张图片就要按键——但在少数情况下，当图片上是一个黑色的圆盘时，你必须克制自己不能按键。这个任务被称作"停止信号"，很多研究表明，具有抑制一个惯例性反应的能力是中央执行系统的标志。荷兰心理学家西蒙·范加尔问道，抑制一个反应是否需要意识参与？如果停止的信号只在阈下呈现，被试仍然会设法避免按键吗？令人惊讶的是，答案是肯定的。当一个无意识的"停止"信号短暂闪过时，被试放慢了按键速度，偶尔也会完全停止反应[83]。他们不知道自己为什么会这么做，因为引发这个抑制的刺激始终是看不见的。这表明，看不见并不等于不可控。一个看不见的"停止"信号也能触发一波活动，并传到执行网络深处，从而使我们控制自己的行为[84]。

同样地，我们无需意识就可以觉察到自身的一些错误。在一项眼动实验中，当被试的眼睛偏离目标时，错误就引发了前扣带皮质中执行控制中心的激活——即使被试没有意识到错误并否认自己的眼睛偏离了目标[85]。无意识信号甚至可以使被试部分转入另一项任务中。当我们向被试呈现一个可以被意识到的线索时，这个线索提示他们要从任务一转换到任务二，当在意识阈限以下闪现这条提示时，依然产生了让他们慢下来的作用，并导致在皮质水平上对部分任务的转换[86]。

简而言之，**心理学已经充分证明，不仅阈下知觉是存在的，而且一系列心理活动都可以无意识地进行**，尽管在大多数情况下，心理活动并没有完全完成。图 2-6 概括了这一章的实验中提到的能够在无意识条件下激活的不同脑区。很明显，无意识条件下，人类可以很巧妙地处理问题，从单词理解到数字相加，从错误觉察到问题解决。因为无意识可以进行很快的运算，且在大量的刺激和反应中同时进行，所以这些技巧常常使无意识超越意识思维。

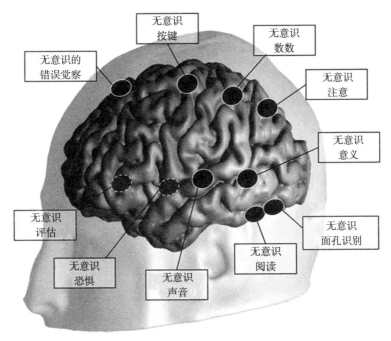

图 2-6　人脑中无意识操作概览

这幅图只显示了在没有意识参与下就可以激活的许多回路中的一部分。现在我们相信，事实上任何大脑加工都可以无意识地进行。在图中为了更便于阅读，每一种运算都指向它的主要大脑位点，但是应该记住的是，这种神经元的专门化功能总是依赖于整个大脑回路进行的。我们的一些无意识加工是在皮质之下进行的：包括位于皮质表面以下的一组组神经元，图中用虚线椭圆表示，它们所执行的功能出现在进化早期，比如它们能觉察令人恐惧的刺激物并警告我们即将来临的危险，其他运算则利用了皮质的多个分区。甚至某些高级皮质区域，编码如阅读或算术等我们习得的文化知识，也可以在我们的意识范围之外运作。

在 1902 年出版的《科学和假设》（*Science and Hypothesis*）中，昂利·庞加莱预期无意识的强有力加工胜过缓慢的有意识思考，他的论述如下：

> 阈下自我绝不逊色于意识自我，它不是完全机械的，它能够明察秋毫，它机智、敏锐，它知道如何抉择、猜测。我该怎么说呢？它比意识自我在猜测方面做得更好，在有些使用意识自我失败的地方它却能够成功。总而言之，难道阈下自我不优于意识自我吗？

当代科学可以用一个响亮的"是"来回答庞加莱的问题。在许多方面，我们脑海里的阈下思考胜过了意识思考。我们的视觉系统每天所解决的形状知觉和恒常性的识别问题，即使是最好的电脑程序来处理也会不知所措。而且每当我们思考数学问题时，就可以挖掘到无意识思维中令人惊讶的运算能力。

但是我们不应该就此激动得失去理智。一些认知心理学家甚至提出，意识是纯粹虚构的，是装饰品，没有任何实质意义，就像蛋糕上的糖霜一样[87]。他们声称，构成决策和行为基础的心理操作都是在无意识的情况下完成的。在他们看来，意识仅仅是一个旁观者、一个指手画脚者，看着大脑的无意识所取得的成就而自己却没有任何能力。正如电影《黑客帝国》（*The Matrix*）

中的情节一样，我们都是精妙诡计下的囚犯，有意识生活的体验其实是个错觉，所有的决策都是由内在的无意识过程做出的。

然而，在下一章我们将会反驳这个僵尸理论。我认为意识是一个进化了的功能，一个生物特性之所以在进化中出现是因为它是有用的。因此，意识一定填补了特定认知上的不足，并且解决了在专门化的无意识平行思维体系中难以企及的问题。

一直独具慧眼的庞加莱注意到，无论大脑的无意识能力是怎样的，只有从启动阶段就开始从原始的意识层面不断尝试地来解决这个问题，无意识的齿轮才能运转起来。而且在"顿悟"体验之后，只有意识思维才可以仔细地、一步一步地核实无意识层面发现的东西。在 1937 年问世的《雕塑家的语言》（*The Sculptor Speaks*）一书中，亨利·摩尔（Henry Moore）得出了如下相同的观点：

> 尽管思维中无逻辑、直觉性及无意识的部分一定在这个艺术家的工作中发挥了重要的作用，但是他的意识思维也并没有闲着。当艺术家全身心地投入工作时，意识的部分在化解矛盾、整合记忆并阻止他同时朝两个不同的方向努力。

接下米，让我们准备好走进意识思维这个独特的领域。

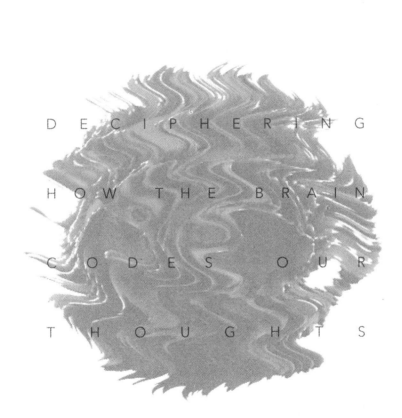

CONSCIOUSNESS
AND THE BRAIN

DECIPHERING

HOW THE BRAIN

CODES OUR

THOUGHTS

3　　　　意识有什么用

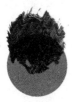

为什么会进化出意识？是不是有些运算只能在意识中进行？还是说意识仅仅是我们生理结构中的一种附带现象，一种无用甚至是错觉的特征？事实上，意识可以进行许多无意识不能做到的特定运算。阈下信息是会迅速消失遗忘的，但是有意识的信息是稳定的——我们想保留这些信息多久都可以。意识也会将传入的信息进行压缩，精挑细选大量的感觉数据，将它们减少成一组容量很小的符号。这些抽取的信息被接入另一个加工阶段，供我们完成严格控制的一连串运算，就如一台串行计算机一样。意识的这种传播功能是至关重要的，对人类而言，语言极大地增强了这一点，它使我们将意识的思考传遍社会网络。

目前，就我们对意识分布特点的了解而言，意识是有用的。

——威廉·詹姆斯，《心理学原理》（1890）

无论讨论"器官是为了一个特定功能，或称为'终极原因'设计或进化的"这一说法是否有意义，在生物学历史上，很少有像结果论或目的论一样被争论得如此激烈的问题。在达尔文主义产生之前，目的论是一个标准，就像神明被视为所有事物的隐藏创造者一样。伟大的法国解剖学家乔治·居维叶（Georges Cuvier）在解释身体器官的作用时经常倡导目的论，他说，爪子是"用来"捕获猎物的，肺是"用来"呼吸的，并且这些进化的最终结果都正是一个生物体作为完整个体所需的生存条件。

然而，查尔斯·达尔文彻底地改变了这一格局，他指出这是自然选择而非设计好的，自然选择作为一个间接的力量无意中塑造了生物圈。达尔文的观点认为，自然并不需要有神创的目的。进化的器官并不是"为"它们的功能设计的，而仅仅是给其拥有者提供了一个繁衍优势。反进化论者在此提出了一种截然相反的观点，用他们认为明显是不利设计的例子来反对达尔文的观点。比如说，为什么孔雀有一个巨大到视觉上十分震撼但却笨重的尾巴？为什么大角鹿，即灭绝的爱尔兰麋鹿，有一对全长可达 3.68 米、庞大到被认为导致了其灭绝的鹿角？达尔文用性选择的观点进行了反驳：对于为争取雌性注意的雄性而言，进化出精致、高代价以及匀称的特征来宣传其适配性是十分有利的。这明确地启示了我们：**生物器官的形成并非是标志了某个功能，即使是笨拙的器官，也随进化不断修补，从而为它们的拥有者带来了竞争优势。**

20 世纪，进化的综合理论进一步否定了目的论的见解。现代词汇中的进化和发育，即进化发育生物学如今已包含了一系列的扩展概念，以此来共同解释那些不是由设计师设计出来的精巧结构，具体如下：

◆ 自发图案的生成：数学家艾伦·图灵首次描述了化学反应如何导致像斑马条纹和甜瓜条纹一样有组织的特征 [1]。在某些海螺上，复杂精致的彩色图案会在不透明层下自发组织形成，且现已明确证明这些图案本质上没有用途——它们仅仅是化学反应的衍生物。

◆ 异速生长关系：生物体整体大小的增长可能导致某些器官成比例地变化。这种整体的增长可能对其自身有利，但造成的器官变化则未必有利。爱尔兰麋鹿奇异的鹿角可能就是因这样的一种异速生长变化造成的 [2]。

◆ 拱肩理论：已故的哈佛大学古生物学家斯蒂芬·杰伊·古尔德（Stephen Jay Gould）创造了"拱肩"（spandrel）这一术语，用于表示某些生物结构所必有的副产物带来的特征，这些特征后来也可能被转用于或扩展到其他用途了 [3]。其中一个例子就是雄性的乳头，这是一个与生物体身体结构无关但却必需的产物，它是为了建构更发达的雌性乳房而形成的。

考虑到这些生物学概念，我们不能再片面地认为任何人类的生理或心理特征，包括意识，在人类生生不息的繁衍中一定起着某些积极的作用。意识可能是一种偶然出现的装饰物，或者是伴随人类物种的大脑尺寸大幅度增加的偶然产物，甚至可能仅仅是一个"拱肩"，一个由其他重要变化所导致的结果。这个观点和法国作家亚历山大·维亚拉特（Alexandre Vialatte）的直觉是一致的，他曾异想天开地说道："意识就像阑尾，除了让我们生病没有其他作用。"在电影《成为约翰·马尔科维奇》（*Being John Malkovich*）中，傀儡师克雷格·施瓦茨（Craig Schwartz）悲叹着反思的无用："意识是一个糟糕的诅咒。我思考，我感觉，我忍受。别无他求，只希望有机会能够做好我的工作。"

意识仅仅是一种附带的现象吗？是否应该将其比作喷气式发动机的巨大轰鸣声，即一种源于脑中的，本身无用，还会引起痛苦但又无法避免的产物？英国心理学家马克斯·威尔曼斯（Max Velmans）明显倾向于同意这个悲观的结论。他认为，一系列令人印象深刻的认知功能与意识并无交集——我们或许能意识到它们，但就算我们只是行尸走肉，它们也能继续良好地运行下去[4]。著名的丹麦科普作家陶·诺瑞钱德（Tor Nørretranders）创造了术语"用户错觉"（user illusion），它指的是我们一切尽在掌控之中的感觉，很有可能都是靠不住的。他相信，我们的每一个决定都源于无意识[5]。其他许多心理学家也支持该观点，他们认为意识是众所周知的后座司机，永远只能做一名无用的观察者，无法控制周围发生的事情[6]。

然而，在本书中，我探索了一条不同的道路，一种被哲学家称为意识的"功能主义"的观点，这种观点认为意识是有用的。意识知觉将传入大脑的信息转换为一个能以独特方式加工的内部代码。意识有着独特的运算作用，还具有复杂的功能性特征，很有可能就是因此，意识才在数百万年的进化过程中被选择保留下来。

我们是否能确定意识的作用？我们不能回放进化史，但能用看得见与看不见的画面间微小的差别来描绘意识思维的独特性。通过心理学实验，我们能探测到哪些思维过程可以在无意识中进行，而哪些只能在有意识的情况下进行。这一章中，我将说明：意识绝不会作为无用的特征被列入黑名单中，有实验表明，意识是非常有用的。

无意识统计，有意识抽样

我个人认为，意识是一种自然分工的过程。在下层，一大群无意识的工人做着累人的数据筛选工作。同时在上层，精选出的董事会理事们仅仅检查情境的一小部分，并缓慢地做出有意识的决定。

在第 2 章中，我列举了无意识思维的诸多能力。从知觉到语言理解、决策、行动、评估和抑制等，每一种认知能力都至少能在阈下条件下进行。在意识之下，存在大量平行运作的无意识处理器，它们不间断地运行，提取关于周围环境的最详细、最完整的解释信息。它们几乎像最优秀的统计学者一样工作，利用每一个最微小的知觉线索，包括一个微弱的运动、一个阴影、一个光斑，计算出每一个被察觉到的信息线索，还原到外部世界并解释外部世界。就像气象局综合多个气象观测结果来推断接下来几天下雨的可能性，我们的无意识知觉利用传入的感官数据来计算颜色、形状、动物或人存在于我们周围的概率。但是，另一方面，我们的意识却只窥探了这个概率宇宙的一角，也就是统计学家所称的来自无意识分布中的"样本"。意识消除所有的歧义，获得一个最简化的观点，并对当前世界的理解做出最好的总结，之后将这个总结传递至我们的决策系统。

如果一个生物想要在这个世界上发展，那么它就必须给自己强加一个分工机制，即将意识分成一大群无意识的统计者和一个有意识的决策者。没有人可以总是只按照概率行动——在某些时刻，需要一个专断的处理来瓦解所有的不确定性并做出决定。正如凯撒在穿过鲁比肯河从庞培手中夺取罗马后所说的名言："木已成舟。"任何自发的行为都需要一个不可逆的趋势才能执行。而意识可能是在大脑中起决策作用的装置——它将所有无意识的可能性转变成一个意识样本，以利于我们进一步决策。

传统寓言故事"布里丹之驴"暗示了对复杂情况当机立断的重要性。在这个虚构的故事中，又渴又饿的驴子处在一桶水和一堆干草之间。因为无法在两者间做出决定，它最终因又渴又饿而死。这个问题似乎很荒谬，然而，我们也时常面临相类似的难以做出决定的情况，世界带给我们的只有没标好标签的机遇，其结果是不确定的、随机的。无论何时，意识只让我们注意到关于这个世界成千上万种解释中的一个，以此来解决问题。

哲学家查尔斯·桑德斯·皮尔斯（Charles Sanders Peirce）跟随着物理学家赫尔曼·冯·亥姆霍兹的脚步，发展他的观点，他首次意识到即使是最简单的意识观察，都要以复杂且杂乱无章的无意识概率推断为源头，他的观点如下：

> 在这个可爱的春天的早上，我望向窗外，看见了一朵盛开的杜鹃花。不，不！我没有看到它，那只不过是我描述所见之物的唯一方式。那是一个命题，一个句子，一个事实，但是我所看到的不是一个命题，也不是一个句子，更不是一个事实，而只是一个画面，某种程度上我通

过陈述这个事实让自己能够理解这幅画。这种陈述是抽象的，但我所看见的却是具体的。虽然只是用一句话表达我所看到的东西，但是我也需要进行一次归纳推理。事实上，我们的知识如同一块由纯粹假设编织起来的毛毯，不断地被归纳、证实和改善。如果不在每一步都进行一次归纳，除了茫然注视外，知识上不会有任何长进[7]。

在雷韦朗·托马斯·贝叶斯（Reverend Thomas Bayes）首次探索数学领域之后，现代认知科学家所称的"贝叶斯推理"（Bayesian inference）又被皮尔斯称为"溯因推理"（abduction）。贝叶斯推理使用一种倒推的统计推理方式，推断出隐藏在观察结果背后的原因。在经典概率论中，我们通常只知道发生了什么，例如"某人从一副52张的牌中抽了3张"，这种描述使我们能够对特定的结果赋予概率值，例如"3张牌都是A的概率是多少"。然而，贝叶斯推理让我们从相反的方向进行推论，从已知的结果到未知的来源。例如："如果某人从一副52张的牌中抽了3张A，那么这副牌被做了手脚，包含4张以上A的概率有多大？"这就是所谓的"反向推理"或"贝叶斯统计"。把大脑当作一名贝叶斯统计者是当代神经科学中最热门而且最富有争议的假说之一。

我们的脑一定是在以一种反向推理的方式运行，因为我们所有的感觉都是模糊的，许多不相关的事物都能引起类似的感觉。例如，当我把玩一个圆盘时，虽然实际上投射到我视网膜上的是一个扭曲的椭圆，但它的边缘却呈现出一个完美的圆，而且关于它的解释，还可以兼有其他许多种版本。只要是土豆形状的物体，不管在空间中处于什么方位，总能在我们视网膜上投射出相同的形状。如果我看到的是一个圆，那只是因为我的视觉思维无意识地思考了这种感觉输入的无限多种可能，最后选择了其中的"圆"作为最可能的解释。因此，即使我知觉到盘子是一个圆，即使这似乎是一瞬间的事，但它其实是一个复杂的推理过程，这个过程排除了关于这个特定感觉的数量惊人的其他解释。

神经科学提供了许多证据，证明在中级视觉阶段的大脑考虑了大量关于感觉输入信息的其他解释。例如，单个神经元可能只知觉到椭圆的整个轮廓的一小段。这个信息可以与各种形状和运动模式兼容。然而，一旦视觉神经元开始互相沟通，将它们的"票"投给最佳的知觉对象，就能使全部神经元达成共识，确定其形状是否为椭圆。夏洛克·福尔摩斯曾说过一句话：当你排除了所有的不可能情况，无论得出的结论多么令人难以置信，那也一定是真相。

严谨的逻辑统治着大脑的无意识回路——这些组织良好的回路能够对我们感官输入的信息进行统计层面的精确推理。例如，在中部颞叶运动区域 MT 区，神经元通过一个狭窄的观察孔，即"感受野"来觉察物体的运动。在这种尺度下，任何动作都是模糊不清的。正如你通过一个观察孔看一根棍子，并不能准确地判断其运动方式，它可能垂直于自身进行运动或者沿无数的其他方向运动。这种基本的不确定性被称为"孔径问题"（aperture problem），见图 3–1。

在无意识的情况下，MT 区的单个神经元会遭遇孔径问题，但是在意识水平上却不会，甚至在极端的情况下，我们也并不会知觉到模棱两可的东西。因为脑会让我们做出决定，并做出它所认为的最有可能的解释，即基于最小运动量的原理推断出棍子看起来总是以垂直于自身的方向运动。**一大群无意识的神经元评估所有的可能性，但是意识只接受一个精简的报告结果。**

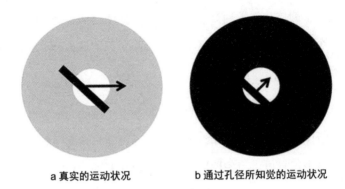

a 真实的运动状况   b 通过孔径所知觉的运动状况

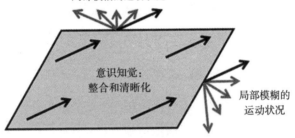

c 意识知觉状况

意识有助于消除歧义。在对运动敏感的那一部分皮质区域，神经元面临"孔径问题"。每一个神经元都从传统上称为"感受野"的有限孔径中接收信息，因此不能分辨棍子的运动状态是平行于自身、垂直于自身还是沿着其他无数种可能的方向运动。然而，在我们的意识中不存在不确定性，知觉系统的决定总是让我们看见运动量最少的情况，也就是棍子沿垂直于自身的方向运动。当整个平面移动时，我们通过整合来自多个神经元的信号来知觉整体的运动方向。MT区的神经元最初对每一个局部运动都进行编码，但之后这些局部运动便快速地整合成一个与我们意识知觉到的信息相符的整体理解。需要注意的是，这种整合似乎只发生在观察者有意识的情况下。

图 3-1　意识通过解决"孔径问题"消除歧义

当我们观察一个更复杂的运动形状时，如一个运动的矩形，虽然局部不确定性仍然存在，但已经有办法解决。因为矩形的不同边提供了不同的运动线索，所以把它们整合起来就知觉到了一个唯一的运动方向。只有一个方向的运动能满足矩形的每一条边产生的限制条件（见图 3-1）。我们的视觉脑对此进行推理，使我们能够看见唯一严格符合条件的运动。在记录神经元时，研究者发现这种推理需要花费一定的时间——整整 0.1 秒，另外，在 MT 区的神经元仅能"看到"局部运动，它们改变思维方式直到对整体方向编码完成，还需要花费 120 ～ 140 毫秒的时间[8]。然而，意识对这种复杂的思考过程一无所知。主观上，我们只看到最终的结果，即一个平滑运动的矩形，却完全没有意识到我们最初的感觉是不确定的，也没有意识到我们的神经元回路必须通过努力工作才能理解这些感觉。

引人关注的是，这种使神经元能够对一种理解达到一致认可的整合过程会在麻醉状态下消失[9]。随着意识的丧失，将感觉整合成一个连贯整体的神经回路也突然出现障碍。这说明，神经元自下而上和自上而下的信号传递需要意识的支持，直到它们能够达成共识。在缺乏意识时，参与知觉推理过程的神经元不再能对外界的输入信息得出统一的解释。

当我们刻意制造一个模棱两可的视觉刺激时，意识在解决知觉歧义中的作用表现得最为明显。 假设我们在大脑中呈现两个叠加在一起并以不同方向移动的光栅（见图 3-2）。此时，大脑无法分辨第一个光栅是在另一个的前面还是后面。然而，主观上我们并没有知觉到这个基本的不确定性。我们知觉到的从来不是两种可能性的混合，意识知觉做出了决定，让我们看到两个光栅中的一个出现在另一个的前方。两种解释会交替出现，每几秒钟，我们的知觉就会发生变化，看到另一个光栅移动到前面。

亚历山大·普热（Alexandre Pouget）和其合作者们的研究表明，当速度和间隔时间等参数变化时，我们的意识视觉会从接收到的感觉信息中搜集证据，在一种解释上停留，停留的时间与这种解释出现的概率是直接相关的[10]。

在任何时候，我们所看到的都是最有可能的解释，但是其他可能情况偶尔也会突然出现，并在意识视觉中停留一段时间，这段时间长度与该解释的统计概率成正比。无意识知觉计算出这种可能性，然后意识从中随机取样。

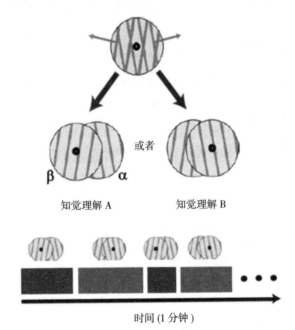

看一个由两个叠加光栅组成的不确定图形时，两个光栅中的任何一个都可以被认为处于前面的位置。但是在任一时刻，我们只能意识到这两种可能性中的一个。我们的意识视觉在这两个知觉对象中切换，在其中一个状态所停留的时长直接反映了这个解释正确的概率有多大。因此，无意识视觉计算了一系列可能性，然后意识从中取样。

图 3-2　意识让我们只看到感觉输入中的合理解释

这种概率法则的存在表明，即使我们在一个不确定情境中有意识知觉到其中的一种解释，大脑仍然在思考所有其他解释并时刻准备着改变主意。在幕后，无意识的侦探在不断地计算概率分布，正如皮尔斯所做的推论："我们的知识如同一块由纯粹的假设编织起来的毛毯，不断地被归纳、证实和改善。"然而，我们有意识看到的只是一个样本。因此，我们并不觉得视觉像一个复杂的数学运算，我们睁开眼，然后意识脑直接让我们看到一幅景象。由此造成一种矛盾的情况，意识视觉所用的取样方式使我们永远无法看见其内部的复杂性。

从某种意义上来讲，取样似乎是意识通达的一个确定无疑的功能，因为只有在有意识的注意下取样才会发生。回想一下你在第 1 章接触到的双目竞争：同时给双眼呈现两张不同图片会导致不稳定的知觉感受，两张图片会不断交替地出现在我们的意识中。即使感官输入的信息是固定且没有歧义的，但由于我们一次只能意识到一张图片，因而当我们同时看到两张图片时，会把它们理解为是在不断变化的。然而，至关重要的是，当我们将注意转向别处时，这种竞争就会停止 [11]。离散采样似乎只在有意识注意时才发生。因此，无意识的加工过程比有意识更为客观。大量无意识神经元估算着世界现状的真实概率分布，而意识却直接将其简化成全或无的样本。

有趣的是，整个加工过程与量子力学有相通之处，虽然加工的神经机制可能只涉及经典物理学。量子物理学家告诉我们，物理现实存在于波函数的叠加中，这种叠加决定了在某一状态下能够发现粒子的可能性。然而，当我们想要测量时，这些可能性就会塌缩至一个确定的全或无状态。我们从来观测不到一种陌生的混合状态，例如著名的薛定谔的猫指的是一种处于半死半活的叠加态。根据量子理论，正是物理测量的行为迫使所有的可能情况塌缩成单一离散的结果。在我们的脑中，也发生了类似的事件，正是对某个物体有意识的注意瓦解了其他多种解释的概率分布，从而使我们只知觉到一种可能性。意识扮演了离散测量装置的角色，使我们能理所当然地一窥潜在而又浩瀚的无意识计算之海。

这个吸引人的类比也可能比较肤浅。也许只有未来的研究可以告诉我们，在量子力学背后的一些数学机制，是否适用于关于意识知觉的认知神经科学。但是无可否认的是，分工普遍存在于我们的脑中，无意识运作的过程相当于一群统计员同时快速大量地进行加工，而意识则是一个缓慢的取样员。我们不仅在视觉中发现了这样的分工，在语言中也同样有此发现[12]。正如我们在第 2 章中所看到的，当看到一个有多重含义的词，如"bank"，虽然我们在某一时刻只能意识到其中一种含义，但这个词的两个含义都在我们的无意识词典中得到了短暂的启动[13]。同样的原理也适用于注意，虽然感觉上我们一次只能注意一件事情，但是无意识机制使我们在选择某个物体时遵循一定的概率，并且同时考虑多个假设[14]。

我们的记忆中甚至也隐藏着一个无意识侦探。请你试着回答以下问题：位于美国的机场占全世界机场的百分之几？即使这个问题很难也请你大胆猜测。完成了吗？现在放弃你的第一个猜想，再猜一次。研究显示，即使是你的第二次猜测也并非随机的。进一步说，如果你不得不下赌注，那么相对于选择前两个猜测中的一个，选择它们的平均值可能更好[15]。这再次证明有意识检索就像一只无形的手，从隐藏的概率分布中随机抽取可能性。我们能够进行第一次、第二次甚至第三次的抽样，而不会耗尽无意识的力量。

有一个类比也许可以说明以上论断：意识就好像一个大型机构的发言人，这个大型机构是一个像美国联邦调查局（FBI）那样有着成千上万名员工的庞大组织，相比个体而言拥有大量的知识信息。正如 2001 年 9 月 11 日的悲剧所表明的那样，从每个员工所拥有的大量无关信息中提取有用的情报是相当困难的。为了避免被无穷无尽的事实淹没，总统需要依靠由金字塔结构组成的员工所汇总成的简要报告，并让一个发言人报告这"集体的智慧"。这种资源管理的等级制度是合情合理的，即使这种方式可能会忽略一些重要的微小线索，那些线索能够预兆即将发生的重大事件。

作为一个有着百万神经元员工的大型机构，大脑也必须依赖类似的简报机制。意识的功能可能是通过总结当期环境来简化知觉信息，然后以一种连贯的方式向涉及包括记忆、决策和行动的所有其他区域进行报告。

为了实现其功能，大脑的意识简报必须具有稳定性和整合性。对美国联邦调查局而言，在全国危机期间给总统相继发送成百上千条信息，每个都包含一点点真相，然后让他自己弄明白，这是毫无意义的。与之类似的是，大脑不会使用还在不断变化的初级输入数据，它一定会将碎片聚集成一个连贯的故事，就像一份递呈给总统的简报。因此，大脑的意识总结必定包含用"思维语言"书写的对环境的解释，而且这种解释应该足够抽象以使其能够与目的和决策机制对接起来。

意识让思维延续

语言学习带给脑的改善使我们能够复习、回忆、复述以及重新设计自己的活动，并且使我们的脑变成各种各样的回音室，让那些昙花一现的过程在此处徘徊并凭借自己的力量成为客体。我们将那些坚持时间最长，并且逐渐产生影响力的客体称为有意识的思想。

——丹尼尔·丹尼特，《心灵种种：对意识的探索》(1996)

意识似乎是昔日与今朝的联结符号，是跨越过去和未来的桥梁。

——亨利·柏格森，《赫胥黎的纪念演说》(1911)

为何我们的意识要将感觉信息浓缩成一个没有缺陷和歧义的合成代码？对于这个问题或许存在一个很好的解释，那就是这样的代码能够浓缩到足够精简，以使其可以执行一段时间，进入我们通常所说的"工作记忆"中。工作记忆和意识似乎紧密相关。和丹尼尔·丹尼特一样，我们认为，**意识的主要作用是建立持久的想法**。一旦信息被意识到并且记住，就会在脑中长时间保存。意识简报必须保持足够的稳定，来为决策提供信息，即使形成这些简报需要几分钟的时间。**将当下那一刻的记忆浓缩并延长它在脑中保留的时间，是我们意识思维的特征。**

短时记忆的细胞机制存在于从人类到猴子、猫、大鼠以及小鼠等在内的所有哺乳动物中。它的进化优势是很明显的。有记忆的生物体可以逃离环境中的紧急突发事件。它们的思维不再只被约束于当下，而是能够回忆过去并预测未来。能记住有个天敌隐藏在岩石后面是一件生死攸关的事情。许多环境中的突发事件在大范围的空间以及不确定的时间间隔中反复出现，生物体可以通过各种线索预见它们的发生。对涉及不同时间、空间及知识形态的信息进行综合分析，并在未来任何时间都能回想起来的能力，是意识思维的一个基本组成成分，似乎也是进化过程中的正确选择。

被心理学家称为"工作记忆"的思维组成成分，是背外侧前额叶皮质和其相连区域的主要功能之一，这些区域成为存储我们有意识知识的有力"候选人"[16]。在脑成像实验中，每当我们暂时记住一则信息，例如一个电话号码、一种颜色或者一个闪现过的图片的形状时，这些区域会突然激活。前额叶神经元执行主动记忆的功能，在短时记忆任务的全过程中，它们在图像消失很久以后仍持续处于激活状态，有时长达好几十秒。在前额叶皮质受损或被干扰时，这种记忆就会丢失，消失在无意识的虚无中。

前额叶皮质受损的患者在对未来的规划中也表现出明显的障碍。他们的主要症状表现为缺乏远见且拘泥于现状。他们似乎无法抑制多余的动作，并且可能会产生自动的利用行为或模仿行为，即自动抓取和使用工具或者控制不住地模仿他人。他们有意识地抑制行为的能力、长远考虑和规划的能力可能被彻底损坏了。在最严重的情况下，冷漠以及其他种种症状都表明他们在精神生活的质量和内容上与常人有明显差距。这种与意识直接相关的障碍包括偏侧空间忽视，即对半边空间的意识被扰乱，通常是左边；意志缺失，即无法产生自发性行为；运动不能性缄默症，即无法自发进行言语表达，虽然可以重复别人所说的话；疾病感缺失，即无法意识到自身的主要缺陷，包括瘫痪；自我记忆受损，即无法回顾和分析他人的想法。前额叶皮质损伤甚至会影响像知觉和思考简单视觉图片这样的基本能力 [17]。

总而言之，前额叶皮质似乎对维持信息、思考信息并将其整合到我们所要开展的计划中有着重要的作用。有没有更多直接的证据表明这种暂时性延长思考的能力需要意识参与呢？认知科学家罗伯特·克拉克（Robert Clark）和拉里·斯夸尔（Larry Squire）设计了一项极其简单的时间分析测试，用于测试眼睑反射的延时条件作用 [18]。在一个确定的时间点，一个充气机正对着眼睛喷出空气。此时，眼睑在一瞬间发生反应，无论是兔子还是人，都会立刻合上眼睑这层保护膜。在实验中，实验人员会在喷气之前呈现一个简短的警告音。我们把最终的实验结果称作巴甫洛夫条件反射，这是为了纪念俄国生理学家伊万·彼得罗维奇·巴甫洛夫（Ivan Petrovich Pavlov），他最早通过条件训练使狗在听到铃铛声时就预想会有食物并流口水。在经过短时间的训练后，被试只要听到声音就会眨眼，并预期会有空气喷出。一段时间后，偶然呈现单独的警告音也会足以诱发双眼紧闭的动作。

　　闭眼条件反射非常迅速，但它是有意识的还是无意识的呢？出人意料的是，这个问题的答案要取决于有没有出现时间间隔。此项测试的其中一个版本通常被叫作"延迟条件作用"（delayed conditioning），警告音会一直持续到喷气吹到眼睛。因此，这两个刺激在动物脑中暂时重合，这使得学习变得更简单，只要检测出这种重合即可。在另一个称为"痕迹条件作用"（trace conditioning）的版本中，警告音比较短，且与接下来的喷气有一段时间间隔。尽管这个版本和上个版本的差别很小，但是它显然更加具有挑战性。生物体必须对过去的提示音保持主动记忆，以便发现它与接下来的喷气之间存在的系统性联系。为了防止混淆，我称第一个版本为"重合条件作用"（coincidence-based conditioning），该版本中第一个刺激持续时间足够长，长到可以使其与第二个刺激重合，这样就排除了对记忆的要求；第二个版本为"记忆痕迹条件作用"（memory-trace conditioning），这里被试必须记住声音的记忆痕迹，以便能跨过时间差在声音和令人讨厌的喷气之间建立联系。

　　实验结果非常明显：重合条件作用的产生是无意识的，而记忆痕迹条件作用的产生则需要显意识[19]。事实上，重合条件作用根本不需要任何大脑皮质的参与。一只兔子被切除了大脑，它的大脑皮质、基底神经节、边缘系统、丘脑和下丘脑都没有了，但仍能在声音刺激和喷气同时出现的情况下及时产生眼睑条件反射。然而，只有当海马及其相关结构，包括前额叶皮质保持完整时，学习过程才会发生。在人类被试中，记忆痕迹学习似乎仅在被试报告他们已经意识到了声音和喷气之间预测性的系统联系时发生。老年人、健忘症患者以及那些因为过度分心而没有注意到这种时间关系的人，都完全没有表现出条件反射。然而在重合条件作用中，这些操作无论如何也不会产生影响。脑成像显示，那些在学习过程中有意识的被试，他们的额叶皮质和海马都被激活了。

　　总的说来，条件反射范式说明**意识在进化中扮演了一个特定的角色，它使人们随着时间推移不断学习，而不只是简单地活在当下**。由前额叶和包括海马在内的与前额叶相互联系的区域所组成的系统，可能在填补时间的空隙中发挥了重要的作用。意识为我们提供了一个"被记住的现在"，正如杰拉尔德·埃德尔曼（Gerald Edelman）所说："多亏了意识，我们才能将过去经验的一部分投射到未来并且和当前的感官数据联系起来。"[20]

　　记忆痕迹条件作用测试特别有趣的地方在于，该实验非常简单，适用于各种生物体，无论是婴儿还是猴子、兔子或者老鼠。当用老鼠进行这项实验时，它们的前脑区会被激活，这一区域相当于人类的前额叶皮质[21]。因此，这个测试可能发现了意识最基本的功能之一，一个非常重要并且可能也存在于许多其他物种身上的功能。

　　如果在时间上延续的工作记忆需要意识，那么是不是不可能延续无意识思维呢？对于阈下活动持续时间的实证测量证明了这一点——**阈下思维只能持续一瞬间**[22]。阈下刺激的影响时间可以通过对其反应衰减到零之前所需要的时间来估计。实验结果非常明确地告诉我们，一个看得见的图像对我们的思维可以产生长时间的影响，而一个看不见的图像产生影响的时间则很短。无论何时，当我们掩蔽一个图像使其看不见时，即使它仍能在大脑中激活关于视觉、拼写、词汇甚至语义的表征，但在脑中持续的时间却非常短。差不多一秒之后，无意识激活几乎就衰减到一个测量不到的水平了。

　　许多实验证明，阈下刺激会在脑中以指数形式迅速衰减。我的同事利昂内尔·纳卡什总结了这些发现并得出一个与法国精神分析学家雅克·拉康（Jacques Lacan）相矛盾的结论："无意识不是像一门语言那样构建的，而是在以指数形式衰减。"[23]通过努力，我们可以稍稍延长阈下信息保持的时间——但是这段记忆的质量会下降，因此我们在几秒钟的延迟后再回忆时，能记住的就仅仅比概率水平好一点点了[24]。只有意识才能让我们的思维保持持久。

人类图灵机

一旦信息"到达思维中"，就不会随着时间衰减，但它能够参与到特殊的运算中吗？一些认知思维过程是否会因为超出我们无意识思维的能力范围，而需要意识的参与？答案似乎是肯定的，至少对于人类而言，意识给予了我们像复杂的串行计算机一样的能力。

比如，尝试心算 12 乘以 13。

算好了吗？

你是否觉得每步数学运算都在你的脑中不停转动，一个接着一个？你能够如实报告出你采用的步骤，以及中间每一步产生的结果吗？答案通常都是可以的，我们能够意识到我们做乘法时采取的一系列策略。就我个人而言，我首先想到的是 12 的平方等于 144，然后再加上一个 12。其他人可能会根据经典乘法运算法则用数字一个一个相乘。然而，重点是无论我们使用了什么样的策略，都可以有意识地报告出来，而且报告内容是准确的，这可以通过反应时间和眼动的行为测量结果进行交叉验证[25]。这种精确的内省在心理学中并不常见。大多数心理操作对于思维之眼而言是不透明的，就是说我们不能洞察这些思维过程，如识别一张脸、计划一个步骤、将两个数字相加或者念出一个单词。不知为何，多位数运算却不同，它似乎由一系列可内省的步骤组成。我认为这是由一个简单的原因导致的：**由几个基本步骤串连在一起而形成的复杂策略机制是意识进化出的另一个独特功能，计算机科学家们将这种策略机制称为"算法"。**

如果在你的阈下闪现 12 乘以 13 这个问题，你还能无意识地计算出来吗？不，绝不可能[26]。人脑中似乎必须要有一个缓慢的调度系统来储存中间结果并将其传递到下一步。为了能够灵活地将信息传入或者传出大脑的内部程序，大脑必须含有一个"路由器"[27]。意识的主要功能似乎是通过各种处理器收集和综合信息，然后将所得结果，即一个意识符号，传给其他任意的被选中的处理器。这些处理器轮流使用自己的无意识功能来加工这个符号，并且这样的整个循环过程可以重复多次。这一功能的最终结果就是产生了一台复合的串行 - 并行机器，使大量的并行运算和一系列意识决策以及信息传递交织在一起。

我们开始和物理学家马里亚诺·西格曼（Mariano Sigman）、阿里尔·齐尔贝伯格（Ariel Zylberberg）合作，共同探索这样一个装置所拥有的计算性能[28]。它与计算机科学家所说的"产生式系统"（production system）非常相似，这是一种在 20 世纪 60 年代被引入的程序，用于执行人工智能任务。产生式系统包含一个数据库——也叫"工作记忆"，以及大量的条件产生式规则，例如，若工作记忆中存在一个 A，则将其变为序列 BC。系统在每一步都会对一条规则进行检查，看它是否与工作记忆的当前状态相匹配。如果有多个规则符合条件，那么它们会在随机优先排列系统的支持下互相竞争。最后，能够获胜的规则被"点燃"，并且可以在整个系统继续运行前改变工作记忆的内容。于是，这些有序的步骤变成了一系列包含无意识竞争、意识点燃和传播的反复循环。

很显然，虽然产生式系统非常简单，却有能力执行任何有效的程序——任何你能想到的计算。这种能力等价于图灵机。图灵机是一种理论上存在的机器，在 1936 年由英国数学家艾伦·图灵（Alan Turing）发明，为电子计算机奠定了基础[29]。我们的提议如果换一种说法就是：拥有着灵活转接信息能力的意识脑是一台生物图灵机。它使我们可以缓慢地产生大量的系列性计算。由于每一步的中间结果必须在意识中保留一小段时间才能被传递到下一个阶段，所以这种计算是十分缓慢的。

关于这一提议，历史上曾经有过一段有趣的插曲。当艾伦·图灵创造了图灵机之后，他曾经试图解决数学家戴维·希尔伯特（David Hilbert）在1928年提出的一个疑问：一个机械的程序可以完全取代数学家吗？它能否通过纯粹的符号运算，来决定一个特定的数学命题是否可以从一组合乎逻辑的公理中推出呢？图灵在1936年的研究论文中提到，他故意把自己的机器设计成模仿"一个人在进行实数计算的过程"。然而，他并不是一名心理学家，只能依靠自己的内省。我认为这就是为什么他的机器只捕捉到了数学家思维过程中的一小部分，也就是那些意识上能察觉到的过程。图灵机所模拟的串行运算和符号运算组成了一个合理的优化的运算模型，这个模型和人类的意识思维很接近。

别误会，真的不打算重提那些关于大脑就像一台经典计算机一样的陈词滥调。人脑与现代计算机截然不同，因为人脑具有大量平行的、可自我调节的组织结构，能够计算整体的概率分布，而不是一个个单独的符号。确实，神经科学一直拒绝将大脑比喻成计算机。但是当大脑进行长计算时，它的行为大体上和一系列产生式系统或图灵机是类似的[30]。例如，我们计算一个像235+457这种长加法运算所花费的时间，是每个基本运算所需时间的总和，包括5+7、进位、3+5+1，最后2+4。这和按顺序连续执行每个步骤的时间一样[31]。

图灵模型是理想化的模型。当我们聚焦于人类的行为时，可以看到其与图灵模型所预测的行为之间存在偏差。运算的连续阶段并没有在时间上整齐地分隔，而是阶段与阶段之间稍有重叠，并且不会相互干扰 [32]。在心算时，第二步运算可能在第一步彻底结束之前就开始了。我和杰罗姆·萨克（Jérôme Sackur）一起研究了最简单的可能算法中的一个：选取一个数字 n，加上 2，然后判断结果是大于 5 还是小于 5。我们观察到了干扰运算过程中的思维过程：被试开始无意识地比较原始数字 n 和 5 的大小，甚至在他们得到中间结果 n+2 之前就开始了 [33]。在计算机中永远不会发生这样愚蠢的错误，计算机里有一个主要的时钟控制着每一步，而电子路由器确保了每一个字节都能到达最终已经计划好的目的地。然而，大脑不是为了复杂的计算而进化的。为了在充满各种可能性的世界中存活下来，它选择了这样的结构，这种结构解释了为什么我们在心算时会出这么多错。为了进行一系列的计算，我们努力地"再利用"我们的脑网络，通过使用意识控制来缓慢而连续地交换信息 [34]。

如果意识的功能之一是担任脑中的一种通用语言，是灵活地在不同处理器之间派送信息的中介，那么我们就会自然得出一个简单的预测：单独的日常思考过程可以无意识地进行，但是除非信息被意识到了，否则大脑不可能将几个这样的步骤连在一起。比如，在数学领域，我们的脑可以很好地在无意识条件下计算 3+2，但是不可能算出 $(3+2)^2$，$(3+2)-1$，或者 $1/(3+2)$。多级运算总是需要意识起作用 [35]。

我和萨克打算用实验验证这个想法 [36]。我们先向被试闪现一个目标数字 n，再对其进行掩蔽，这样他们就只有一半时间能看到数字。然后我们要求被试对 n 进行一系列运算。在三组不同的条件下，他们分别要尝试说出 n 的数值、把 n 加上 2、比较 n 与 5 的大小。第四组实验条件则需要进行两步运算：先加 2，再将结果与 5 比较。在前三个任务中，人们的表现比随机猜测要好得多。即使他们宣称自己没有看见任何东西，但是当要求他们猜测一个答案时，他们会惊奇地发现，自己的无意识竟知道那么多东西。他们可以说出没看到的数字，其正确率要明显高于概率预期水平：在四个数字中随机猜测一个的正确概率是 25%，而被试几乎一半的口头回答都是正确的。他们甚至可以求出 n 加上 2 的和，或者判断 n 是不是比 5 大，这些结果的正确率都要高于概率水平。当然所有这些运算都已在脑中程序化了。就像我们在第 2 章讲到的，有大量证据表明，即使没有意识的参与，这些运算也可以部分运行。然而，实验的关键在于，被试在第四组实验，即无意识的两步运算任务中失败了，他们只能做出随机的回答。这非常奇怪，因为只要他们已经想到 n 的数值，那么运用它去完成任务，成功率本应很高的。他们在一半的试次中正确地说出了被掩蔽的数字，说明阈下信息明显在他们脑中表征了——但没有意识的参与，信息就不能通过两个连续的运算步骤。

在第 2 章，我们知道了大脑可以毫不费力地无意识累加信息，几个连续的箭头[37]、数字[38]，甚至是购买一辆轿车的线索[39]都可以被累加起来，它们作为一个整体依据引导我们进行无意识决策。这与前面的结果矛盾吗？不，因为多重证据的累加对大脑来说只是一个单独的运算。只要一个神经元累加器被激活，不论是否被意识到，任何信息都能将它改变。无意识决策过程唯一不能做到的，似乎就是获得一个明确的决策，使其可以被传递到下一个阶段。尽管受到了无意识信息的影响，我们的中央累加器似乎从来都无法做出决定并开始进行下一步。结果，在一个复杂的计算决策中，我们的无意识卡在了为第一步运算积累证据的阶段，以至于从未进行到第二步。

一个更加普遍的结论是，**我们不能用无意识直觉进行策略性的推理，阈下信息不能参与到有策略的思考中**。这种观点看起来带有循环论证的性质，但事实上却不是这样。毕竟决策也是大脑的一种加工活动——所以这种活动不能在无意识下进行，这并不是一件无关紧要的事情。并且，有实验证明了这种观点。还记得箭头任务吗？当一个人看到五个连续指向右或左的箭头时，他们必须判定大部分箭头指向哪个方向。任何有意识的思维都可以迅速发现一个可以获胜的策略，那就是当我们看到有三个箭头指向同一边时，游戏就结束了，因为再多额外信息也不会改变最终结果。被试乐于采用这项策略以便更快地通过任务。然而，结果再次表明，他们只能在可以意识到信息的时候这样做，如果信息在阈下则不能采取这种策略[40]。当箭头被掩蔽在意识阈限下，被试所能做的就只有把信息累加起来，而不能无意识地进行下一步决策。

总的来说，这些实验证明，意识发挥了至关重要的作用。我们需要意识来理性地思考问题。强有力的无意识会产生错综复杂的直觉，但是只有意识可以一步一步地进行一个理性的决策。通过扮演类似于路由器的角色，并将信息输送到任意一串连续的加工中，意识似乎让我们拥有了一个新的运行模式——人脑图灵机。

社会分享

/

意识可能只是联结人与人的网络，正因为如此，它才必须发展：隐居者和野兽般的人都不曾需要它。

——尼采，《快乐的科学》（1882）

/

对于现代人类，意识信息不只在个体的脑中传播。由于语言的存在，意识可以在不同的脑之间跳跃。**在人类进化的过程中，分享社会信息可能是意识最核心的功能之一。**尼采所谓的"野兽般的人"可能在上百万年的时间里都将意识作为一种非语言的缓冲器或者路由器——只有现代人才具有交流那些意识状态的复杂能力。由于人类语言、非语言指示和手势的存在，在一个人脑中出现的意识综合体可以迅速传递给他人。意识符号所具有的主动的社会传递性使新的计算能力成为可能，即人类可以创造出"多核"（multicore）的社会算法。这种算法不仅会利用个体脑所拥有的知识，而且允许多种观点、不同的专业水平以及不同来源的知识之间相碰撞。

口头报告这种把思想转化为语言的能力被认为是判断意识知觉的关键标准，这一点绝非偶然。我们通常不会下结论说某人意识到了一段信息，除非他确实能或者至少能将一部分信息用语言表达出来，当然，要假设他没患有麻痹、失语症，也不是因为太小了还不会说话。使我们能够表达自己思想内容的"语言产生器"（verbal formulator），是一种身为人类所具有的基本成分，只有在有意识状态下才能运作[41]。

当然，我不是说我们总能以普鲁斯特式的准确度来表达有意识的想法。意识远超出语言的承载能力，我们知觉到的东西远远超过了我们所能描述的范围。我们无法用详尽的语言描述对卡拉瓦乔（Caravaggio）的画作、大峡谷壮观的日落以及婴儿面部表情变化的丰富体验——这也许很大程度上正是它们的魅力所在。然而根据定义，实际上无论意识到了什么，我们至少能以语言形式部分地表达出来。语言为意识思维提供了分类和综合的形式，既建构了我们的精神世界，也使我们可以与他人分享想法。

大脑从当前的感官细节中提取并创造意识"简报"的第二个原因是，这

样做有利于和他人分享信息。词语和手势只给我们提供了一个缓慢的交流渠道——每秒钟只有 40 ～ 60 比特[42]，比现已过时的 20 世纪 90 年代办公室里的传真机耗时还多约 300 倍。因此我们的脑彻底地把信息压缩成了一组浓缩的符号。它们被排列成短的语句，然后再被送到社交网络的各处。把以自己的视角所看到的精确心理图像传送给他人没有任何意义，其他人想要的并不是我们对自己所看到的世界的详尽描述，而是总结一些在他们看来也可能是真实的观点，即一种多感官的、不随观察者改变的、持久的关于环境的综合分析。至少，对于人类而言，意识似乎把信息浓缩成了对其他脑来说也有用的概要。

读者可能反对说，语言总是被用在细枝末节的地方，比如交流诸如好莱坞女演员的最新八卦。根据牛津人类学家罗宾·邓巴（Robin Dunbar）所说，我们的谈话中有接近 2/3 的内容是关于这类社交话题的。他甚至提出了关于语言进化的"理毛和八卦"（grooming and gossip）理论，根据这个理论，语言只是一条维持社会关系的纽带[43]。

我们能证明我们的谈话不是无关紧要的吗？我们能证明传递给他人的这些话恰好就是集体决策所需的那类浓缩信息吗？伊朗心理学家巴哈德·巴赫拉米（Bahador Bahrami）最近用一个非常巧妙的实验验证了这种想法[44]。他让几对被试做一个简单的知觉任务，首先呈现给被试两个画面，他们需要在每个试次中决定是两个画面中的哪一个包含一个接近阈值的目标图像。实验要求两个被试先独立作答，然后计算机显示出他们的选择，如果两人的决定不一致，就会要求他们进行一个简短的讨论以解决这一冲突。

这个实验的巧妙之处在于，在每个试次的最后，每对被试都表现得像同一个人一样：他们总是提供同样的答案，其正确率可以用原本用来评估单个被试行为的经典心理测量方法进行评估。结果非常明显地说明了，只要两个被试的能力相当，将他们组队后就可以显著提升答案的正确率。小组总体上的表现比其中任何个体的最佳表现要更好，这验证了那句众所周知的谚语"三个臭皮匠，顶个诸葛亮"。

巴赫拉米的实验设计的一个巨大优势在于，它可以进行数学建模。假设每个人知觉这个世界时都有自己的噪声水平，那么就很容易计算出应该如何整合他们的感觉，在每个试次中，每个被试知觉到的信号强度应该是噪声水平加权后的倒数，然后一起平均后产生单个的整合感觉。这是多脑决策的最佳准则，事实上它与单个脑内部管理多感官整合的机制相同。它可以通过非常简单的经验法则进行以下估算：**大多数情况下，人们所要传达的不是他们看到的细微差别，这本来也是不可能的，他们要传达的只是一个明确的答案——在本实验中，指的是第一个或者第二个图像，并且表明自己在做出判断时是否充满自信。**

事实证明了最终成功的被试自发地采用了这种策略。当讲到自己的自信程度时，他们使用了如"肯定""非常不确定""只是猜测"之类的词语。一些人甚至设计了一个数字标准来精确评估自己有多确信。使用这些分享自信程度的策略后，他们的整体表现直线上升到一个很高的水平，基本上与理论的最佳效果不相上下。

巴赫拉米的实验很好地解释了为什么对于自信程度的判断在我们的意识中占据了中心地位。为了使意识想法对自己以及他人有用，我们必须给它们贴上标记自信程度的标签。我们不仅要了解自己知道什么或者不知道什么，还要能够在意识到一段信息时，精确描述出对该信息的确定程度。此外，从社会交往的角度来说，我们会不断地去努力监控信息来源的可靠程度，记住谁对谁说了什么，以及他们所说的话是否正确，这就使得八卦恰好成为我们谈话的核心特征。这些进化在很大程度上是人脑独有的，它们表明了评价不确定性是社会决策算法中一个不可或缺的组成部分。

贝叶斯推理理论告诉我们，应该把相同的决策规则应用于自己的想法和来自他人的那些想法。不论对于内部还是外部信息，在它们进入到同一个决策空间前，我们需要通过估计每种信息的可靠性来对其来源进行权衡，而且越精确越好，这样才能进行最佳决策。在人类进化之前，灵长类的前额叶皮质已经提供了一个工作空间，并根据它们的可靠性对过去和现在的信息来源进行恰当的权衡，并且汇总起来以指导决策。此后，我们似乎将这个工作空间开放给了来自他人的社会输入，这可能是人类所独有的一个关键性的进化步骤。这种社会交互界面的发展使我们从集体决策算法中获益，即通过比较我们与他人的知识来做出更好的决策。

多亏有脑成像技术，我们开始明白哪一部分的大脑网络支持着信息共享和可靠性评估。只要我们运用社交能力，额极中靠近大脑中线的腹内侧前额叶皮质最前端的部分就会被系统化地激活。同样，在大脑后部颞顶联合区以及在大脑中线附近的楔前叶，也会出现激活。这些分散的区域组成了一个大脑规模的网络，并以前额叶皮质作为中心节点，通过强大的长距离神经纤维束紧紧地相互联系。这个网络主要出现在当我们有几秒钟闲暇放松时被激活的回路中，我们在空闲时间会自发地回到这种追踪社交的"默认模式"（default mode）系统中[45]。

最值得一提的是，正如社会决策假设所预期的一样，当我们思考自身，比如在自主决策中内省自己的自信水平[46]，以及思考他人想法[47]的时候，这些区域中的大部分都会被激活。尤其是额极和腹内侧前额叶皮质，在判断关于自己和他人的观点时显示出非常相似的激活反应[48]——相似到思考其中一个便能启动另一个[49]。因此，这个网络非常适用于评估我们自己知识的可靠性并与那些从他人那里接收到的信息做比较。

简单来说，人脑中有一套神经结构专门适应我们对社会知识的表征。我们使用相同的数据库来编码关于我们自己的知识并收集他人的信息。这些大脑网络建立了一个关于我们自己的心理表象，将自己看作一个独特的角色，坐在心理数据库中的社交熟人的身边。就如法国哲学家保罗·里科（Paul Ricoeur）所说，每个人都是"作为他者的自我"（oneself as another）[50]。

如果这种关于自我的观点是正确的，那么自我身份的神经基础就是以一种相当迂回的方式建立起来的。我们一生都在监控自己和他人的行为，我们的统计大脑不断对所观察的事物做出推论，可以说是随事情的发展不断"构成自己的想法"[51]。认识自我是一个从观察中得出统计推论的过程。我们的一生都与自我在一起，我们对于自己性格、知识和自信心的认识，只是比对于别人的认识要精确一点点。除此之外，我们的大脑很享受可以获得内部机制的特权[52]。

内省使我们可以看到自己的有意识动机和策略，但我们却没有办法解读他人的内心。然而，我们从来没有真正地了解过自己。我们还不是很了解决定我们行为的真正意义上的无意识，因此，我们不能准确地预测，在超出过去经验的安全区域之外我们的行为会是什么样的。希腊有句名言："认识你自己。"但是要达到理解自己行为所有细节的程度，还是天方夜谭。"自己"只是一个由社会经验填充的数据库，它与我们尝试理解他人思想的数据库是同一种形式，正因为如此，它才可能包括明显的差距、误解和偏见。

不用说，人类这种局限性逃不过小说家的笔。英国当代小说家戴维·洛奇（David Lodge）在他的自省小说《想……》（*Thinks...*）中描写了两个主角，英语教师海伦和人工智能大师拉尔夫，他们深夜时一边在户外的按摩浴缸里轻轻地调情，一边交流关于自我的反思，对话如下：

> 海伦：我猜它一定装了恒温器。恒温器会使它有意识吗？
>
> 拉尔夫：不是自我意识。不像你和我一样——它并不知道自己在享受美好的时光。
>
> 海伦：我认为世上不存在自我这样东西。
>
> 拉尔夫：如果你指的是一个确定的独立的实体，是的，没有这样的"东西"。但是自我当然是存在的。我们一直在编造着自我，就像你一直在编故事一样。
>
> 海伦：你是想说我们的生活是虚构的吗？
>
> 拉尔夫：在某种程度上是。这是我们用空余的脑容量所做的事情之一。我们编造有关自我的故事。

部分地欺骗自己可能是我们为进化出独一无二的意识所付出的代价，我们用最基本的形式与他人交流自己意识到的知识，同时用数字评估自信程度，以便做出有用的集体决策。尽管意识有着诸多不完美之处，但是人类内省和社会分享的能力使我们创造了字母表、教堂、喷气式飞机和法式焗酿龙虾。这是进化中有史以来的第一次，意识使我们能够自主创造虚拟的世界：我们可以通过假装、伪造、假冒、撒谎、欺骗、做伪证、否认、发假誓、争吵、反驳和回绝等方式，转化社会决策算法，使其有利于我们自身。弗拉基米尔·纳博科夫在他 1980 年出版的《文学讲稿》（*Lectures on Literature*）中道破了一切：

文学不是在男孩一边大喊"狼来了，狼来了"一边从尼安德特山谷中跑出来，同时身后跟着只大灰狼时诞生的，文学是在男孩大喊"狼来了，狼来了"但身后却没有狼的时候诞生的。

意识是思维的虚拟－现实模拟器。但是大脑是如何做出决定的呢？

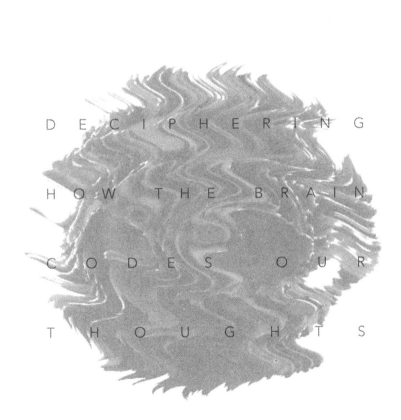

CONSCIOUSNESS
AND THE BRAIN

DECIPHERING

HOW THE BRAIN

CODES OUR

THOUGHTS

4 发现主观意识的客观标志

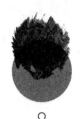

　　脑成像技术已经给意识研究领域带来了重大突破。这些技术揭示了当信息进入意识后脑的活动，以及这些活动与无意识加工过程中脑活动的差异。将这两种状态进行比较就能得到我所说的"意识标志"（signature of consciousness）：一个能证明刺激被察觉到的可靠的标识。在这一章里，我会描述四种意识标志：首先，虽然阈下刺激可以被传送到大脑皮质深处，但是当超越意识的阈限时，这些脑活动会大大增强。随后，大脑活动就会扩散到其他许多脑区，导致顶叶和前额叶回路突然激活，这是标志 1。其次，从脑电图上可以发现，意识通达以一种叫作 P3 的晚期慢波的形式出现，这是标志 2。这个事件电位在刺激出现后的 1/3 秒后才发生，也就是说，意识滞后于外部的世界。最后，通过插入大脑深处的电极来追踪脑活动，我们可以观察到另外两个标志：一个在后期突然出现的高频振荡，为标志 3，以及远距离脑区之间信息交换的同步化，这是标志 4。所有这些事件都为意识加工提供了可靠的标识。

一个人……就像影子一样，我们永远无法看透，因为我们对其没有直接的知识。

　　　　　　　　　　　　　　——马塞尔·普鲁斯特，《追忆似水年华》（1921）

　　马塞尔·普鲁斯特的比喻更新了原来的陈词滥调：思维像一座堡垒。当撤退到我们的心墙之后，避开别人好奇的目光，我们就可以自由地思我所想。意识是一个坚不可摧的避难所，供思维自由徜徉。而与此同时，同事、朋友和配偶却认为我们正在聆听他们所说的话。朱利安·杰恩斯把意识描述为"一个充满无声的独白和先见之明的秘密剧院，一栋装满各种情绪、沉思和秘密的无形大厦，一个充斥失望和发现的无限空间"。科学家们又是如何渗透这个内心堡垒的呢？

　　在短短 20 年时间里，难以想象的事情发生了。在 1990 年，我们的头颅变得可见起来：日本研究者小川诚二（Seiji Ogawa）和他的同事们发明了功能性磁共振成像技术。这是一种强大的、无害的技术，不需要任何形式的注射，就可以使整个脑的活动可视化[1]。功能性磁共振成像利用了脑细胞和血管之间的联结，无论何时，当神经回路的活动增加时，围绕着这些神经元的神经胶质细胞都会从突触活动中感受到这种变化。为了迅速补偿这种能量消耗的提升，它们打开了周围的动脉。2 ～ 3 秒钟之后，血流量增加，带来了更多的氧气和葡萄糖。同时，大量红细胞富集，携带着能运输氧气的血红蛋白分子。功能性磁共振成像的最大本领在于可以远距离探测血红蛋白分子的物理性质，没有携带氧气的血红蛋白相当于一个小磁铁，然而携带了氧气的血红蛋白则不一样。磁共振机器是一个巨大的磁体，经过调整能够探测到磁场中的这些微小变化，因此，可以间接地反映每一块脑组织即时的神经活动。

功能性磁共振成像能毫不费力地以毫米级别的分辨率呈现人脑活动的状态，每秒高达几次。不幸的是，它不能追踪神经元放电的时间进程，但是还有其他技术能在不用开颅的情况下，精确地测定突触放电的时间。脑电图是在20世纪30年代发明的，它是一种很好的记录脑电波的传统方式。经过完善后的脑电图已经成为一项高性能的技术，拥有多达256个电极，能够以毫秒级的分辨率高质量地数字化记录全脑活动。到了20世纪60年代，一项更好的技术诞生了，那就是脑磁图，它能够更精确地记录伴随皮质神经元放电产生的微弱磁波。脑电图和脑磁图记录起来都很简单，只需把小小的电极置于头部，或者在头部周围放置对磁场非常敏感的传感器。

借助功能性磁共振成像、脑电图和脑磁图技术，现在我们可以追踪脑活动的整个过程——视觉刺激从视网膜到达额叶皮质的最高处。这些工具与认知心理学的技术相结合，为研究意识思维开启了新的视野。正如我们在第1章中所述，许多实验刺激提供了意识和无意识状态之间的最佳对比。通过掩蔽和不关注，可以让任何看得见的图像在视野中消失。我们甚至可以将图片设置在临界阈限，使其只能有一半的概率被察觉到，于是被试的表现只在对图片的主观意识上存在变化。在最佳效果的实验中，刺激、任务和被试表现都必须严格控制在相同的条件下。这样的话，意识才是实验操纵的唯一变量，被试在一种情况下报告看见了，而在另一种情况下报告没有看见。

最后剩下的就是检测意识在脑水平上发挥着怎样重大的作用。对于这些影响，哪些特定回路只在有意识的情况下被激活？意识知觉能够引起独特的脑活动、特定的脑波或者振荡吗？如果能找到这些标记的话，就找到了意识的标志。这些神经活动的规律，就像文件中的签名一样，能可靠地证明意识知觉的存在。

多亏了脑成像技术，意识的神秘面纱才最终被揭开。在这一章里，我们将了解一些已经被发现的意识标志。

意识——神经激活的雪崩

在 2000 年，以色列科学家卡莱特·格里尔－斯佩克特（Kalanit Grill-Spector）在特拉维夫市的魏茨曼科学研究所（Weizmann Institute of Science）做了一个简单的掩蔽实验[2]。她让图片快速闪现，只停留非常短的时间，呈现时间在 1/15 秒与 1/18 秒之间变化。图片呈现完后，紧接着出现一个杂乱图像。结果有的图像被试可以觉察到，而有的图像则完全看不见——这些图片分布于意识知觉的阈限之上和阈限之下。被试的报告数据呈现出一条完美的曲线：呈现时间低于 50 毫秒的图像很难被看见，然而呈现时间为 100 毫秒甚至更长时间的图像可以被看见。

随后，格里尔－斯佩克特扫描了被试的视觉皮质，那时扫描全脑还不是非常容易就能够做到的。她观察到一个明显的区别：在早期视觉加工区域里，神经活动与意识无关。不论掩蔽时间有多长，所有的图像都可以激活初级视觉皮质和周围的区域，然而在梭状回和外侧枕颞叶区域的高级视觉皮质中枢，脑活动和意识报告紧密相关。这些区域参与图片分类的任务，比如和面孔、物体、词汇和地点相关的图片，并对它们的外观形成一个稳定不变的表征。这似乎表明，当脑激活达到这种水平时，图像就很有可能被意识到。

差不多在同一时间，我也正在进行一项类似的词汇掩蔽知觉实验[3]。当被试观看闪现时间在阈限之上或阈限之下的词汇时，我的扫描装置可以扫描全脑中被激活的脑区。结果非常明显，甚至梭状回等较高级的视觉区域也能在没有任何意识的时候被激活。实际上那些颞叶和顶叶高级区域参与的相当抽象的脑运算，也能够在阈下执行。例如，识别出"piano"和"PIANO"是同一个单词，或者数字3和单词"three"表示相等的数量[4]。

然而，当超过意识知觉的阈限时，我同样在较高的视觉中枢发现了巨大的变化。这些区域的活动大幅度增强了。在对于字母识别至关重要的区域——视觉词形区，脑激活增强了12倍。此外，额外的一整片区域也被激活了，而这些区域在单词被掩蔽、处于无意识状态时并没有激活。这些区域广泛地分布在顶叶和额叶，甚至深入到位于大脑两半球中线的前扣带回（见图4-1）。

通过测量这些脑活动产生的振幅，我们发现了那些能够区别意识加工和无意识加工的放大因素，在视觉输入通路的各个连续区域间都有所不同。在第一个皮质阶段，即初级视觉皮质，由快速闪过而没有看到的单词引起的激活非常强烈，很容易被检测到。然而当这种活动在大脑皮质中继续传送时，掩蔽效应使反应逐渐衰弱。因此，我们可以把阈下知觉比作海浪。海浪在地平线处赫然耸立，但是当它到达海岸时仅仅舔了一下你的双脚[5]。相比之下，意识知觉更像是一场海啸，或者用雪崩来比喻它更好。因为意识活动似乎在传播过程中积聚力量，就像一个小小的雪块不断聚集着雪，最终形成一场雪崩。

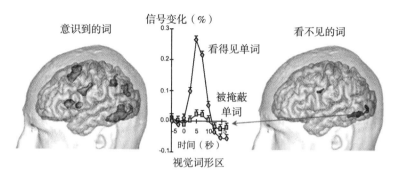

a 视觉刺激下的大脑反应

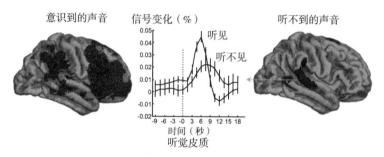

b 听觉刺激下的大脑反应

　　意识知觉的第一个标志是脑区强烈的放电活动，这些脑区包括双侧前额叶和顶叶。经过掩蔽形成的阈下词汇激活了特定的阅读回路，如图 a 所示，但是当同样的词汇被看见时则会引起活动的大幅度增强，并激活顶叶和前额叶。类似地，听觉区域也可以被无意识的旋律激活，如图 b 所示，但是当同样的旋律被意识检测到时，就会引起下顶叶和前额叶皮质等大面积区域的活动。

图 4-1　意识知觉放电过程的信号变化

　　为了证明这一点，我在实验里使单词仅仅呈现 43 毫秒，因此在视网膜中只留下了最小的痕迹。然而激活会持续传递，在有意识条件的试次中，激活还会被不断放大，直到引起许多区域产生主要激活。远距离脑区也紧密关联起来，传入的脑波在所有区域同时达到顶峰又同时开始减弱，这表明它们在交换和强化彼此的信息，直到激活转变为一场势不可挡的雪崩。相比无意识目标，有意识目标中的同步性更强，这也表明关联活动在意识知觉中是一个非常重要的因素⁶。

因此，这些简单的实验揭示了意识活动的第一个标志，即大脑感官活动放大，并且不断积聚力量，最终侵入顶叶和前额叶的多片区域。这个标志模式已经得到重复验证，甚至除了视觉之外，其他感觉形式也是如此。比如说，想象你正躺在嘈杂的功能性磁共振机器里面，通过耳机，你时不时会听到额外的短暂脉冲声。你不知道这些脉冲声已经经过仔细处理，你只能听到其中的一半。这是一种用于比较意识知觉和无意识知觉的理想方式，而且这次是听觉形式上的。结果同样相当明确：无意识的声音仅仅激活了初级听觉皮质周围的皮质，而在有意识条件的试次里，脑活动产生的雪崩放大了早期的感觉激活，并闯入下顶叶和前额叶区域（见图4-1）⁷。

我们再举一个运动动作方面的例子。假设你被要求无论何时看见一个目标就做出反应，而如果在目标出现前看见"别动"的提示就要抑制反应⁸。这是一个典型的反应和抑制任务，你需要在这个以"动"为主导的实验的"别动"试次里用意识去控制自己，来抑制做出"动"反应的强烈倾向。

现在想象一下，一半的试次中"别动"提示出现在意识知觉的阈限之下。你怎么可能对一个没有知觉到的命令做出反应呢？令人惊叹的是，你的大脑勇敢地面对了这一不可能的挑战。即使在阈下试次中，被试的反应也稍稍变慢了一些，这表明大脑无意识地部分调配了抑制的力量（正如第2章所见）。脑成像表明，这种阈下抑制依赖于两个跟运动命令控制相关的区域——前辅助运动区和前脑岛。然而，意识知觉再一次引发了巨大的变化：当看得见"别动"提示时，这两个运动控制区域的活动差不多翻倍了，并扩散到顶叶和前额叶更广泛的神经网络中（见图4-2）。到目前为止，我们对这片顶叶和前额叶的回路应该很熟悉了，**回路突然被系统性激活是意识思维的标志，并**

且可被重复验证 [9]。

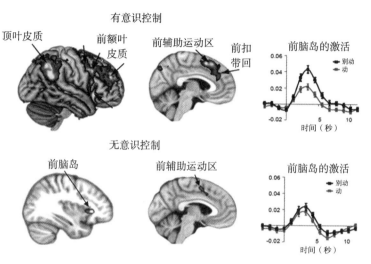

　　一个看不见的"别动"信号被传送到一些特定的脑区，比如前脑岛和前辅助运动区，这些脑区监控和约束我们的动作（右纵列）。当这些同样的信号可以看见时，会激活与自动控制相关的顶叶和前额叶中更多的区域。

图 4-2　有意识控制和无意识控制的行为依赖于部分不同的脑回路

意识通达的时间进程

　　虽然功能性磁共振成像是一个用于确定脑活动发生位置的完美工具，但是它不能精确地告诉我们活动发生的时间。当意识到刺激时，我们不能利用磁共振来测量连续脑区激活的速度和顺序。为了准确地测定意识雪崩的时间，时间精确度更高的脑电图和脑磁图是最完美的工具。只要将一些电极黏在皮肤上或者在头上带上磁传感器，就能让我们以毫秒级别的精确度追踪脑活动。

　　1995 年，我和克莱尔·塞尔让（Claire Sergent）设计了一项严谨的脑电图研究，首次将意识通达的时间进程分离出来[10]。我们追踪那些由相同图像引起的脑变化，这些图像有时会被意识知觉到，有时却完全没有被发现（见图4-3）。我们利用了注意瞬脱现象，其本质是在分心时，人们会暂时觉察不到眼前的刺激。我和塞尔让要求被试识别单词，同时我们还在这个单词之前呈现了另一组同样要求被试报告的字母，以此使他们暂时分心。为了确保记住这些字母，他们不得不暂时集中注意力，结果在很多试次里错过了目标词。为了精确地知道被试错过了多少单词，在每一次呈现刺激后，我们都会要求被试通过光标来报告他们看见了什么。他们可以移动光标来报告自己是根本没有看见单词，还是仅仅瞥见了一些字母、一个单词的大部分或者整个单词。

我和塞尔让调整了所有的参数，直到相同单词可以随意以有意识或无意识的形式呈现。当一切处于完美平衡的状态时，被试在一半的试次里报告完全看见了单词，然而在另一半试次里，他们声称根本没有看见单词。他们的意识报告以"全或无"的方式呈现出差异，即他们要么可以感知到单词，要么完全没看见，但是很少有人报告看到单词的一部分[11]。

与此同时，我们的记录显示，脑也经历了思维的突然变化，间断地从看不见状态跳跃到可知觉的状态。在早期视觉加工系统中，看得见和看不见的单词最初根本不会引起任何大脑活动差异。有意识和无意识的单词在视觉皮质后侧区域引起的脑波和任何视觉刺激所产生的一样，没有任何区别。这些脑波被称作P1波和N1波，前者是正向波，波峰出现在100毫秒附近，后者是负向波，在大约170毫秒处达到峰值。这两种波都反映了视觉信息穿越视觉区的不同层级的过程——这个过程的初始阶段似乎完全不受意识的影响。不论是能够报告单词还是完全看不见它们，被试脑中的激活都同样强烈。很明显，无论后期被试报告看得见还是看不见，单词都进入了视觉皮质。

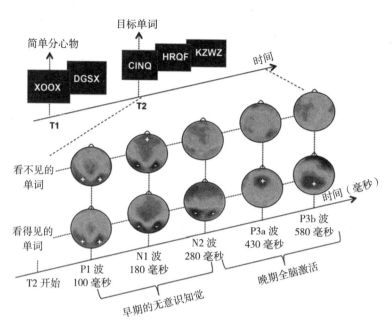

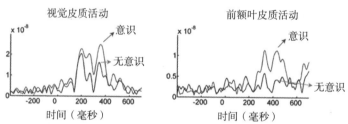

正向慢波提供了意识知觉的第二个标志。在这个实验里，单词在注意瞬脱期间闪现，与此同时观看者被另一项任务分心。结果观看者错过了一半的单词，频繁地报告没看见这些单词。头部表面的脑电波记录追踪了那些他们看见和没看见的单词的去向。最初，两种条件都引发了视觉皮质相同的激活。但是有意识条件和无意识条件的试次在 200 毫秒附近突然变得不同。有意识的单词激活的脑活动增强，且传播到前额叶皮质和许多其他相关皮质，随后回到视觉区。这个全脑激活在头顶产生较高的正电压——P3 波。

图 4-3 头顶和头后部产生的正向慢波

然而在几百毫秒之后，激活规律彻底发生了变化。在单词呈现之后的 200～300 毫秒之间，无意识条件下的试次中的脑活动逐渐消失，然而在有意识条件下的试次中的脑活动却逐渐传到了脑的前部。大约在 400 毫秒时，这种差异变得更大，只有有意识单词才能引起左右额叶、前扣带回和顶叶强烈的激活。半秒钟过后，活动又回归到大脑后侧的视觉区，包括初级视觉皮质。很多研究者已经发现了这种回归波，但是我们还没有真正明白它的意义——也许是维持意识视觉表征的记忆 [12]。

鉴于看得见的试次和看不见的试次所用的原始材料完全相同，从无意识到有意识的转换之快令人惊讶。在刺激出现后的 200 ~ 300 毫秒内，少于 0.1 秒的时间里，我们记录的数据从完全没有差异转变为巨大的全或无效应。虽然当所有单词出现时，在视觉皮质中好像都有相似数量的激活出现，但是在有意识条件的试次里，脑波积蓄力量，冲破额叶和顶叶神经网络的堤坝，突然传播到更广泛的皮质区域。相反，在无意识条件的试次里，脑波被安全地限制在大脑的后侧区域，没有接触到意识思维，因此意识完全不知道发生了什么。

然而，无意识活动并没有立即减弱。大约有半秒钟之久，无意识波在左颞叶持续回荡，这些区域与理解单词的含义有关。在第 2 章，我们知道了当被试没有看见单词时，单词的含义是如何在注意瞬脱中继续被激活的 [13]。这种无意识的解读被限制在颞叶中。只有当这种解读溢出并进入额叶和顶叶更广阔的区域时，才标志着意识知觉的出现。

意识雪崩产生了一个简单的标志，这种标志很容易通过粘在头顶上的电极获得。只有在有意识的试次里，才会有一束足够大的电压波扫过这片区域。这个波起始于 270 毫秒左右，并在 350 ~ 500 毫秒中的某一时刻达到顶峰。这个缓慢而重大的事件被称作 P3，因为它是刺激出现后第三个显著的正向波峰，或称作 P300，因为它一般在 300 毫秒左右出现 [14]。该波仅仅只有几微伏，是 AA 电池电压的 100 万分之一。然而，这股电活动很容易通过现代放大器测量。P3 波是意识的第二个标志，目前各种各样的研究范式已经表明，无论何时，当我们突然有了意识知觉，都能很容易地被记录到 P3 波 [15]。

通过进一步分析电极记录，我们发现 P3 波的出现也解释了为什么实验被试看不见目标词。在我们的实验中，实际上存在两个 P3 波。第一个 P3 波是由最开始的字母串引起的，这些字母串用于转移注意力，并且总是被意识知觉到。第二个 P3 波是在看见目标词时产生的。有趣的是，这两个事件之间存在系统的权衡关系。当第一个 P3 波又长又大时，第二个 P3 波很可能不会出现——在这种试次里被试很可能错过了目标词。因此，意识通达起着一个"推与拉系统"的作用：无论何时，当大脑被第一个字母串占据较长时间，即 P3 波较长时，它就不能同时关注到第二个单词。意识到其中一个似乎就要排斥意识到另外一个。

勒内·笛卡尔如果知道这个结果可能会很高兴。他是第一个提出"我们不可能同时关注很多事物"这一观点的人，他把意识的限制归因于一个简单的机械事实，即松果体在某一时刻只能倾向于脑的一侧。如果不考虑其脑定位的错误，笛卡尔的说法其实是对的，有意识的脑不可能同时经历两种激活，它只能让我们在某一时刻知觉到一个意识"组块"。每当前额叶和顶叶共同参与加工第一个刺激时，它们就不能同时再次参与第二个刺激的加工。关注第一个事件经常会阻止我们知觉第二个事件。虽然有时候我们的确知觉到了它，但是 P3 波被极大地延迟了 [16]。这就是我们在第 1 章所看到的"不应期"现象——第二个目标在进入意识之前必须等待，直到意识思维处理完第一个目标。

滞后的意识

这些发现的一个重要推论是，**我们意识到突发事件的时间大大滞后于现实世界**。我们不仅仅只是有意识地知觉到了周围感觉信号的一小部分，而且知觉到这些信号时至少滞后了 1/3 秒。在这个方面，我们的脑就像一个观察超新星的天文学者。因为光速是有限的，所以来自遥远星球的信息要耗费数百万年才能传到我们这里。类似地，因为大脑积累证据的速度非常迟缓，所以那些我们认为是"现在"的意识信息其实至少滞后了 1/3 秒。当输入信息太微弱，积累证据的过程甚至会缓慢到超过半秒钟，之后该信息才能被意识知觉到。这类似于宇航员的超长曝光摄影，使来自暗星的微弱光线在敏感的摄影底片上聚积[17]。正如我们刚刚得知的一样，当思维被其他东西占据时，意识被延迟的时间可能会更长。这就是为什么你在开车的时候不应该使用手机——即使是一个条件反射般的反应，比如看见前面的汽车尾灯时踩刹车，你的意识思维也会因为被干扰而慢下来[18]。

我们都对注意的局限一无所知，而且没有意识到主观知觉滞后于外部世界这一客观事件。但是在大多数情况下，这并没有什么影响。我们无须意识到自己看见的颜色和听见的音乐都来自半秒钟之前，就可以享受一次美丽的日落或聆听一场交响乐演奏会。当只是被动地聆听时，我们并不关心这些声音发出的准确时间。甚至当需要行动的时候，周围事物的运动通常也足够慢，慢到使我们可以大致做出正确的意识反应。只有当我们尝试以"现实时间"行动时，才会认识到意识有多慢。任何弹过快板乐章的钢琴家都知道，最好不要控制每根纷飞的手指——意识太慢了，无法控制手指的快速舞蹈。为了更好地体会意识的缓慢程度，你可以尝试拍摄一个快速且不可预测的事件，比如蜥蜴伸出舌头，然而等到你的手指按下快门时，你期望捕捉到的事件早已过去了。

　　幸运的是，我们的脑有巧妙的机制来补偿这些延迟。首先，我们经常依赖一个无意识的"自动驾驶仪"。正如勒内·笛卡尔在很久以前观察到的一样，烧伤的手指会在我们意识到疼痛之前就从火旁边缩回去。我们的眼睛和手也经常能配合得很好，这是因为意识之外的一系列快速感觉‒运动回路引导着它们。这些运动回路当然也可以是根据我们的有意识目的建立的，比如我们小心翼翼地用手靠近蜡烛的火焰。但是随后的动作会无意识地进行，远在意识察觉到任何变化前，我们的手指已经以快得惊人的速度朝新的方向移动了[19]。

　　预期是弥补意识延迟的第二个机制。几乎我们所有的感觉和运动区域都包含可以预期外界事件的时间学习机制。当这些事件以一种可预测的形式出现时，这些脑机制就会产生精确的预期，使我们知觉到这些事件发生的时间与真实的时间更加接近。但其中一个副作用是，当一个预期外的事件发生时，比如说一道亮光闪过，我们会错误地知觉其发生的时间。与一个移动速度可预测的小点相比，我们看到的一道快速闪现的光似乎更落后于它真实的位置[20]。这被称为"闪光滞后效应"（flash lag effect），是由于我们总是先知觉可预测的刺激再知觉不可预测的刺激而造成的。这个效应是通往意识思维的堡垒那漫长而蜿蜒的道路的见证。

　　只有当脑的预期机制失效时，我们才会深刻地认识到意识具有漫长的延迟性。如果偶然打翻了一杯牛奶，你会亲身感受到那一刹那，你的意识正在试图追上事情发生的脚步，而自己的行动太慢了。

　　和其他对于身体特点的知觉一样，对错误的知觉实际上也分两步进行，先是无意识的评估，然后紧接着意识启动。设想在一个逆命令任务中，要求你移动双眼——在闪光出现时，眼睛要看向别处。然而通常情况下，当闪光出现时，你的眼睛不会直接回避，而是先被吸引过去，之后才转向别的地方。令人惊奇的是，你可能并没有意识到你最初犯的错误。在一些试次里，你可能感觉到自己的眼睛直接避开了光，而事实上并没有。

脑电图可以监控这种无意识错误在大脑里是如何编码的[21]。在最初的0.2 秒内，大脑皮质对有意识和无意识错误的反应基本是相同的。位于扣带回的自动驾驶系统注意到动作并没有根据所接受的指令进行，于是开始不断放电，传递错误信号，即使这一切还处于无意识状态下[22]。和其他感觉反应一样，大脑最初的反应完全处于无意识状态，所以经常无法被察觉到。然而当我们完全意识到自己的错误行为后，大脑便会产生另一种反应，是一种能从头顶被记录到的强烈正电反应。虽然它已经被赋予了一个不同的名字——"错误相关正电位"（简称 Pe），但是这种反应实际上很难与对感官事件的意识知觉所产生的为人熟知的 P3 波区分开来。因此，行为和感觉似乎是以一种非常熟悉的方式被意识感知到的。这再一次证明 P3 波是评估大脑意识状态的可靠信号——而且这个信号在事件触发后许久才产生[23]。

区分意识与无意识

具有批判性的读者可能仍心存怀疑——我们真正确认了意识通达的独特标志了吗？除了我们所发现的顶叶和前额叶网络中的激活以及伴随的 P3 波，还有其他解释吗？在过去 10 年里，为了控制所有可能的混淆因素，神经科学家们一直致力于改进实验。虽然还没有定论，但是有些精妙的实验已经以令人信服的方式将意识知觉从感觉和运动事件中分离出来。下面让我们来看看这些实验具体是怎么做的。

意识知觉会产生许多后果。每当我们意识到一个事件时，就产生了无数的可能性。我们能通过语言或者手势将其表达出来，也可以把它存储在记忆中，留着以后回忆；我们可以评估它，或者根据它而行动。所有这些过程只能在我们意识到之后实现——于是就很有可能和意识通达混淆。那么，我们在意识试次中观测到的大脑活动与意识通达有什么特殊联系吗？

为了解决这个难题，我和同事们试着将有意识试次和无意识试次配对。根据实验设计，在最初的实验中，我们要求被试在两种情况下都做出相似的行为。例如，在我们的注意瞬脱研究中，被试首先必须记住目标字母，然后再判断他们是不是还看见了一个单词[24]。可以说，要确定被试没有看到单词至少和确定他看到了单词一样难。此外，被试使用同一类动作对"看见"和"没看见"做出反应，即用左手或者右手按键。这些因素都无法解释为什么在"看见"的试次中顶叶和前额叶出现强烈的P3波激活，而在"没看见"的试次中却没有。

然而故意唱反调的人可能会争辩说，看见一个单词会在某一精确的时刻引起一系列的脑活动，而"没看见"的情况就没有这么明显的开始时刻，所以被试必须等到试次的最后才能肯定他没有看到任何东西。那么，这样能否解释两种情况下脑激活存在不同呢？

哈克万·劳（Hakwan Lau）和理查德·帕辛厄姆（Richard Passingham）使用一个巧妙的设计否定了这种可能性[25]。他们的实验以盲视这一神奇的现象为依据。正如第2章中提到的，虽然被试看不见出现时间极短的阈下图片，但这些图片还是能激活皮质，有时甚至能传递到运动皮质。实验结果是，被试对自己否认看见的目标做出了准确的反应，这也是"盲视"这个术语得名的原因。劳和帕辛厄姆非常聪明地使用这种效应平衡了被试在有意识和无意识试次中的客观动作表现，使被试在两种情况下表现出完全"相同"的行为。即使在如此精细的控制下，意识看得见的试次还是与左侧前额叶皮质激活更强相关。这些结果是从健康被试身上获得的，但也在典型的盲视患者 G.Y. 身上出现，而且在有意识的试次中，G.Y. 的顶叶和前额叶区域出现了大规模的激活[26]。

那些唱反调的人胸有成竹地反驳道：你将结果等同来看，但是现在有意识和无意识的刺激是不同的。你能把刺激和反应都等同起来，让"所有"条件都相同，而只让最后的主观意识视觉感受不同吗？只有这样我才会被真正地说服，你发现的的确是意识标志。

这听起来不太可能吗？不是的。以色列心理学家莫蒂·萨尔蒂（Moti Salti）在他的博士论文中和导师多米尼克·拉米（Dominique Lamy）一起完成了这个壮举，从而证实了 P3 波是意识通达的标志[27]。实验技术很简单，只需要依据被试的反应将实验试次进行分类。萨尔蒂将一组线条在屏幕的四个位置上随机闪现，并要求每个被试立刻回答两个问题：（1）线条在哪里闪现？（2）是你看见的还是你猜的？有了这些答案，他便能轻松地给不同的试次分类。其中很多试次是"有意识的、正确的"，在这些试次里，被试报告看见了目标，当然也做出了正确反应。然而，由于盲视的原因，同样存在大量"无意识的、正确的"试次。在这些试次里，被试否认看见了任何东西，但也做出了正确反应。

所以这个实验控制得非常完美：相同的刺激，相同的回答，只有意识水平不同。脑电记录表明，被试在 250 毫秒之前的所有早期脑活动都是完全相同的。两种试次只在一个特征上存在差别，那就是 P3 波。相比于无意识试次，有意识试次的 P3 波在 270 毫秒后，振幅增加了很多。不仅是振幅的区别，就连分布也明显不同，无意识的刺激在顶叶后方产生了一个小小的正波，这个正波大概反映了导致正确反应的无意识过程链；只有意识知觉才会产生一直延伸到左右前额叶区域的激活。

萨尔蒂自己也扮演起唱反调的角色，他在思考能不能这样解释他的结果：无意识试次中的一部分其实是随机反应，而另一部分却产生了正常振幅的P3波。但是他的分析非常干脆地排除了这一替代模型——在无意识试次中，后来确实出现了一个小的P3波，但这个波出现得太晚，波形太小而且时间太短，和有意识试次中的P3波完全不能相比。无意识试次中的P3波仅仅表明，大脑雪崩式的激活刚要开始，但很快就溃散了，在触发全脑的P3波激活前戛然而止。只有当规模结构完整的P3波延伸到双侧前额叶皮质时，才真正表示的是意识知觉所独有的神经活动。

全脑启动

在意识到一些出乎意料的信息时，我们的脑会呈现出一种大规模激活的模式。我和同事们将这种特性称为"全脑启动"[28]。加拿大神经生理学家唐纳德·赫布（Donald Hebb）在畅销书《行为的组织》（*The Organization of Behavior*）中首次分析了神经元集群的活动[29]，我们也深受他的启发。赫布用非常直观的语言，解释了神经元网络如何互相激活并很快产生全脑规模的同步激活——正如一群观众一样，开始只需零星的几声掌声，便会演变成雷鸣般的掌声。就像一场音乐会结束后，情绪高涨的观众会一个接一个地站起来，掌声传遍整个会场，皮质上层的大型锥体神经元将各自的激活传给更多的接收神经元。我和同事认为，当激活的传递量超过阈值并且开始自我增强，即一些神经元激活别的神经元，而那些神经元又将激活信号反馈回来，此时便发生了全脑启动[30]。最终的结果是激活的爆发——互相紧密连接的神经元进入一种能够自我维持的高电位激活状态。赫布称其为不断回响的"神经元集群"。

这一系列现象与物理学家所说的"相变"（phase transition），或者数学家口中的"分歧"（bifurcation）类似，即物理体系状态中出现的突然的、不连续的变化。水冻结成冰的过程就是一个液态转变为固态的典型例子。早些时候，我和同事们在思考意识时，发现相变的概念与意识知觉存在许多共同的特点[31]。和结冰一样，意识也存在一个阈限：短暂的刺激会保持在阈下，而时间稍长的刺激却变得完全看得见。大多数自我放大的物理系统都具有一个临界点，全局的变化或不变都取决于这一点小小的改变。我们推测脑可能也是如此。

进入意识的信息是否在皮质活动中触发了一个全脑规模的相变，使脑区同步为统一的状态呢？如果是这样的话，我们怎么来证明呢？为了证实这点，我和安托万·德尔·库尔（Antoine Del Cul）设计了一个简单的实验[32]。像慢慢降低水的温度一样，我们不断改变图像的某个物理参数，然后检测被试的报告以及客观的脑活动指数是否出现了不连续的变化，是否像经历了剧烈的相变过程一样。

在实验中，我们以一帧，即16毫秒的时间先呈现一个数字，然后呈现一段空白，最后呈现由随机字母组成的掩蔽图片。我们以16毫秒为单位来改变空白刺激呈现的时间。观看者报告了什么？他们的知觉变化是连续的吗？不，它遵循相变的"全或无"模式。当数字和字母之间延迟时间较长时，观看者可以看见数字，但延迟时间短的话，他们只能看见字母，数字被掩蔽了。重要的是，这两种状态之间存在一个明显的阈限。知觉是非线性的，随着延迟时间的增加，看得见的程度并没有平稳地增加，被试并没有报告看见越来越多的数字，而是表现出一个突然的变化——"现在我能看见，现在我看不见"。一个大约 50 毫秒的延迟将看得见的试次和看不见的试次区分开[33]。

以这个研究结果为基础，我们观察脑电记录，调查哪些脑部活动也对掩蔽数字产生了跳跃性的反应。研究结果再一次指向了 P3 波。先前所有的脑活动要么完全不随刺激的变化而发生改变，要么变化方式和被试的主观报告完全不同。

例如，我们观察以 P1 和 N1 波为标志的视觉皮质的最初反应，发现其不受数字和字母之间延迟的影响。这不足为奇，每个试次中都呈现了相同的数字，呈现时间也不变。所以我们看到的是刺激进入脑的第一阶段，这是一个本质上不会变化的阶段，不论最终数字是否被看见。

随后在左右视觉区出现的脑波仍然是以一种连续的方式呈现。在被掩蔽图片打断之前，这些视觉激活的大小与刺激在屏幕上的呈现时间呈正比。闪现的数字可以在大脑中一直被加工到刺激被掩蔽字母打断为止。结果脑波的持续时间以及振幅大小的增加，与数字和字母中间的时间间隔呈严格的正比关系。这个成比例的变化与被试所报告的非线性的全或无体验有着明显出入。这暗示了这些脑波与被试的意识并没有关系。到这一阶段，在被试完全否认看到任何数字的试次中，大脑仍存在强烈的激活。

然而在数字出现后 270 毫秒开始，我们突然记录到了全脑启动的波形（见图 4-4）。脑波在这里突然变得不同，在被试报告看见数字的试次中，激活迅速叠加起来，形成排山倒海之势。这种激活的增加量与掩蔽延迟时间的微小增加不成比例。这直接证明了在动态的神经网络中，意识通达类似于一个相变的过程。

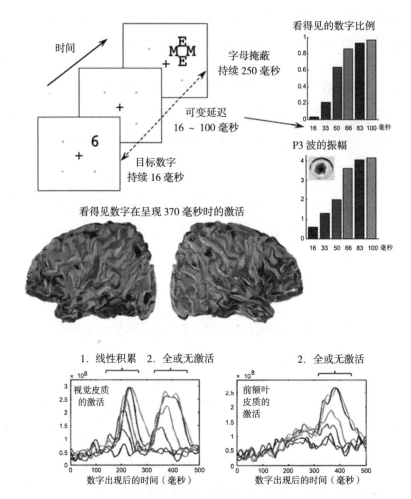

意识知觉在后期的脑活动中产生了一个突然的变化，即物理学家所说的"非线性相变"。在这个实验里，随着一个数字快速闪现，在一段不同时长的可变延迟后，呈现一系列字母对数字进行掩蔽。视觉皮质的激活随着延迟时间的增加而平稳增加，但是意识知觉却并不是连续的，当延迟时间大于50毫秒左右的阈限时，数字突然变得看得见了。后期 P3 波再次作为意识知觉的标志出现。在数字出现后 300 毫秒左右，大脑中包括前额叶在内的几个皮质区域，以一种全或无的方式突然激活，这种激活只在被试看到数字时才会出现。

图 4-4 数字出现后全脑启动的波形

意识所带来的分歧再一次形似 P3 波——一个头顶部的高电位波。这个脑波由一个大回路各节点的同时激活而产生，这些节点位于左右枕叶、顶叶和前额叶的许多区域中。我们的数字最初只呈现在屏幕的一边，但是惊人的是，这种启动完全以一种对称的模式侵入双侧大脑。显而易见，意识知觉可以大规模地增强由最初闪光产生的微弱激活。加工阶段的雪崩在许多脑区同步放电时达到高潮，这标志着意识的发生。

深入意识脑

我们之前提到的实验远不是真实的神经活动事件。功能性磁共振成像和头皮上的脑电记录只展现了潜在大脑活动的冰山一角。尽管如此，最近对意识启动的探索有了新的进展：电极被直接植入癫痫患者脑中，这使我们可以直接观察皮质的活动。在这个方法变得可行后，我的团队便使用它来追踪看得见和看不见的单词在大脑皮质中的命运[34]。我们的成果以及许多其他证据，有力地支持了导致全脑激活的这个雪崩概念[35]。

在一个研究中，我们结合了来自 10 名患者的数据，勾画出单词一步步进入皮质的过程[36]。通过放置在视觉通路上的一个个电极，我们可以通过连续的阶段来监视刺激传递的过程，并以患者反馈是否看见了单词的报告对其进行分类。最初的激活非常相似，但看得见和看不见试次的发展很快产生了不同。大约 300 毫秒之后，差异变得非常巨大。在看不见试次中，激活迅速消散，以至于前额叶几乎没有激活。但是在看得见试次中，激活则被大大增强。在 1/3 秒内，大脑就从只有微小的差异变化为全或无的激活方式。

利用焦点电极，我们可以评估一个有意识的信息能在脑中传播多远。我们所选用的电极位置仅仅是以监控癫痫为目的，因此与研究目标没有特定的关系。尽管如此，大约 70% 的电极受到了意识知觉单词的显著影响——相比之下，只有 25% 的电极受到了无意识知觉单词的影响。因此我们可以得出一个简单的结论：无意识信息仅局限于狭窄的大脑回路内，而有意识感知到的信息则广泛分布于皮质的多个区域内，并且会持续较长时间。

颅内记录也为研究皮质活动的时间模式提供了一个独特的视角。电生理学家通过脑电图中的信号区分出不同的波形。清醒的脑产生各种各样不同的脑波，这些脑波一般通过其频率进行大致分类，传统上用希腊字母表示。脑波可以分为 α 波（8 ～ 13 赫兹）、β 波（13 ～ 30 赫兹）和 γ 波（30 赫兹以上）。当一个刺激进入大脑时，它会扰乱现有的脑波，可能会减少或者改变现在的脑波，也可能将刺激本身的新频率加入脑波中。分析数据中脑波的变化，又为我们研究意识启动的标志打开了新的窗口。

当给被试呈现一个单词时，不管他们是否看得见，我们都发现大脑中 γ 波的活动有所增加。在单词出现后最开始的 200 毫秒内，大脑在这个高频波段的电波活动增强，这反映了典型的神经元放电活动。但是当单词看不见的时候，这一股 γ 波随后消失了，而在单词看得见的时候却持续了下去。在 300 毫秒时，一个全或无的区别出现了。拉菲·马拉克（Rafi Malach）和他的同事们在魏茨曼研究所也观察到了同样的现象（见图 4–5）[37]。在刺激呈现之后大约 300 毫秒左右的时间里，γ 波大幅增加，这成了意识知觉的第三个标志。

这些结果进一步揭示了一个古老的假设，即 40 赫兹波段在意识知觉中起着作用。早在 20 世纪 90 年代，已故的诺贝尔奖得主弗朗西斯·克里克，与克里斯托夫·科赫都推断 40 赫兹，即每秒 25 下脉冲的波段可以反映意识活动，这个波段反映了皮质与丘脑之间的信息流动和交流。现在我们知道，这个假设是很有力的，即使是无意识的刺激也能产生高频活动，而且不局限于40赫兹，而是整个 γ 波段[38]。确实，我们也不必为有意识和无意识加工都伴有高频活动而感到惊讶，因为这样的激活普遍存在于任一组活动的皮质神经元中，只要存在抑制信号，神经元便会放电，进而产生这种高频率的波动[39]。但我们所做的实验表明，这种活动在有意识状态下被大大增强了。意识知觉的标志不是 γ 波，而是后期这一波段信号强度的放大。

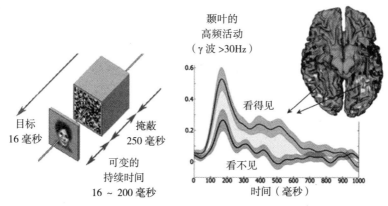

有意识地知觉到一张闪现的图片，从而产生的一长段高频活动，便是第三个意识标志。在极少的癫痫患者案例中，电极被放置在皮质表面，在此收集到了由闪现图片产生的雪崩式活动。当观察者没有看见图片时，只有短暂的高频波穿过腹侧视觉皮质。但是一旦他们看见图片，雪崩式的激活则自我放大，直到产生一个全或无的启动。意识知觉的特征是一段持续的高频电活动，它标志着局部神经回路的强有力激活。

图 4-5　颞叶的高频活动电波变化

全脑激活的意识网络

为什么脑会产生同步的神经振荡？或许是因为同步能促进信息的传递[40]。在脑皮质广阔的神经元森林中，数以百万计的细胞随机放电，很容易就会丢失一小丛激活的神经元。但是如果它们一齐发声，那么它们的声音就更有可能被听到并传播下去。兴奋的神经元往往会集体协同放电，以便传送重要的信息。本质上，同步为相距遥远的神经元之间的交流打开了一条渠道[41]。一同振荡的神经元拥有能够互相接收对方信息的同样的机会。从微观角度来看，研究者在宏观水平上记录到的同步现象，可能表明了成千上万的神经元正在交换信息。其中对于意识体验尤为重要的可能是那些不局限于两个局部区域，而是跨越皮质多个遥远区域的信息交流，它们组成了全脑规模的集群。

同意这一观点的数个团队观察到了**跨越整个皮质的巨大的同步电信号，这是意识知觉的第四个标志**[42]。这个效应也是在较晚的阶段出现的。在图像出现后300毫秒，许多远处的电极开始同步，但这只发生在图片被意识到的时候（见图4-6）。看不见的图像只能产生短暂的同步，并且产生的位置仅限于脑的后部，而脑在这些部位进行的是无意识加工。与此相反的是，意识知觉包括了长距离的交流以及大量被叫作"脑网络"的交互信号[43]。这个脑网络建立的频率在不同的研究中各不相同，但通常是 β 段的低频区（13 ～ 30 赫兹）或 θ 段（3 ～ 8 赫兹）。大概这些缓慢的载体频率最便于填补位置相隔几厘米的神经元之间的信息传递所产生的显著延迟。

我们依然无法准确理解跨越时空分布的无数神经元放电是如何编码意识表征的。越来越多的证据表明，频率分析尽管是一种有效的数学技术，却并不是全部的答案。大多数时候，脑并不真的是以一个准确的频率振荡。相反，神经元活动以宽频模式振荡，这种模式有盛有衰，辐散许多种频率，但又以某种方式保持着不同脑区之间的远距离同步。另外，频率内部之间倾向于"相互嵌套"，相对于稍低频率的波动，高频波会在可预测的时刻突然减弱[44]。我们需要新的数学工具来理解这些复杂的模式。

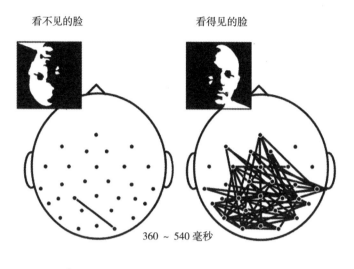

看不见的脸　　　　　看得见的脸

360 ~ 540 毫秒

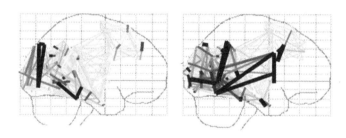

看不见的单词　　　　看得见的单词

　　许多相隔遥远的脑区间互相同步，形成了一张全局的"脑网络"，由此产生了第四个意识标志。在看见一张面孔后（图片上部）大约 1/3 秒，脑电信号同步了（其中每一条线代表一对高度同步的电极）。γ 波段上的高频波（高于 30 赫兹）同步振荡，表明这些潜在区域正在通过一个连接网络进行高频交流。与此相类似，在有意识知觉单词的试次中（图片下部），因果关系表明了远距离皮质间产生的巨大的双向同步性明显增强。而当被试没有看见人脸或单词时，只出现中等的局部同步。

图 4-6　意识知觉的第四个标志

　　我和同事们曾在脑记录中运用了一个有趣的工具，叫"格兰杰因果分析法"（Granger causality analysis）。在 1969 年，英国经济学家克莱夫·格兰杰

（Clive Granger）发明了这种方法，用来决定两个有时间先后的数据——比如两个经济指标，它们的关系是否为其中一个"导致"了另一个。最近，这个方法被扩展运用到了神经科学领域。大脑内部的连接非常紧密，因此确定其中的因果关系是一个至关重要且富有挑战性的问题。激活过程是自下而上地从感受器传递到皮质的高级整合中心吗？亦或仍然存在着一种至关重要的自上而下的成分，其中高级区域向下传递了塑造意识知觉的预测信号？从解剖学上来讲，自下而上和自上而下的通路遍及大脑皮质。大部分长距连接都是双向的，并且自上而下的投射数量通常远远超过自下而上的数量。我们对于大脑采用这种分布方式的原因依然一无所知，也不了解这种分布是否在意识中发挥了作用。

格兰杰因果分析法使我们对这个问题有了一些了解。在使用这种方法时，对于给定的两个时间信号，我们需要探寻其中一个是否先于另外一个，并预测其未来值。根据这个数学工具，如果用信号 A 过去的状态解释信号 B 现在的状态，要比单独用信号 B 过去的状态解释现在的状态更好的话，那么信号 A 就被认为是信号 B 的"原因"。请注意，在这个定义中，我们没有排除双向的因果关系，当 B 影响 A 时，A 可能也在影响着 B。

当我和同事们把格兰杰因果分析法运用到颅内记录时，我们发现它能阐明意识启动的动力学[45]。尤其是在有意识知觉的试次中，我们在脑中观察到了不断增加的大量的双向因果关系。这种"因果爆炸"同样是在 300 毫秒左右的瞬间出现的。那时，我们记录的绝大部分位点都被整合进了一个巨大的纠缠性的关系网中，它们最初按行进的方向运行，从视觉皮质到前额叶，但也会按颠倒的自上而下的方向运行。

行进波符合我们的一种明显的直觉，即感觉信息必须跨过皮质区域的层层等级，从最初的视觉皮质直到对刺激物越来越抽象的表征。但是关于相反的下行波我们又了解些什么呢？我们既可以把它理解成增强接下来活动的注意信号，也可以理解成一个确认信号，即简单地确认输入信息与当前高层级区域的解释是一致的。包容性最强的一种解释是大脑被分成一个"分布式吸引子"——一个大规模的被激活的脑区在短时间内会产生一个持续的反射活动状态。

在无意识的试次中，从来都没有发生过这种事情，大脑网络从未被激活过。只有短暂的相互因果关系发生于腹侧视觉皮质，而且持续时间并未比300毫秒长多少。非常有趣的是，这个阶段是由自上而下的因果信号所主导的。这看起来就像大脑前部的区域在拼命地质问感觉区域。由于无法以一致的信号做出反应，意识知觉也就无法产生。

引爆点

现在让我来总结一下到目前为止得到的结论。一波神经活动促使皮质超过其激活阈限从而产生了意识知觉。一个有意识的刺激会引发神经活动雪崩式的自我增强，最终使许多区域都陷入纠缠复杂的状态。刺激发生后接近300毫秒时，开始产生意识，而在这个阶段，脑前区收到自下而上传来的感觉输入信息，与此同时，这些区域也会以一种自上而下的方式向许多分散区域传递大量的投射信息。最后一个结论是，脑网络的同步区域在各个方面给予了我们诸多关于脑意识的标志：分散式激活——尤其是在额叶和顶叶部分，γ波段放大后产生的P3波以及大量长距离的同步现象。

雪崩及其引爆点的隐喻帮助我们解决了"究竟在哪个时刻脑中发生了意识知觉"这一问题中的部分争议。和许多同事得出的数据一样，我自己的数据也指向一个迟发性现象，它在视觉刺激后接近 1/3 秒的时候发生。而其他实验者发现，有意识与无意识试次之间产生区别的时间远早于此，有时竟早至 100 毫秒[46]。是他们错了吗？不是。只要测量的敏感性足够高，是可以检测到在全面激活前脑活动的细微变化的。但是这些差别是否就已经是一个意识脑的标志了呢？答案是否定的。首先，这些差异并非总能被检测到，尽管现在已经有相当多优秀的实验在看得见与看不见的试次上使用完全相同的刺激物，但结果显示，只有迟发性激活与意识知觉相关[47]。其次，早期变化与意识报告并不相符，比如在掩蔽阶段，早期事件相关电位与刺激持续时间呈线性增长，而主观上的意识知觉呈非线性变化。最后，除了大量无意识激活外，早期事件相关电位在有意识试次上只有少量的放大[48]。这样微小的改变是无法满足要求的，也就是说在无意识试次中，尽管有大量的激活，但被试却报告没有任何意识知觉。

那么，为什么在有些实验中早期视觉活动可以预测意识呢？大概是因为上行活动中随机的放电波动增加了大脑突然爆发并进入全面激活状态的可能性。通常情况下，正波对意识知觉起着决定性的作用——正如一个雪球可以引发全面的雪崩，或是一只蝴蝶能引发灾难性的飓风。雪崩是一个可能性事件，而非必然性事件，同样，能最终产生意识知觉的大量脑活动也并非完全具有确定性，同样的一个刺激有的时候可以被知觉到，而有的时候则不能。那是什么导致了这样的差异呢？神经元放电时产生的不可预见的波动有的时候与到来的刺激相符，而有的时候则不同。当我们将成千上万个产生或未产生意识知觉的试次进行平均计算后，这些细小偏差就会变成显著的统计学效应。在其他一切条件匹配的情况下，产生意识知觉的试次中最初的视觉激活只比没产生意识知觉的试次中的视觉激活大了一点点。对此，我们可以得出这样的结论，如果说脑在最初的阶段早就有了意识，那就如同说"第一个雪球就已经是雪崩"一样错得离谱了。

有一些实验甚至在视觉刺激呈现之前就探测到了与意识知觉相关的信号[49]。现在来看，这一点就更加奇怪了，因为脑的活动是如何对一个在几秒后才出现的刺激产生意识知觉信号的呢？这是预知的例子么？很明显，这不可能。总的来说，我们所目击的只不过是一个事先准备的状态，而这个状态更有可能引起意识知觉的全面"雪崩"。

请记住，脑的活动是在持续变化的。有些波动能帮助我们知觉到所需的目标刺激，而另外一些则阻碍我们专注于当前的任务。现在的脑成像技术已经足够敏锐，能够捕捉在刺激出现之前皮质开始知觉的准备信号。因此，如果把平均时间向后推移到意识知觉刚刚发生的时刻，我们就会发现，这些早期活动是作为之后意识出现的部分预报器而产生的。因此，它们还不是意识状态的要素。意识知觉似乎是在稍后出现的，即之前的准备和即将到来的刺激结合后共同引发大脑全面的激活。

这些观察结果指向了一个非常重要的结论——我们必须学会把仅仅"与意识相关的东西"和真正的"意识标志"区分开来。尽管对意识体验的脑机制的探寻常常被描述成寻找和意识相关的神经元，但这个措辞是不恰当的。相关并不是因果，因此仅仅只有相关是不够的。太多的脑活动与意识知觉是相关的——正如我们刚刚所见，先于刺激出现的波动在逻辑上并不能被认为是在为这即将出现的刺激进行编码。我们所寻找的不仅仅是脑活动与意识知觉在数据上的相关性，而是一个系统的意识标志，无论何时，只要意识知觉出现，这个标志就会出现，而在意识知觉没有出现时它就绝不会出现。并且，这个标志对被试报告的所有主观体验都进行编码。

解码有意识的思维

现在我再来扮演一下抬杠者的角色。全面的激活会不会仅仅是我们觉察到某些东西时就会响起的警报，或者汽笛？它会不会与意识思维的细节并不存在具体相关？它会不会只是全面兴奋中的一部分，而与主观体验的真正内容毫无关联？

脑干和丘脑中许多通用的核团好像确实可以对需要注意参与的时刻进行标注。比如蓝斑，它是位于脑干下的一个神经元簇，当发生需要紧张关注的事件时，它可以把一种特别的神经递质——去甲肾上腺素传递到皮质的大片区域。去甲肾上腺素很可能是伴随着令人激动的事件而爆发的，这一事件就是我们开始意识到视觉所知觉到的对象，有些人认为，这正是我们在意识产生期间在头皮上观察到的 P3 波所反映的状态[50]。去甲肾上腺素神经元的放电与意识并不存在独特的关联。它可能构成了非特异性信号，这对于提高我们的整体警觉至关重要，但是缺乏一种能形成意识精神生活构造的精细特质[51]。把这样的脑活动叫作意识的媒介，就好比把周日报纸落在门阶上所发出的声音与传递新闻的实际文本混为一谈。

那么，我们应该如何把真正的意识编码和伴随它的无意识附加物区分开来呢？原则上来讲，答案很简单。**我们必须搜寻脑中可解码的神经表征，它的内容和我们的主观意识具有 100% 的相关性**[52]。我们所寻找的意识编码应该记录了被试的所有体验，并且其包含的细节和人们知觉到的一样。意识编码对于自己所遗漏的特征应该毫不敏感，即使这些信息确实进入了感官。相反地，即使这个知觉只是幻觉或者错觉，它也应该会对意识知觉到的主观内容进行编码。它还会保存我们对所知觉到的相似物体的主观感觉——在看见菱形和正方形时，我们会把它们看作形状不同的两个图形，而不是把它们当成相互旋转后的版本，这就是脑的意识表征。

意识编码应该是高度稳定的。当我们觉得世界是稳定的时候，它应该是纹丝不动的。而当我们认为世界在发生变化时，它也应该立刻发生变化。这个标准严格限制了我们对意识标志的寻找，因为它几乎完全排除了所有的早期感觉脑区。当沿着走廊前进时，墙会在我们的视网膜上投射出持续变化的影像，但我们却对这种视觉运动视而不见，并将它知觉为一个固定的房间。

在早期视觉区域，运动是无处不在的，但在我们的意识中却不是这样。我们的眼球会以每秒 3 ~ 4 次的频率转动，因此在视网膜以及大多数视觉区域，周围世界的影像是前后不断摇晃的。幸运的是，我们并不知道这些令人恶心的眩晕的存在，我们的知觉仍然保持着稳定。即使在我们盯着一个运动的目标时，也并不会知觉到其背景在向反方向滑动。因此在大脑皮质，我们的意识编码也同样是稳定的。多亏了内耳的运动传感器以及运动指令所产生的预测，我们才可以忽视自己的运动，并将环境知觉为一个稳定不变的存在。只有当这些预测运动信号被忽略了，比如当你用手指轻轻地拨动自己的眼球使其运动时，这个世界才会被看成是运动着的。

我们的运动会引起视觉移动，这只是大脑编辑意识的众多线索之一。还有其他许多特征将意识世界与到达感官的模糊信号隔离开来。比如，在看电视时，电视上的图像以每秒 50 ~ 60 次的频率闪烁，记录显示，这个隐藏的节律会进入初级视觉皮质，在这里，神经元也以同样的频率闪烁[53]。幸运的是，我们并不会知觉到这些节奏性的闪现，呈现在视觉区域的细密的时间信息会在进入意识之前就被过滤掉。初级视觉皮质还编码了非常细密的网格线，但我们也看不见它们[54]。

然而，我们的意识并不是近乎失明的，它是一个可以戏剧般地增强和转换传入图像的活跃观察者。在视网膜上，皮质加工的最早阶段，视觉的中心相较于边缘被大幅度地扩展，更多的神经元在关注着注视的中心而不是周围环境。我们既不是通过一个巨大的放大透镜来知觉世界，也不是在决定看一张面孔或一个单词时突然体验到视觉中心的放大。意识在不停地维持着知觉的稳定性。

关于最初感官数据与相应的意识知觉之间的巨大差异，我们最后再举一个例子，那就是颜色。在注视范围之外，视网膜只包含了极少数对颜色敏感的视锥细胞，然而我们在视觉边缘区域并非是色盲。我们并没有走进一个黑白世界，不会在每次盯着某个物体时，由于发现它有色彩而感到惊奇。相反地，我们的意识世界充满色彩。更有甚者，每个人的视网膜都有一个叫作"盲点"的巨大缺口，这个点位于视神经消失的地方。而幸运的是，我们所看到的世界的图像上，并不会有一个黑洞。

所有这些主张证明了早期的视觉反应并不包含意识编码。在大脑解决知觉性的拼图问题并拼凑起对世界的一个稳定看法前，还要进行大量的加工。这可能是意识标志会这么晚才出现的原因，大脑皮质可能需要至少1/3秒，才能看透所有随意的拼图碎片，并组合起对世界的一个完整表征。

如果这个看法是正确的，那么这个迟来的脑活动应该记录着全部的意识体验，即一个对我们想法的完整的编码。如果可以阅读这段编码，那么我们将能充分了解任何人的内心世界，包括其主观性和错觉。

这样的预想是科幻小说吗？那倒不一定。神经科学家基安·基罗加（Quian Quiroga）与其以色列同事伊扎克·弗里德（Itzhak Fried）和拉菲·马拉克（Rafi

Malach）已经通过选择性地记录人脑中单个神经元的活动，打开了意识知觉的大门 [55]。他们发现特定的神经元只对特定的图片、地点或人物做出反应，且只有当意识知觉发生时才被激活。这为反驳非特异性解释提供了决定性的证据。在全面激活的过程中，大脑并非发生全局兴奋。相反地，其实是非常精确的一套神经元在活动，其轮廓准确地塑造着意识的主观内容。

怎样记录大脑深处的神经元活动呢？我之前就提到过，现在神经外科医生通过将一系列电极植入癫痫患者的颅内来监控其健康状况。通常来说，这些电极较大，并不能有区别地记录成千上万的细胞。但是在前人的工作基础 [56] 上，神经外科医生伊扎克·弗里德发明了一个有许多微小电极的精妙系统，这些电极可以专门记录单个神经元的活动 [57]。正如其他许多动物一样，在人脑中，皮质神经元交换着不连续的电信号，它们被称作"锋电位"，之所以这样命名是因为它们在示波器中显示为一段大幅的电位差。典型的被激活的神经元每秒释放几个锋电位，它们沿着轴突快速传递到当前以及远处的目标位置。多亏弗里德勇敢地做了这个实验，才使得我们可以在患者完全清醒、生活正常的情况下，数小时甚至数天地记录一个特定的神经元释放的所有锋电位。

当弗里德与其合作者将电极置入前颞叶后，立刻获得了令人瞩目的发现。他们发现单个神经元竟然可以选择性地对某张图片、某个名字，甚至某个概念做出反应。他们把大量的带有人脸、地点、物体和单词的图片轰炸般地呈现给患者，结果发现通常只有一两张图片能激活某个特定的细胞。比如，有一个细胞只对带有比尔·克林顿的图片放电，而对其他人物没有反应 [58]。多年来，我们发现，人类神经元可以选择性地对丰富的图片进行反应，这些图片包括患者的家庭成员，如悉尼歌剧院或白宫等著名的地点，甚至是电视名人，如詹妮弗·安妮斯顿（Jennifer Aniston）。显然，书面语也能够激活这些神经元——同一个神经元可能既对单词"悉尼歌剧院"放电，也能对其所表示的著名地标放电。

当我们盲目地把一个电极插入脑中，随机记录一个神经元时，却能发现一个"比尔·克林顿细胞"，这真是迷人。这个结果意味着在任何特定的时间，成千上万个这样的细胞都在对我们看见的情景进行放电反应。同时，前颞叶神经元对人物、地点以及其他难忘的概念形成了分布式的内部编码。每一张具体的图片，比如克林顿的脸，都引发了神经元的激活与未激活的独特模式。这种编码非常准确，我们甚至可以训练电脑通过查看哪些神经元在放电而哪些毫无反应来猜测这个人正在看什么[59]。

显然，这些神经元高度特异于当前的视觉情景，因此也具有高度的稳定性。它们的放电所反映的并不是全脑唤醒的信号，也不代表各种各样的变化细节，而是当前图片的要点。这正是我们希望找到的那种编码意识思维的稳定表征。那么这些神经元是否与意识思维有什么关联呢？是的。至关重要的是，在前颞叶区，许多神经元只有在有意识地看见某张图片时才放电。在实验中，图片都被看不见的图像掩蔽了，并且快速闪过，以致其中大部分对我们来说都是看不见的[60]。在每一个试次中，无论患者有没有辨别出图片，他都要报告。大多数细胞正好在患者报告看见了图片时发出锋电位。有意识和无意识试次中的视觉呈现完全是一致的，但是细胞放电反映的却是个人的主观知觉而非客观刺激。

图 4-7 显示了某个细胞被一张世贸中心图片激活而放电的情况。只有在有意识试次中神经元才会放电。每当被试由于图片被掩蔽无法识别而报告没看见任何东西的时候，神经细胞也相应地保持着绝对安静。而在完全同样的图片固定呈现一段时间时，对于固定数量的客观物理刺激，主观感觉仍然起到重要的

作用。把图片的持续时间设置为觉知阈限时，被试在一半的试次中报告说看见了图片——这时细胞发放的锋电位与意识知觉试次中出现的相吻合。细胞的放电是可以重复的，因此有可能通过被观察到的锋电位个数来区分看得见与看不见的试次。简而言之，**思维的主观状态可以通过脑的客观状态进行编码。**

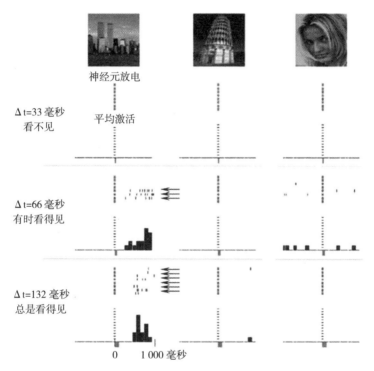

单个神经元追踪我们意识知觉的对象时，只有当有意识地知觉到一张具体的图片时它们才放电。在这个例子中，前颞叶中的一个神经元非常敏感地对世贸中心图片放电，但事实上只在这张图片被有意识地看见时，神经元才会产生放电的现象。随着呈现时间的增加，意识知觉到的频率也会变高。只有当个体报告看见图片时，即图中用箭头标记出来的试次里，神经元才会发生放电的现象。这个神经元的放电是选择性的，对其他图片并不会放电，比如一张带有面孔或是比萨斜塔的图片。这一神经元的迟发性以及持续性放电，标志着意识的某种特定内容。当无数个这样的神经元一起放电时，就对所看见的事物进行了编码。

图4-7 单个神经元细胞激活示意图

如果前颞叶细胞对意识知觉进行编码，那么它们的放电应该与意识是"如何"被操纵的无关。事实上，弗里德和他的同事们发现，这些神经元的放电与范式中的意识知觉有关，而和图片掩蔽无关，比如双目竞争范式。如果把克林顿的脸的图片呈现在被试的一只眼前，"比尔·克林顿细胞"就会放电；但如果把另一张竞争性的棋盘格图片呈现在被试的另一只眼前时，神经细胞就会立刻停止放电，迫使克林顿的图片从视野中消失[61]。虽然克林顿的图像仍旧停留于视网膜上，但因竞争性图片的出现而被主观隔绝，激活也无法到达产生意识的高级皮质中心了。

通过分别平均计算有意识与无意识试次，基安·基罗加和他的合作者们对我们现在熟知的激活模型进行了重复实验。无论任何时候，当一张图片被有意识地知觉到后，大约在1/3秒后，前颞叶细胞就会开始激烈地放电，并持续一段时间。由于不同的图像激活不同的细胞，这些放电过程所反映的不仅仅是大脑的觉醒程度。相反地，我们见证的是意识的内容。活跃与不活跃细胞的模式形成了对主观知觉到的内容的内部编码。

这种意识编码被证明是稳定并且可重复的。无论何时，只要患者想起比尔·克林顿，同一个神经细胞就会放电。事实上，不需要任何客观的外部刺激，仅仅是对前总统的图片进行想象就足以激活神经细胞。前颞叶的大多数神经元对真实和想象的图像具有同样的选择性[62]。记忆回想同样也能激活它们。当患者在看《辛普森一家》的视频时，有一个细胞放电了。此后，每当这个患者回想起那段电影片段时，即使是处于完全的黑暗中，这个细胞也会再次放电。

虽然单个神经元会追踪我们所想象的和知觉到的图像，但我们却不能下结论说，单个神经细胞就足以引发意识思维，因为意识信息可能分布在无数的细胞内。请想象一下，数百万的神经元广泛分布于联合皮质，而每一个神经元都负责编码视觉场景的一个片段。它们的同步性放电形成了宏观的脑电位，强烈到足以被放置在颅内甚至颅外的传统电极捕捉到。远距离的单个细胞放电无法被探测到，但是由于意识知觉需要调动巨大的神经细胞群，因此在某种程度上，我们可以根据视觉皮质释放的电位做出地形图，来确定一个人是否看见了一张面孔或者一栋建筑[63]。同样地，一个人在短时记忆中保存的项目的位置甚至数目，也可以通过顶叶皮质缓慢产生的脑电波模式来确定[64]。

由于意识编码很稳定并能保持相当长的时间，所以即使像功能性磁共振成像这样对上百万神经元进行平均计算的粗糙方法也能解译它。在最近的一个实验中，当患者看了一张人脸或者一幢房子后，腹侧颞叶的前部出现了明显的激活模式，这足以判断出他看见了什么[65]。在其他许多试次中，这个模式都会稳定地出现，而在无意识试次中，则从来没有出现过这种可重复的激活。

想象一下，你被缩小成亚毫米大小，然后被送入皮质内。在那儿你将被成千上万的神经元放电所包围。你如何确定究竟是哪些锋电位编码了意识知觉的对象？你需要使用三个明确的特征去寻找一系列的锋电位：跨时间的稳定性、不同试次的可重复性、表面不断变化而内容完整不变。比如，位于顶叶中部皮质的一个高级整合区域——后扣带回就符合这些标准。在此，视觉刺激唤醒的神经活动会和物体呈现的时间一样长久，即使当视线已经不再关注物体时，依然如此[66]。此外，这个区域的神经元会根据外界物体所在的位置做出调整，即使当我们四处浏览，它们的放电水平仍然保持不变。这一点意义重大，因为当眼动发生时，整个视觉图像在初级视觉皮质上是滑动的，然而不知怎么地，当它们进入后扣带回时，图像却变得稳定了。

恒定位置细胞所在的后扣带回，与靠近海马的被称作海马旁回的区域有紧密的关联，"位置细胞"就是在海马旁回被发现的[67]。无论何时，当一个动物处于某个确定的空间位置时——比如在一个熟悉的房间的西北角落，这些神经元就开始放电。虽然感官线索不断变化，但是位置细胞能保持高度不变，甚至当动物在漆黑中四处游走时，它们仍能维持带有空间选择性的放电。有趣的是，这些神经元是对动物自己"认为"自己所在的地方进行明确的编码。有实验显示，如果突然转变地板、墙和天花板的颜色，使得老鼠好像被"传送"到了另一个熟悉的房间时，海马的位置细胞会在两种解释之间短暂地振荡，然后进入对虚假房间的神经冲动模式[68]。这个区域的神经信号解码非常高级，我们甚至可以从神经细胞的集体放电模式中分辨出动物的位置，或者动物认为自己所在的位置。这甚至在睡眠时也可以做到，此时空间轨迹仅仅是通过想象得到的。在未来几年里，破解人脑中类似的编码思维的抽象代码，似乎并不是那么遥不可及。

总的来说，神经生理学如今已经在破解意识体验的奥秘上取得了重大突破。在意识知觉的过程中，在脑的多个区域可以记录到根据特定的图片或概念所产生的独特的神经活动模式。只有当被试报告知觉到图片时，这些细胞才会被强烈激活，无论图片是真实的还是想象的。每个有意识的视觉场景都被一个可重复的神经活动模式所编码，只要被试可以看见这一场景，该模式就可以在半秒或更长的时间内保持稳定。

现实与幻象

结论就这样成定局了吗？我们对于意识的神经标志的研究已经迎来了一

个圆满的结局了吗？并非如此。还有一个准则必须遵守：一个真正的意识标志，仅在有相应意识内容时才出现脑活动是不够的，还必须确定地"让"这个内容进入我们的意识。

这个预测非常简单：如果我们设法诱导出一种特定的脑活动，应该就能够引发相应的意识状态。如果一个类似《黑客帝国》中的刺激物可以在我们的脑中重现上次看日落时所产生的神经活动的精确状态，我们就应该可以清晰地看到一个和原来的体验难以区分的日落幻象。

这样去重现脑活动可能听起来有些牵强，但事实并非如此，其实它每晚都在上演。做梦时，我们平静地躺着，思绪却在飞翔，这只是因为我们的脑激活了有组织的锋电位，从而引发了栩栩如生的意识内容。在大鼠实验中，大鼠睡眠时的神经活动记录表现出了与它先前体验内容相关的脑皮质和海马的神经活动模式[69]。人类实验中，被试在觉醒前几秒时皮质区域的活动可以预测他们所报告的梦境的内容[70]。比如，当神经活动集中在专门负责加工面孔的区域时，我们可以预测，做梦者的梦境中有其他人出现。

这些精彩的发现证明了神经活动和意识活动的联系，但并不能确定二者之间的因果关系。试图证明一种脑神经活动模式可以引起一种意识活动，是神经科学研究者面临的最困难的问题之一。事实上我们所有的非侵入式神经成像技术都只能验证相关关系，而不能验证因果关系——这些技术都是被动地观察脑活动和意识活动之间的联系。然而，有两种特殊的方法可以安全地对大脑施加刺激，所使用的技术都是无害且可逆的。

以健康被试为实验对象，通过使用经颅磁刺激技术，可以从外部激活大脑。这项技术开发于 20 世纪初期[71]，之后被现代科技加以改进[72]，现在被广泛应用（见图 4-8）。它的工作原理如下：一组蓄电池向置于脑顶的线圈瞬间传入强电流。这股电流引发穿透头部的磁场，并在皮质下的最佳位置放电。安全指南会确保这项技术的无害性，它只会让人听见一个点击声，偶尔伴随着一次不舒服的肌肉抽动。实际上，运用这种技术可以在精确的时间内刺激脑的任何皮质区域。

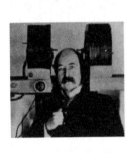 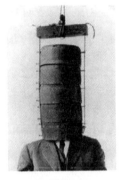 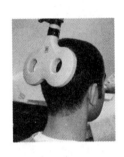

a S.P. 汤普森　　　　　　b 早期的经颅磁刺激技术　　　c 当今的经颅磁刺激技术

经颅磁刺激技术可以被用来干扰人脑的活动，引起意识体验上的变化。这项技术由 S.P. 汤普森（S.P.Thompson，1910，图 a）、C.E. 马格努森（C.E.Magnusson，1911）和 H.C. 史蒂文斯（H.C.Stevens，1911）发明。早期的经颅磁刺激技术如图 b 所示，现在该技术的使用变得越来越简单，并且价格也越来越便宜（图 c）。短暂的磁场会在皮质内部产生一股电流，这可能会干扰正在进行的知觉体验，甚至引起错觉，比如看见一道闪光。这些实验证明脑活动和意识体验之间存在因果关系。

图 4-8　经颅磁刺激技术激活大脑

为了得到更好的空间精确性，另外一种方法是用植入脑内的电极刺激神经元。这个办法当然只对癫痫、帕金森病或运动功能障碍患者等经常需要植入头皮内电极的人可用。经过患者同意，与外部刺激同步的小电流会被接通到导线中。甚至可以在手术的过程中进行电极放电。由于脑没有痛觉感受器，这种电刺激完全无害，并且对于在外科手术中避开语言区等重要的脑区而言十分关键。世界上的许多医院在外科手术中都会进行这种看似神秘的实验。患者头颅半开却完全清醒地躺在手术台上，当电极向脑中的精确位置注射一小股电流时，患者开始仔细描述自己的体验。

这些研究的结果非常有价值。许多刺激实验，不论是人类实验还是动物实验，都证明了神经活动和意识知觉之间的直接因果关系。在没有任何客观事件的情况下，仅仅对神经回路加以刺激，就足以引发有意识的主观感受，其内容随着刺激电流的不同而变化。例如，对视觉皮质进行经颅磁刺激，在黑暗中的被试会产生光幻视，在施加电流刺激后，被试的视野中会产生一个微弱的光点，其位置因刺激的皮质位置不同而变化。将刺激线圈移至脑侧被称为 MT 或 V5 的运动相关区域时，知觉对象会立刻发生改变，脑的主人会报告产生了身体在快速运动的感觉。在不同的位点，还可以激活颜色感觉。

神经记录研究早已确定了视觉场景地图的每个参数，并将其和视觉皮质位置一一对应。在视觉皮质的不同区域，每一束神经元都各自对形状、运动或颜色做出反应。电刺激实验现已表明，这些神经元的激活和相应的知觉之间存在因果关系。在这些区域施加的点状电刺激，甚至不需要客观图片的存在，就可以引起相应的亮度或颜色的视觉意识。

被试被插入头皮内电极后，刺激的效果会变得更加具体[73]。在视觉皮质的腹侧人脸区域放置电极加以刺激，会立刻产生人脸的主观知觉。而将刺激移至前颞叶，则会唤起患者过去复杂的体验记忆。一名患者闻到了烧焦的吐司的味道，另一名患者看到并听到了包含所有乐器的管弦乐队的演奏，其他患者甚至经历了更加复杂和生动的梦境般的意识状态：看到自己分娩，看了一场恐怖电影，或进入对童年逝去的场景的回忆。加拿大神经学家怀尔德·潘菲尔德（Wilder Penfield）是这些实验的先驱，他总结道，我们脑内的微神经回路保存了生活中详尽的大大小小的事件，随时可以被脑电刺激唤醒。

　　一个系统的研究表明，每个皮质位点都对应着专门的信息。例如脑岛，那是一个藏在额叶和颞叶间的皮质鞘，刺激它会引起一系列不愉快的感觉，包括疼痛、烧灼感、钉刺感、酥麻、灼热、恶心或坠落感[74]。将电极移至皮质深处的一个区域——底丘脑核，同样的电脉冲刺激可能会立即引起抑郁，包括哭泣、啜泣、单调的语音、压抑的身体姿势和阴郁的想法。刺激顶叶部分可以引起眩晕，甚至带来灵魂出窍的体验[75]。

　　如果你仍然怀疑自己的精神体验是否完全来自脑的活动，这些例子应该可以打消你的疑虑。脑电刺激似乎可以引发任何主观体验，从性高潮到似曾相识感。但这些事实本身并不能直接说明意识产生机制中的因果关系。在受到刺激的位点产生的神经活动，会立刻传导到其他神经通路中，使因果关系变得模糊。事实上，最近的研究表明，神经活动最先引发的内容是无意识的，只有当活动延展至远处的顶叶和前额叶时，意识体验才会产生。

　　以最近法国神经学家米歇尔·德斯默格（Michel Desmurget）报告的惊人研究为例[76]。当他在手术中以相对较低阈值的电流刺激患者的前运动皮质时，患者的手臂移动了，然而她本人却否认自己移动了手臂，当时她看不到自己的四肢。相反地，当德斯默格刺激其顶叶皮质时，患者报告有一个急切地迫使自己移动的意识，并且当电流提高，她发誓说她已经移动了自己的手，而事实上她的身体并没有移动。

　　这些结果说明了一个事实：并不是所有脑神经通路对于意识体验都同等重要。外周感觉和运动通路可以在意识体验未生成的情况下被激活。另一方面，顶叶、颞叶和前额叶的更高级区域与可报告的意识体验更加相关，因为刺激它们可以引起纯粹的主观体验幻觉，而这并不需要建立在客观的事实基础上。

下一步的逻辑推导是找到差异最小的有知觉和无知觉的脑刺激，以之检验结果有何不同。和之前的许多科学家一样，伦敦的神经科学家保罗·泰勒（Paul Taylor）、文森特·沃尔什（Vincent Walsh）和马丁·艾默（Martin Eimer）对初级视觉皮质进行经颅磁刺激以诱导光幻视——由视觉皮质活动引起的光幻觉[77]。他们非常机智地调节了刺激电流的强度，直到被试在一半的时间内报告看到了光斑。他们以毫秒为单位，设法通过记录被试的脑电信号，来追踪整个大脑在刺激出现后的不同时间由阈值刺激产生的活动。

实验结果很有启发性。最初部分的电脉冲刺激与意识体验毫无关系。在160毫秒内，脑活动在显性和隐性试次中的表现是一样的。只有在这个长时段后，我们的老朋友P3波才在大脑表面产生，并且在显性试次中的强度高于隐形试次。然而它发生的时间早于通常情况，在大约200毫秒时出现，也就是说磁脉冲与外部光刺激不同，它跳过了视觉最初的加工过程，因此，将意识产生过程中所需的时间减少了0.1秒。

脑电刺激证明了皮质活动和意识体验间的因果关系。即使完全处于黑暗中，对视觉皮质释放的电刺激也可以产生视觉体验。然而，这种联系是间接的，局部脑活动不足以产生意识知觉，在它产生意识前，必须先到达距离较远的大脑位点。当激活传播到高级皮质中枢，并产生分布式的脑网络时，激活序列的后部似乎可以产生意识知觉。在形成脑意识网络的时候，神经活动在脑皮质广泛地循环，并总会回到感觉区域，之后神经片段试着组成一幅图片。只有在这时，我们才会体验到视觉的作用。

如何阻断意识

如果我们能创造意识的知觉对象，是否也能摧毁它呢？假设脑网络活动的后期激活可以产生意识体验，那么干扰它应该也可以清除意识知觉。从理论上看，这个实验也十分简单。首先，给被试呈现一个看得见的视觉刺激，其看得见的程度远在意识知觉的阈值之上，然后用电流干扰意识所需的后期长距离网络。被试应该报告没有看到任何刺激物——他不知道自己看见了什么东西。或者，想象一下电流并不只是破坏全脑神经元活动的状态，而是用另一种状态代替现在的状态。那么，被试应该报告自己意识到了基于另一种神经元状态的内容，也就是一个和客观世界无关的主观感受。

尽管这听起来像是科幻小说，但是这个实验的几个变式已经可以实际操作了，并取得了一定的成功。其中一个变式是使用双经颅磁刺激装置，它可以在两个任意时刻刺激两个不同脑区。实验内容非常简单，首先，用电流激活运动区 MT/V5，这个刺激会引发视觉运动的意识体验；其次，进行第二次电刺激，比如刺激初级视觉皮质。令人惊讶的是，这个实验成功了，实验结果是第二个刺激会消除第一个刺激所带来的视觉意识感受。这个结果证明，只靠第一次刺激无法引起意识体验：产生的激活必须回到初级视觉皮质才能被有意识地知觉到[78]。意识存在于循环中，皮质回路中不断往复的神经元活动，产生了我们的意识体验。

更精彩的是，皮质电刺激可以与视觉图片一起创造新的错觉。比如在一幅图片从被试眼前闪过后，对视觉皮质施加 0.2 秒的电刺激，就可以引发图片在意识中的重现，此时被试会报告看见图片两次，这证明了图片呈现 200 毫秒后仍在视觉皮质中停留[79]。如果让被试记住图片，实验效果会更加明显。这些结果都表明，要记住一幅图片时，我们的脑会将它保存在视觉皮质中正在激活的神经元中，并且这幅图片是处于阈下水平的，随时可以被电刺激重新唤醒[80]。

塑造意识世界的脑网络究竟有多大？荷兰神经学家维克托·拉米（Viktor Lamme）认为，只要有两个区域构成局部回路，比如区域 A 与区域 B 交流，之后区域 B 回应区域 A，这就足以产生意识体验[81]。这样的回路使得脑部激活可以产生反射，并引起"循环加工"（recurrent processing），就是将信息重新输入到产生它的相同的回路中。维克托写道："我们甚至可以将意识定义为循环加工。"[82] 对他而言，每一个神经回路都保留着一小片意识。然而，我对这种观点的正确性表示怀疑。我们的脑皮质充满着闭合回路：神经元在从毫米级的微电路到厘米级的高速公路的各种规模的回路上相互交流。如果每个回路不论多小都可以组成意识的一部分，这将是非常令人吃惊的[83]。在我看来，更可能的观点是，反射活动是引发意识体验的必要不充分条件。只有包含前额叶和顶叶的长距回路，才会产生意识编码。

那局部的短距离回路起什么作用呢？它们或许是早期的无意识视觉运算，即将多个场景片段整合起来所必不可少的要素[84]。由于视觉神经元的感受野非常小，不能立刻捕获图像的全部特性，例如，当看到一大片阴影时（见图 2-3 中的阴影错觉），因此需要更多神经元之间的交流才能确立这种全局特性[85]。

所以引发意识的究竟是局部回路还是整体回路呢？一些科学家认为是局部回路，因为在脑被麻醉时它们会消失[86]，但这样的证据没有足够的说服力，因为反射活动可能是脑在被麻醉时最先消失的特征，是意识消失的结果而不是原因。

用更好的脑电刺激技术来改变脑活动带来的结果却完全不同。在闪现视觉图片 60 毫秒后，阻断初级视觉皮质内的短距神经回路确实会影响意识知觉，但事实是，同样的电刺激也会阻断无意识加工[87]。盲视，即一种能对阈下视觉刺激做出高于概率水平的判断的能力，会和意识视觉一起被摧毁。这个现象表明，局部皮质加工的初期阶段与意识知觉没有特别密切的关系，此时激活还在局部回路中循环。这一加工阶段和无意识运算相对应，仅仅将大脑送上正确的轨道，使之在后期产生意识知觉。

如果我的观点是对的，那么可以推断意识评估就是由顶叶和前额叶皮质的多个同步激活区域产生的——因此干扰这些区域应该会产生明显的效应。的确，许多以正常被试为研究对象，使用经颅磁刺激来干扰其脑活动的研究表明：顶叶或额叶的电刺激会造成短暂的失明。几乎所有使图片暂时看不见的视觉条件，如掩蔽和非注意盲视，都能通过短暂地干扰左侧或右侧顶叶区域使得其效果大大增强[88]。例如，当干扰顶叶区域时，一块很淡但是本来看得见的色斑就会从视野中消失[89]。

最出色的相关实验是由哈克万·劳和他的团队在牛津大学进行的，实验中被试的左右前额叶区都被暂时阻碍了[90]。每个被试的背外侧前额叶区都被每分钟 600 次的电脉冲轰击，这些电脉冲分成多组，每组 20 秒，从左到右进行。这个范式被称作"θ 轰击"（theta-burst），因为电脉冲被特意排列以干扰 θ 波，这个每秒 5 次循环的频率是皮质远距离传递信息时常用的。双侧的 θ 轰击会产生长距离效应，等同于虚拟额叶切除术所产生的影响，大概 20 分钟内，前额叶会被完全抑制，留给实验者充足的时间去评估其对知觉的影响。

实验结果非常微妙，可以说客观上并没有发生任何变化，被刺激后的被试仍然可以准确地判断在意识知觉阈值附近呈现的菱形或正方形的形状。但他们的主观报告却完全是另一回事了。在几分钟内，他们就对自己的判断失去了信心。他们开始无法评估自己判断的准确性，并且主观地感觉到自己的视觉变得不可靠了。如同哲学家说的僵尸状态一样，他们的知觉和行为表现都良好，但丧失了判断自己究竟表现得如何的能力。

在给被试施加刺激之前，他们对刺激物可视度的打分与他们的客观表现有很高的相关度，如同我们所有人一样，当他们感觉自己可以看清刺激物时，就能以近乎完美的正确率判断其形状，而当他们感觉自己没有看到刺激物时，其回答就接近随机猜测了。而在短暂的前额叶抑制期间，这种相关性消失了。令人吃惊的是，被试的主观报告和其表现没有任何关系。这正是盲视的确切定义——主观知觉和客观表现无关。如今只要对左右额叶的功能加以干扰，就可以在任何正常的脑中重现这种通常与严重脑损伤有关的症状。显然，这说明这些区域和意识的皮质回路存在因果联系。

"罐中之脑"

但我又是什么？一个会思考的东西。什么是一个会思考的东西？它是一个会怀疑、理解、认可、渴望、愿意、拒绝，同时也会想象和感受的东西。

——勒内·笛卡尔，《第一哲学沉思集》（1641）

我们将所有的证据结合起来，就不可避免地得出了一个带有还原论性质的结论。从听到管弦乐队的演奏到闻到烧焦的吐司，我们所有的意识体验都有着相似的来源，那就是存在可再生神经信号的大量脑回路的激活。在意识知觉中，一组组的神经元有序地激活，首先在特定的局部回路中激活，之后在大面积的皮质中激活，最终到达前额叶和顶叶的大部分区域，并且与初级感觉区域保持密切的同步。此时，一个连续的脑网络突然被激活，意识似乎也就此产生。

在本章中，我们至少发现了四种可靠的意识标志，它们是表明被试是否产生意识知觉的生理标志。第一，一个意识刺激可以触发强烈的神经活动，并突然激活顶叶和前额叶回路。第二，在脑电记录中，意识通达伴随着 P3 慢波，这个波在刺激出现后的 1/3 秒出现。第三，意识也会激发一个晚期突然爆发的高频振荡。最后，许多区域跨越长段距离交换双向同步信息，由此构建了一个全脑网络。

这些标志事件中可能有不少仍是伴随意识而产生的附带现象，就像火车头蒸汽产生的哨声，虽然总是伴随火车头出现，却并没有任何实际作用。即使使用神经科学的研究方法，也仍然难以确立这些标志和意识之间的因果关系。然而，几个开创性的实验已经初步证明，干扰高级皮质回路会扰乱主观知觉却对无意识加工不产生影响。其他电刺激实验也已经诱导出诸如幻视光点和肢体运动等幻觉。尽管这些只是初步的实验，还不能详尽地描绘意识状态，但它们无疑证明了神经元的电活动能产生一种思维状态，也同样能够轻易地消除已经存在的状态。

原则上，我们神经学家相信哲学家们所说的"罐中之脑"的假想，这一假想在电影《黑客帝国》中被完美地呈现了。通过刺激合适的神经元并抑制其他部分，我们可以在任何时候再现人们普遍怀有的各种主观状态的错觉。神经的雪崩可以引发意识的交响乐。

如今，科学技术仍远远落后于沃卓斯基兄弟（Wachowski brothers）[①] 的

[①] 沃卓斯基兄弟为《黑客帝国》的导演，二人分别于 2006 年和 2016 年相继通过手术变性，现应称她们为沃卓斯基姐妹。——编者注

幻想。我们还不能掌控数十亿的神经元，并在皮质上精确地绘制出芝加哥的街道或巴哈马的日落。但这些幻想我们永远都做不到吗？我不这么认为。为了治愈眼盲、瘫痪或帕金森病患者，在当今生物工程师的帮助下，神经科学技术正快速进步。带有成千上万电极的硅芯片如今可以植入实验动物的皮质中，大大提高了其人机交互的频带宽度。

最近在光遗传学上的突破更令人激动，一个美妙的技术可以让神经元受光驱动而不是电驱动。它的核心是在细菌和藻类中发现的一种被称作视蛋白的光敏感分子。它可以将光子转化为电信号，也就是神经元的基本交流手段。视蛋白的基因已经被确认，而且科学家可以通过改造它的基因设计其特性。通过在动物脑中注入含有这些基因的病毒，将基因表达限制在特定的一组神经元处，就可以将新的光感受器放入大脑的工具包。在皮质深处，用激光照射平时对光不敏感的暗区域可以突然激活大量的神经元，并且准确性可以达到毫秒级。

运用光遗传学技术神经学家可以选择性地激活或抑制任何脑回路[91]。已经有研究者用该技术刺激小鼠的下丘脑，来唤醒睡眠中的小鼠[92]。不久之后我们就可以诱发更多不同的脑活动，由此来创造并重现一个特定的意识知觉对象。让我们共同期待，在未来 10 年里，我们将以一个全新的视角来探索支持我们精神世界的神经元编码。

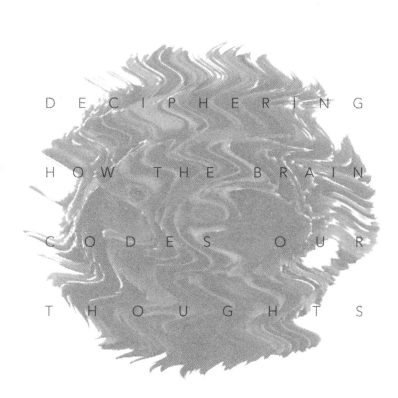

CONSCIOUSNESS
AND THE BRAIN

DECIPHERING

HOW THE BRAIN

CODES OUR

THOUGHTS

5 意识理论的构建和计算机模拟

　　我们已经发现了意识加工的一些标志，但是这些标志意味着什么呢？它们为什么会产生呢？现在，我们需要一个理论来解释主观内省与客观测量之间的联系。在这一章，我将介绍"全脑神经工作空间"假说，这是我们实验室经过15年的努力，研究出来的对意识的理解。这个假说很简单，其实就是说意识是全脑信息的共享。人脑已经形成了高效、长距离的网络，尤其在前额叶皮质，这些网络可以挑选相关信息并将其传播到全脑。意识是一个已经进化好的设备，它让我们注意到信息，并且使其在传播系统中保持活跃状态。一旦我们意识到某种信息，它就可以根据我们当前的目标灵活地转到其他区域。因此，我们可以命名、评估、记忆或用意识来规划未来。电脑模拟的神经网络表明，全脑神经工作空间的假说可以精确地产生意识标志，和在神经科学的实验中记录到的一样。这个理论同时也可以解释为什么有大量的知识不能被意识通达。

我应该思考人的行为和渴望……就像我研究直线、平面和空间一样。

——巴鲁赫·斯宾诺莎,《伦理学》(1677)

　　发现意识的标志是一个很大的进步,但是仅通过脑波或者神经活动峰值仍然不能解释意识"是"什么、为什么产生。为什么后期神经元放电、皮质激活和全脑规模同步会创造一种思维的主观状态? 这些复杂的脑事件是怎样引起精神上的体验的? 为什么大脑 V4 区的神经元放电会引起颜色知觉,而 V5 区神经元放电会引起运动感觉? 虽然神经科学通过实证研究确定了脑活动与精神世界有许多对应之处,但是脑与意识在概念上的鸿沟仍然如往常一样巨大。

　　就像中世纪时期笛卡尔认为松果体是人类灵魂之所在一样,在缺乏明确理论支撑的情况下,当代关于神经与意识之间联系的研究很可能将是徒劳的。笛卡尔的假设似乎存在缺陷,因为它直接默认了一个意识理论本该去解决的问题,那就是人为什么会凭直觉认为神经元和思维属于两个完全不同的领域。然而,仅仅对这两个领域之间的系统联系进行观察是不够的,我们需要的是一个包容性的理论框架,也就是解释精神事件与脑活动如何关联的一系列对应法则。

　　困扰当代神经科学家的谜团与 19 ～ 20 世纪物理学家所解决的问题类似。他们想知道的是,物体的宏观性质是怎样由一系列微观原子的排列形成的呢？如果一张桌子就是由一些碳、氧、氢分子松散排列而形成的，那么桌子之所以坚固的根源是什么呢？什么是液体？什么是固体？什么是晶体、气体？什么是燃烧的火焰？它们的形状和其他具体的特性，是怎样由一团松散的原子团体现出来的呢？要回答这些问题，就需要对物质的组成成分进行精确的剖析，当然仅靠这种自下而上的方法是远远不够的，我们还需要综合性的数学理论。詹姆斯·克拉克·麦克斯韦（James Clerk Maxwell）和路德维希·玻尔兹曼（Ludwig Boltzmann）最先创立的气体动力理论通过气体中原子的运动很好地解释了压力和温度等宏观变量。这是第一个关于物质的数学模型——通过还原论的链接来解释如胶水、肥皂泡、咖啡壶中水的渗透以及遥远的太阳中的等离子体等各种各样的物质。

我们现在需要相似的理论来弥合脑与意识之间的鸿沟。迄今为止，还没有实验能够说明在意识知觉产生的时候，我们脑中数以百万计的神经元是怎样放电的。只有数学理论可以解释思维是怎样被还原到神经元层面的。神经科学需要一系列的对应法则将一个领域与另一个领域联系起来，就像麦克斯韦-玻尔兹曼的气体理论一样。这可不是一项简单的任务，因为脑中的"凝聚物质"很可能是地球上最复杂的物质。不同于气体这种简单的结构，我们需要多层次、环环相扣的理论才能解释脑的模型。就像令人眼花缭乱的俄罗斯套娃一样，认知由一系列复杂的心理程序或处理器组合而成，而每个程序又是通过遍布整个大脑的回路实现，这些回路又由多种不同细胞组成。甚至拥有数以万计突触的单个神经元就是一个流动的分子世界，因此构建它的模型也要耗费好几个世纪的时间。

在过去的 15 年中，尽管遇到了如此之多的困难，我与同事让-皮埃尔·尚热（Jean-Pierre Changeux）和利昂内尔·纳卡什已经努力在这鸿沟上搭起了桥梁。我们已经描绘出一个具体的意识理论："全脑神经工作空间"，它浓缩了我们 60 年来研究构建的心理模型。在这一章，我希望能让你相信，虽然真正意义上的数学模型还远在天边，但我们现在已经窥探到了一点意识的本质——意识如何从脑活动的协调作用中产生，并且为什么会展现出我们在实验中看到的那些标志。

意识是全脑信息的共享

是怎样一种信息加工过程构建出了我们的意识思维？它存在的理由是什么？它在以信息为基础的脑的经济学中起到了什么样的作用？我的假说对此做了简明的阐述[1]。在我们说自己意识到了某种信息时，这仅仅意味着这段信息已经进入了脑中某些特定的存储区域，并使其他脑区能够获得该信息。数以百万计的意识表征不断地以无意识的形式穿梭于全脑，其中某一个能被选出来是因为它与现在的目标吻合。而意识的功能便是使全脑的高级决策系统都能获得该信息。我们每个人都拥有一个意识路由器，这是一个进化而来的用于提取相关信息并将其配送到对应区域的结构。心理学家伯纳德·巴尔斯把这个路由器称为"全脑工作空间"，即一个与外部世界隔绝的内部系统，它使我们可以自由地操纵自己的心理表象并将其传播到脑的各个专门的处理器中（见图 5–1）。

根据这个理论可知，"意识"仅仅是整个大脑信息的共享。任何被我们意识到的信息，都能被我们长久地保留于脑中，即使外部的刺激早已消失。这是因为，我们的大脑将信息带入了"工作空间"，这个工作间存储的信息不依赖于我们第一次知觉到它的时间和地点。所以，我们可以以任何想要的方式调用这些信息，尤其是可以将其派送到语言处理器并为其命名，也正是因此，将知觉到的信息报告出来的能力是意识状态的关键特征。此外，无论什么样的信息，我们都可以将其储存在长期记忆里或者在计划未来时使用它。我认为，**能够灵活派送信息的能力是意识状态的特征属性**。

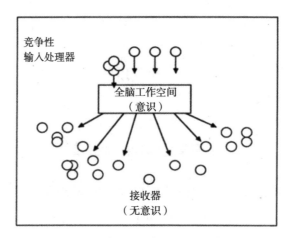

a 巴尔斯的研究（1989）

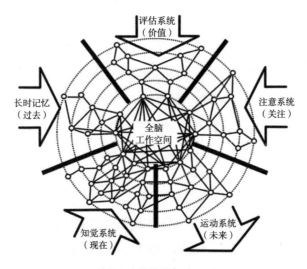

b 迪昂和尚热的研究（1998）

　　全脑工作空间理论认为，我们的意识是全脑信息的共享。大脑包含了多个局部处理器，图中用圆圈表示，每个处理器都擅长一种运算。"全脑工作空间"这个具体的交流系统允许这些处理器灵活地分享信息。在任意时刻，工作空间选择处理器中的一部分，根据它们各自编码的信息建立一个连续表征，将其保持在脑中任意一段时间，并将这些信息传递给任何其他处理器。只要有一段信息到达了这个工作空间，就会被我们所意识到。

图 5-1　全脑工作空间理论

"工作空间"的设想综合了早期在心理学中许多关于注意和意识的提议。早在 1870 年，法国哲学家依波利特·泰纳（Hippolyte Taine）就提出了"意识剧院"的比喻[2]，他认为，意识就像一个狭窄的舞台，我们每次只能看到一个演员，原文如下：

> 你可以将意识比作剧院的舞台，前台聚光灯处很窄，而越往后面越大。在聚光灯处很难容下一个以上的演员……离聚光灯越远的地方，人影越多，也越难分辨。此外，在舞台的两侧和后台有无数模糊的影子，只要一个指令便可以将他们叫到前台，甚至直接站到聚光灯下。为了满足导演的要求，这群演员人头攒动，不断变化，一个一个出现在我们眼前，就像走马灯一样。

早在弗洛伊德之前数十年，泰纳的比喻暗示，虽然只有一个项目可以进入意识，但是我们的脑必须包含大量的、多种多样的无意识处理器。需要多么大的后勤组来支持一个人的演出啊！无论何时，我们的意识内容都是由无数隐秘的运算产生的，这些运算都来自那些隐藏的后台演员。

哲学家丹尼尔·丹尼特提醒我们，必须谨慎对待这个剧院比喻，因为它可能导致更大的错误，即"小人谬误"[3]。如果意识是一个舞台，那么谁是观众呢？"他们"也有小小的脑和迷你舞台吗？如果有的话，那么又有谁在看他们的演出呢？我们必须抵制迪士尼式的幻想，即幻想着我们脑中站着一个小人观察着屏幕，指挥着我们的行为。在脑中并没有"我"的概念，舞台本身就是"我"。舞台隐喻并没有错，前提是要去掉观众的智力，用运算性质的明确法则来替代。丹尼特异想天开地说："决策不应该由幻想出来的小人来定，而应该组织一大群白痴来完成这个工作。"[4]

伯纳德·巴尔斯关于工作空间模型的设想消灭了"小人"——全脑工作空间的观众不是一个脑中的"小人",而是其他许多无意识处理器,它们根据自己的能力接收信息并做出反应。集体智慧来自被挑选出的具有针对性的广泛交换的信息。这个观点并不新颖——它可以追溯到人工智能诞生之初,研究者提出,子程序可以通过一个公共的"黑板"来交换数据,这种常见的结构就像电脑中的"剪贴板"。意识工作空间就是脑中的"剪贴板"。

泰纳所描述的舞台过于狭小,只能让一名演员单独表演,这个舞台生动地表现了一个古老的观点,即意识产生于一个能力有限、只能同时处理一种想法的系统。在第二次世界大战期间,英国心理学家唐纳德·布罗德本特借鉴了新生的信息和计算机理论[5],提出了一个更好的比喻。在关于飞行员的研究中,他发现,即使受过良好的训练,飞行员也难以同时关注两只耳朵各自听到的两段不同的话。他以此推断出意识知觉必定有一个"容量有限的通道",这个瓶颈只能同时加工一项信息。随后,关于注意瞬脱和心理不应期的发现(第2章有所提及),也有力地支持了这种观点:一旦注意首先集中在前一项信息上,我们便对其他信息视而不见了。现代认知心理学家也提出了一些本质上相同的比喻,如将意识通达描述为"中央瓶颈"[6]或"第二处理阶段"[7],或将其比作一个只对少数幸运儿开放的贵宾休息室。

第三种比喻产生于20世纪60年代和70年代,它将意识描述为一个高级的"监督系统",这是一个控制着其余神经系统中信息流的强大中央执行部门[8]。就像1890年威廉·詹姆斯在他的著作《心理学原理》中指出的,意识就像"一个为了调节神经系统所产生的器官,以防止神经系统过于复杂而不能进行自我调节"[9]。从字面上看,这句话有点二元论的味道,即意识并不是神经系统之外的东西,而是其内在的参与者。在这种观点下,神经系统确实完成了"自我调节"的壮举,却是通过一种分等级的方式完成的。最晚进化的前额叶皮质便是更高一级中枢，它领导着后皮质区、皮质下核等区域中的低级系统，通常是抑制它们[10]。

神经心理学家迈克尔·波斯纳（Michael Posner）和蒂姆·夏利斯（Tim Shallice）提出，一旦信息在高级调节系统中被表征，信息就被意识到了。我们现在知道这个观点并不完全正确，就像我们在第 2 章中看到的，即使一个不被察觉的阈下刺激也可以引起部分监督执行系统的抑制或调节功能[11]。然而，反过来说，任何信息一旦到达意识工作空间，便能以一种极其深而广的方式调节我们的思想。执行系统仅仅是从全脑工作空间中接收信息输入的许多系统之一。任何我们意识到的信息都可以驱使我们做决定、进行有意识的动作并且产生一种"掌控"感。语言、长时记忆、注意和动机系统都是用于交换意识信息的内部通信装置的一部分。由于这个工作空间的结构，任何我们所意识到的信息都可以被任意地派送，并成为我们说话的主题、记忆的核心、注意的焦点或我们下一个自主动作的核心。

超越模块化

我和心理学家伯纳德·巴尔斯所持的观点一样，认为意识能被概括为工作空间，它使全脑能够获取相关的信息，并能够灵活地将信息传播到多个大脑系统中。原则上，并没有什么能阻止如硅晶体计算机之类的非生物硬件再现这些功能。然而，相关的运算量却很大。至今我们仍不清楚，脑是如何实现这些功能的，也不知道应该如何赋予计算机这些功能。计算机软件一般按照一种严格的模块化形式组成，每一条通路都接收专门的信号输入，并根据精确的规则进行转码，这样才能产生一个明确的输出信号。一个文字处理器可能会保存一些信息一段时间，比如保存一段文字，但是计算机作为一个整体不可能决定这个信息是否与全局有关，或将这个信息与其他程序共享。结果是，计算机仍然是一个令人绝望的狭隘的脑。它们能将自己执行的任务做到完美，但是无论模块有多么智能，其中的信息也不能与其他程序分享。只有凭借最基础的部件——剪贴板，才可以使不同程序间的信息得以共享，但是这一切程序又必须经过更高级的智能监督，那就是人类用户。

我们的大脑皮质与计算机不同，它能通过同时将处理器模块化并且灵活地派送信息来解决问题。皮质的许多区域都有着特定的功能。其中有一整片区域完全由专门识别面孔的神经元组成，它们只在面孔出现在视网膜上的时候才被激活[12]。顶叶和运动皮质区域专门负责特定的动作或者产生动作的身体部位。甚至有更多的抽象区域编码着我们所学知识中的数字、动物、物体和动词。如果工作空间理论是正确的，那么进化而来的意识便是为了削减这种模块化。多亏有了全脑工作空间，脑中不同模块处理器的信息才可以实现共享。这种可以利用全局信息的感觉正是我们主观体验到的意识状态[13]。

从进化观点来看，这种安排的优势显而易见。模块化是非常有用的，因为不同领域的知识需要不同的脑皮质进行调制：在空间中起导航作用的回路和用来识别地形或者存储过去记忆的回路所进行的运算有所不同。但是每一个决定常常都需要基于大量多源信息的整合。我们可以想象大草原中一头饥渴的大象，它是否能够存活取决于能否找到下一个水源。它如果准备前往陌生而遥远的地方寻找水源，一定是在最大化利用了可以获得的信息的基础上——包括大脑中的一张地图，对于地貌、树木、道路等的视觉标识，以及过去寻找水源成功和失败经历的回忆。如此长远而重大的决定必须用上所有能用上的资源，才可以引导这头大象在非洲的烈日下踏上漫漫长路。为了帮助我们灵活地挖掘那些可能与当前需要相关的所有信息资源，意识可能已经进化了千万年之久[14]。

交流网络的演化

根据进化的观点，意识表明了一种联系。灵活的信息共享需要一个专门的神经结构来联系脑皮质中许多遥远而特化的区域，使它们形成一个连贯的整体。我们可以在脑中发现这样一种结构吗？早在 19 世纪末期，西班牙神经解剖学家圣地亚哥·拉蒙－卡哈尔（Santiago Ramón y Cajal）就指出了脑组织特别之处。与那些组成我们皮肤的相互镶嵌的细胞不同，大脑由许多加长的细胞，即神经元组成。

神经元有着长达数米的轴突，这个特点在细胞中是绝无仅有的。运动皮质中的一个神经元可以将它的轴突伸到距离很远的脊髓区域中，从而控制特定的肌肉。更有趣的是，卡哈尔发现长距离的映射细胞富集在大脑皮质上（见图 5-2），形成左右脑表面的覆盖物。这些锥体细胞从它们在脑皮质中所在的位置出发，将轴突伸向脑的后部或是对侧脑半球。它们的轴突相互缠结形成了一条紧密的直径达几毫米、长达几厘米的纤维束。如今我们利用磁共振成像可以很容易地在人脑中分辨出这些纵横交错的纤维束。

需要指出的是，并不是所有脑区都被同等地连接起来。感觉区域，比如初级视觉区 V1 就显得十分"挑剔"，只建立了较少的连接，而且主要是与相邻区域进行连接。早期视觉区域大致遵循这样一个等级制度：V1 区主要与 V2 区交流，而 V2 区又与 V3、V4 区交流，以此类推。结果，早期视觉处理功能就被包裹起来：视觉神经元最初仅接受视网膜上一小部分的信息输入，并且相对独立地对这些信息进行加工，对整张图片没有任何"意识"。

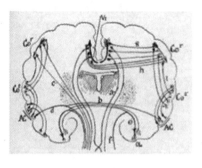 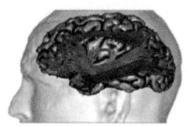

a 长距离连接　　　　　　　　b 感觉信息的长距离投射

　　长距离的神经连接可能支持了全脑工作空间的运行。19 世纪，著名神经解剖学家圣地亚哥·拉蒙－卡哈尔切开人脑，注意到体积较大的皮质锥体神经元能将其轴突伸向距离遥远的区域，如图 a 所示。我们现在已经知道，这些长距离的投射将感觉信息传递到顶叶、颞叶、前额叶间的复杂网络中，如图 b 所示。这些长距离投射受损可能会导致空间忽视，即对单侧视觉空间的选择性忽略。

图 5-2　长距离的神经连接

　　然而，在更高级的皮质联合区，连接不再仅限于邻近区域或点对点的方式，因此便打破了认知运算的模块化。有着长突触的神经元大量地分布在大脑前部的前额叶皮质。这个区域连接着许多其他脑区，如大脑下顶叶、颞叶前侧及中侧，以及位于大脑中线处的前扣带回和后扣带回。这些区域已经被确认是大脑的主要交互中心[15]。它们通过相互投射紧密连接，如果 A 区投射到 B 区，那么 B 区就一定也可以投射到 A 区（见图 5-2）。此外，长距离连接经常形成三角关系：如果 A 区同时投射到 B 区与 C 区，那么它们三个就很可能两两之间相互连接[16]。

　　这些皮质区域还与其他一些区域有着很强的联系，比如与注意、警觉和同步化有关的丘脑的中外侧核和丘脑板内核、对决策和行为至关重要的基底神经节，以及对记忆和回忆生活经历起重要作用的海马。连接大脑皮质和丘脑的通路尤为重要。丘脑有很多的核团，每个核团都处在与至少一个皮质区域连接的回路里，并且通常同时与多个皮质区域连接。事实上，所有直接交互连接的皮质区域也通过丘脑中继站这条平行的信息通路实现信息共享[17]。从丘脑到皮质的信息输入，对使皮质兴奋并保持这种持续的激活状态起着重要作用[18]。就像我们所看到的，丘脑活动的减少以及与皮质联系的减少是大脑失去意识进入昏迷状态成为植物人的主要原因。

工作空间依赖于脑区间相互连接的密集网络——这是一个没有具体交汇地点的分散组织。在皮质的最顶级，分布着处于遥远区域的优秀决策者们，它们通过交换大量信息保持同步性。值得一提的是，这个主要涉及前额叶和顶叶的交互连接的高级区域的网络结构，与我在第 4 章所描述的结构一样，它的突然激活也形成了意识加工的第一个标志。那么为什么当信息进入意识后就会引起这些相互连接的区域的系统性激活呢？这是因为那些区域有着在脑中长距离传播信息所需要的长距离连接结构。

皮质中那些参与构建长距离网络的锥体神经元很好地胜任了这个任务（见图 5-3）。为了保证神经元能维持巨大的轴突所需要的复杂分子机制，神经元细胞拥有着巨大的细胞体。请记住细胞核是遗传信息以 DNA 形式编码的地方——转录好的受体分子必须能够到达几厘米远的突触。能够完成这一壮举的巨大神经细胞一般聚集于特定皮质，即第二层和第三层，这是在两个半球间传递信息的胼胝体的所在地。

早在 20 世纪 20 年代，奥地利神经解剖学家康斯坦丁·冯·埃科诺莫（Constantin von Economo）就观察到这些皮质的分布并不均匀。它们在前额叶、扣带皮质以及与顶叶、颞叶相连接的区域更厚——这正是在意识知觉和加工时会激活的紧密交互相连的区域。

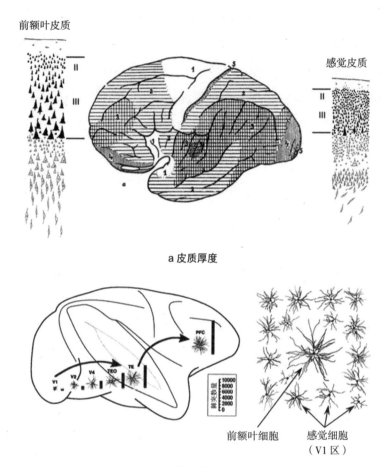

a 皮质厚度

b 树突长度

　　较大的锥体神经元可以很好地适应意识信息在全脑中的传播，尤其是在前额叶皮质中。整个皮质由多个层次构成，第二层和第三层中含有大型锥体神经元，它的长轴突可以投射到很远的区域。与感觉皮质相比，前额叶皮质中的这两层更厚，如图 a 所示。在意识知觉中，第二层和第三层的厚度表示脑区被激活的最大值。这些神经元也适应了接收全脑信息。用于接收来自其他区域的投射的树突如图 b 所示，在前额叶皮质中与其他区域相比有着更大的体积。与其他灵长类动物的脑相比，人脑更适合长距离的信息交流。

图 5-3　锥体神经元进行长距离传播的过程

近年来，澳大利亚昆士兰州的盖伊·埃尔斯顿（Guy Elston）和西班牙的哈维尔·德费莉佩（Javier DeFelipe）观察到工作空间的巨大神经元也有着巨大的树突，正如神经元的接收天线，用于帮助它们更好地接收来自远距离区域的信息[19]。锥体神经元通过树突（dendrite，这个词来源于希腊语中"树"的词根）从其他神经元那里接收信息，通过密集的树状分支收集输入的信号。在输入神经元形成突触的地方，接收神经元形成叫作"棘突"的微型解剖结构，这是一种蘑菇状的突起，大量的棘突覆盖在树突分支的表面。至关重要的是，从工作空间假设中，埃尔斯顿和德费莉佩发现，相比于大脑的后部区域，在前额叶皮质，树突的尺寸更大，树突棘的数量更多（见图 5-3）。

此外，适应长距离交流这个特点在人脑中是十分明显的[20]。与我们的灵长类亲戚相比，我们的前额叶神经元有着更多的分支和更多的棘突。这些稠密的树突被一系列突变而来的独特基因所控制[21]。这些基因中的其中一种是FoxP2，这个著名的基因在人属血统中有两次专门的突变[22]，它调节着我们的语言网络[23]，其病变会严重影响发音和说话[24]。FoxP2 基因家族中又包含一些构建神经元、轴突、树突和突触的基因。基因组技术的一个令人称奇的壮举是科学家创造了携带两个人类 FoxP2 基因的突变鼠——果然，这些突变鼠长出了像人类一样有着更大树突的锥体神经元，并且拥有了更强的学习能力，虽然它们仍然不具有语言能力[25]。

正因为 FoxP2 基因和它的同族基因，我们每一个人的前额叶神经元都包含着 15 000 个甚至更多的棘突。这意味着它们向同等数量的其他神经元传递信息，这些神经元大部分都位于较远的皮质和丘脑内。一旦这种解剖结构被认为和全脑工作空间有着足够的联系，它似乎就可以很好地完成收集大脑各处信息的挑战，并将信息传播到数以千计的脑区。

假设可以追踪在我们意识到面孔时激活的所有回路，就像联邦调查局通过连续的电信枢纽追踪一通电话，那么我们可以看到怎样的神经网络呢？首先是位于视网膜中的很短的连接，它将传入的图像变得清晰。然后压缩后的图像信息就通过视神经的巨缆，被传送到视觉丘脑区，再到枕叶的初级视觉区。通过局部的 U 型纤维，图像被逐渐传输到位于右侧梭状回的几组神经元，在这个区域，研究者们发现了"面孔集区"（face clusters），即一组专门用来识别面孔的神经元。所有这些活动都还是在无意识状态进行的。

那么接下来会发生什么？纤维会去向何方？瑞士的解剖学家斯蒂芬妮·克拉克（Stephanie Clarke）发现了惊人的答案[26]：长距离轴突可以在瞬间使视觉信息传到大脑的几乎任何角落。信息可以通过大量的直接投射，只经过一个突触，便从右侧颞叶传递到遥远的相关皮质区域，包括对侧脑半球的区域。投射集中在下额叶皮质的布洛卡区和颞叶相关皮质的威尔尼克区。这两个区域是人类语言神经网络的关键节点，于是，在这个阶段，输入的视觉信息中开始出现单词。

因为这些区域本身参与了工作空间中更广的神经网络，所以信息可以进一步传播到更高级的执行系统的整个内在回路中，并且在活跃的神经元回路中进行集中响应。根据我的理论，要意识到输入的信息，需要的就是通达这个密集的神经网络。

编码意识思维

请尝试估算一下你能想到的所有的意识思维：所有你可以识别的面孔、物体和场景；所有你体验过的情绪的每一层感受，从怒气冲冲到幸灾乐祸；你听过或可能听到的每一个细节，不论它们是对是错，诸如地理常识、历史信息、数学知识，或者仅仅只是闲言碎语；每一个你认识的或者可能认识的，世界上任何一种语言的单词发音及含义……这难道不是无穷无尽吗？在下一分钟，它们中的任何一个信息，都可以变成你意识思维的对象。这些丰富的信息是怎样在神经元工作空间中进行编码的？意识的神经代码是怎样的？它又是如何支持一个几乎具有无穷想法的思维呢？

神经科学家朱利奥·托诺尼（Giulio Tononi）指出，我们全部想法的庞大规模极大地限制了意识思维的神经编码[27]。编码的主要特征一定是巨大程度的分化，在全脑神经工作空间中激活和未激活的神经元之间的连接，一定能形成数亿种不同的活动模式。我们每一个潜在的心理状态都必须分配给一种不同的神经元活动，以此和其他意识状态做明显的区分。因此，我们的意识状态必须表现出明显的分界：要么是一只鸟，要么是飞机，或者超人，但不可能并存。一个拥有无数潜在想法的清醒头脑，也相应需要脑中无数种潜在的状态。

唐纳德·赫布在《行为的组织》中，提出了一个关于脑是如何编码思维的理论愿景。他提出了"细胞集群"（cell assemblies）的概念，即由兴奋性突触交互连接的几组神经元，即使在外部刺激完全消失时，也能保持较长时间的激活状态。他推测："任何频繁重复的、特定的刺激，都将导致'细胞集群'的缓慢形成，这是组成皮质细胞和间脑细胞，也可能是基底神经节细胞的弥散性结构，能暂时作为一个封闭系统独立工作。"[28]

一个细胞集群中的每个神经元都通过传递兴奋冲动来互相支持。因此，它们在神经元区域的活动中形成了具有限制性的"峰"。由于很多这样的局部集群可以在脑的不同区域中独立激活，最后便产生了能代表数十亿种状态的组合代码。例如，任何视觉物体都可以由颜色、大小和形状的组合所表征。

对视觉皮质的脑电记录支持了这个观点，比如，灭火器似乎是由激活的神经元组块联合编码的，其中每个神经元组块由几百个活跃的神经元组成，并且每个组块都表征一个特定的部分，如把手、瓶体、软管等[29]。

在 1959 年，人工智能领域的先驱者约翰·塞尔弗里奇（John Selfridge）提出了另一个有意义的比喻："鬼蜮"（pandemonium）[30]。他设想脑是一群等级森严的专业性的"魔鬼"，每个魔鬼都对输入的图像进行尝试性的解释。30 多年来的神经生理学研究，包括视觉细胞对线条、色彩、眼睛、脸，甚至美国总统和好莱坞明星具备特异性反应这个伟大的发现，都强力支持了这个观点。在塞尔弗里奇的模型中，魔鬼对彼此喊出它们所偏好的解释，喊叫的强度与输入图像支持自己解释的程度成正比。喊叫声按照越来越抽象的等级进行传递，使神经元可以对图像中逐渐抽象的特点进行反应。例如，三个魔鬼分别对眼睛、鼻子和头发的呼喊，凑到一起后将会激发第四个魔鬼对面部特征的编码。通过听声音最响的魔鬼的呼喊，决策系统就可以对输入的图像形成判断，即意识知觉。

塞尔弗里奇的鬼蜮模型有过一次重要的改进。最初，这一模型根据严格的上行等级运作，即魔鬼只向其上级报告，高级魔鬼从不向低级别或者同一级别的魔鬼报告。但事实上，神经系统不只是向上级传递信息，也进行彼此间的信息交流。大脑皮质中充满了回路和双向投射[31]。即使独立的神经元也会相互交流：如果神经元 α 投射到神经元 β，那么神经元 β 很可能会投射回到神经元 α[32]。在任何水平上，交互连接的神经元互相支持，上级神经元可以回馈到下级神经元，这样向下传输的信息至少不会少于向上传输的信息。

有着许多回路的真实的"联结主义"模型的模拟以及数学建模表明，回路非常具有实用性。当神经元的一个子集被激活，整个神经元组就会自发地形成"吸引状态"：神经元组形成可被重复的活动模式，并可以在很长一段时间里保持稳定状态[33]。正如赫布预测的那样，相互连接的神经元往往会形成稳定的细胞集群。

作为编码的图式，这些回馈式的神经网络有一个额外的优点——它们经常汇聚于一点。具有循环连接特性的神经网络不像塞尔弗里奇所提出的魔鬼概念那样，神经元并不是简单固执地相互喊叫，它们逐渐地达成一个明智的共识，对知觉到的场景形成一个统一的解释。那些受到最大激活的神经元相互支持，并逐步抑制其他解释。最后，图像缺失的部分会被还原，而有噪声的部分会被去除。经过多次循环之后，神经元表征编码了一个清晰、可理解的知觉图像。这个图像会变得更稳定，并且抗噪声，具有内部协调性，和其他神经元的吸引状态有所区别。弗朗西斯·克里克和克里斯托夫·科赫将这种表征描述为一个成功的"神经联合体"，把它看作是意识表征的完美介质。[34]

"联合体"这一术语表明意识神经编码的另一个重要方面：它一定是紧密结合的[35]。我们每一个有意识的时刻都能连贯成为一个整体。当思考达·芬奇的《蒙娜丽莎》时，我们不可能会知觉到一个被开膛破肚的毕加索，有着与身体分开的手、咧着嘴的笑容以及飘浮的眼睛。我们检索所有的感官元素和其他相关的信息，包括一个名字、一个含义、一个与我们记忆中的天才达·芬奇有关的联系——这些都能设法联合成统一的整体。但每个元素最初都是由一组不同的神经元加工的，这些神经元散布在腹侧视觉皮质的表面，相距达几厘米。那么它们之间是如何相互联系的呢？

多亏了较高级皮质区域提供的枢纽，全脑集群的形成解决了这个问题。神经学家安东尼奥·达马西奥①将这些枢纽称为"聚合区"（convergence zones）[36]，它们主要集中在前额叶皮质，也出现在前颞叶和下顶叶等其他部位，以及被称为楔前叶区域的中线区。这些区域向大量不同的远距离脑区发送信息，并接收来自不同脑区的投射，使得脑区的神经元能在空间和时间上整合信息。因此，多感官的模块能汇聚成一个有条理的解释，如"一个诱人的意大利女郎"。这个全脑解释可能会回馈给最初产生感觉信号的区域，最后形成一个综合的整体。因为神经元有着自上而下的长距离轴突，能从前额叶皮质及其相关的高级神经网络投射回较低级别的感觉区，所以这种全脑传播创造了意识状态可以出现的条件，它们既是分化的，也是整合的。

这个稳定的往返交流过程被诺贝尔奖获得者杰拉尔德·埃德尔曼称为"折返"（reentry）[37]。神经网络模型表明，折返可以对视觉场景的最佳统计解释进行复杂的计算[38]。每组神经元都是一个统计专家，并且多组神经元一起合作解释输入信息的特征[39]。例如，"阴影"方面的专家可以解释图像的暗区，但只有当光来自左上方时才可以。"照明"方面的专家同意这一判断，并用这一假设来解释为什么物体的顶部被照亮了。一旦这两种结果都被考虑在内，那么便由第三个专家决定剩下的图像是不是看起来像一张脸。这些信息交流一直持续到图像的每一个部分都得到了尝试性的解释。

全脑神经工作空间

细胞集群、鬼蜮、互相竞争的联合体、吸引子、有折返的聚合区……每一个假设似乎都有一定的道理，我自己提出的全脑神经工作空间理论也在很大程度上借鉴了这些理论[40]。**工作空间理论提出，意识状态由稳定激活的神**

---

① 安东尼奥·达马西奥是神经科学界的领军人物，他在《当自我来敲门》中探讨了意识演化的神经基础，极具启发性。该书中文简体字版已由湛庐文化策划、北京联合出版公司出版。——编者注

经元所编码，整个编码过程持续十分之几秒。这些神经元是工作空间中被激活的神经元的子集，分布在脑的多个脑区，为同一个心理表征的不同方面进行编码。意识到《蒙娜丽莎》的过程，涉及和物体、语义片段、记忆相关的数以百万计神经元的联合激活。

在意识通达中，多亏了工作空间神经元的长轴突，所有这些神经元才可以大规模平行的方式相互交换信息，以获得一个统一的、同步的解释。当所有信息汇聚时，意识知觉也就产生了。编码这个意识内容的细胞集群遍布整个大脑，由不同脑区提炼的相关信息的碎片之所以能够整合，是因为所有神经元通过长轴突神经元以自上而下的方式保持着同步。

神经元的同步可能会是一个关键因素。越来越多的证据表明，相距遥远的神经元通过其锋电位与背景电振荡的同步来形成巨大的细胞集群[41]。如果这个图景是正确的，那么编码我们每一个想法的脑网络就像一群萤火虫，可以依据整组神经元的节律进行放电。在无意识状态下，中等大小的细胞集群可能仍然保持局部的同步——例如，我们左颞叶的语言网络会无意识地编码字词含义。但是，由于前额叶皮质没有接收到相应的信息，使其不能被广泛地共享，因此，这些信息仍然处于无意识状态。

想象你大脑皮质中的 160 亿个皮质神经元。它们中的每一个都各自接收小范围的刺激。它们的种类多得惊人，仅在视觉皮质，就可以发现加工面孔、手、物体、透视、形状、直线、曲线、颜色、3D 深度等很多的神经元。每个神经细胞只表达关于知觉到的场景的少量信息。然而，它们集合在一起就能够表征包含大量元素的思想。全脑工作空间模型主张：在任何既定的时刻，一个思维对象可以从这个具有无限潜力的集合中被选出并成为意识的焦点。这时，在前额叶皮质神经元的一个子集的支持下，所有相关的神经元以一种局部同步的方式激活。

在这类编码范式中，我们需要理解的至关重要的一点是，"未被"激活的沉默神经元也对信息进行了编码。它们的沉默向其他神经元暗示了它们所关注的特征在当前的心理图像中没有出现或者与之并不相关。意识内容由沉默神经元和激活神经元共同决定。

说到底，我们可以把意识知觉比作雕刻一座雕像。以一块大理石为原材料，凿去多余的大部分石料，艺术家才能逐步表现出他的设计想法。同样，从数以亿计的工作空间神经元开始，它们最初毫无目的，只是在各自的基线水平被激活，而后大脑抑制了大部分神经元，只保持其中小部分的激活，从而使我们可以知觉到这个世界。毫不夸张地说，激活的神经元集群所描绘的是意识思维的轮廓。

激活和未激活的神经元波形可以解释第二个意识标志，那就是第 4 章中提到的 P3 波，一个位于头顶的正电波峰。在意识知觉中，工作空间神经元中的一小部分被激活，并定义了我们当前的思维内容，其余部分均受到抑制。活跃的神经元沿着长长的轴突传递锋电位，以此将信息传播到整个皮质。但是在大多数情况下，这些信号到达的是抑制性神经元。它们作为消音器使整组的神经元沉默："请保持沉默，你们的特征无关紧要。"一个意识想法是由一小丛激活并同步的神经细胞以及大量被抑制的神经元共同编码的。

在激活的神经元中，细胞的几何布局是这样的：突触电流从树突传递到细胞体。由于这些神经元都是彼此平行的，所以它们的电流可以叠加起来，并且在头皮的表面，它们产生的慢负波会对意识刺激进行编码[42]。但是，受抑制的神经元才是主导，它们的活动叠加起来产生了一个正电位。由于受抑制的神经元数量多于激活的神经元，所有这些正电位最终会形成一个强波——P3波，只要意识通达出现，就可以很容易地检测到它[43]。至此，我们已经解释了第二个意识标志。

该理论能很好地解释为什么P3波如此强大而普遍，并且可重复产生：它主要表明了当前的想法不是什么。正是集中的负电位活动决定了意识的内容，而非分散的正电位。在这种观点的前提下，俄勒冈大学的爱德华·沃格尔（Edward Vogel）和他的同事们发表了一篇论文，出色地展示了顶叶皮质上的负电压是怎样记录我们当前对于空间图形的工作记忆的[44]。当记忆一系列的物体时，缓慢的负电位可以精确地表明我们看到的物体数量以及它们的位置。我们意识到这个物体的时间有多久，电压就会持续多久；当我们将物体储存在记忆中时，电压会增加，当我们记不住物体时电压就会饱和，当我们遗忘时电压会减弱，它会真实地记录我们所记住的物体的数量。在爱德华·沃格尔的研究结果中，负电位直接勾勒了意识的表征——这也正是我们的理论所预测的。

计算机模拟意识的启动

科学的现实已不满足于现象上的解释，而是追求数学上的解释。

——加斯东·巴什拉，《科学精神的形成》（1938）

意识通达通过在全脑工作空间中塑造激活和未激活的神经元的发放模式来雕刻我们的想法。虽然这个形象的比喻有助于理解意识，但它最终还是会被更精妙的数学理论所取代，因为数学理论可以解释神经网络是如何工作的以及神经网络为什么能够产生可以被宏观记录的神经生理信号。基于在这方面的努力，我和让－皮埃尔·尚热开始开发神经网络的计算机模拟，它们已经可以捕获到意识通达的一些基本性质[45]。

我们的粗略目标是根据全脑工作空间理论的观点来探寻神经元连接后是如何工作的（见图5-4）。为了在计算机中重新构建神经元联合体的动态变化，我们以"整合并激活"（integrate and fire）的神经元作为切入点，简化模拟神经细胞形成锋电位的方程。每个神经元都具有拟真的突触，并且有几个主要类型的神经递质受体的参数。

我和让－皮埃尔·尚热用计算机模拟了参与无意识和有意识加工的视觉区、顶叶和前额叶等多个区域的子集（见图5-4a、图5-4b），四个等级区域是由前馈和长距反馈的方式相连接的（见图5-4c、图5-4d）。每个模拟区域包含与丘脑神经元相连接的层层排列的皮质细胞。当我们用简单的输入信息刺激神经网络的时候，激活在消失之前是自下而上传播的，这样我们就捕捉到了在无意识知觉中皮质通路的短暂激活。持续时间稍长的刺激会引发全脑启动：自上而下的连接将输入刺激扩大化，并导致下一个持久的激活，这样我们就捕捉到了在意识知觉中被观察到的激活。

然后，我们将这些虚拟神经元连接成局部皮质柱——模仿皮质再进一步细分的一种结构，由互相连接的一层层神经细胞组成。之所以叫"柱"，是因为这些神经元是头尾相互连接的，并垂直于皮质的表面，相互之间紧密相连以产生相似的反应。这些神经元是从同一个初始细胞发育而来的。我们的模型遵循这种生理布局——同一皮质柱内的神经元倾向于互相支持，并对相似的信息输入做出反应。

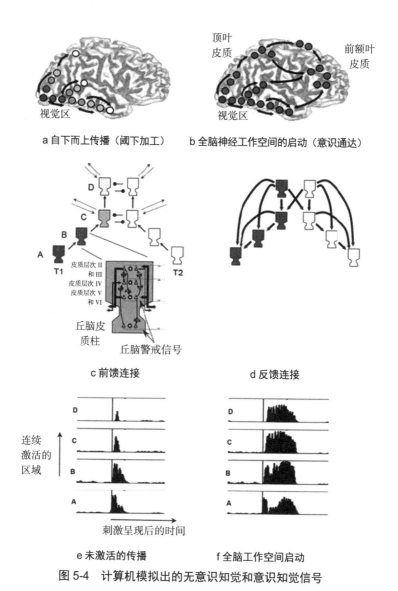

图 5-4 计算机模拟出的无意识知觉和意识知觉信号

我们还模拟了一个小型丘脑,这是一个有着多个核团的结构,每个核团都和一块或者一系列广泛的皮质区域紧密相连。我们用真实的连接强度和时间延迟来构建丘脑，同时也考虑了锋电位沿着轴突行进的距离。我们得到了灵长类动物脑中关于基本运算单元的粗略模型：丘脑皮质柱。我们确保这个模型是按照现实情况运行的，即使缺少输入信息，虚拟神经元也可以自行激活并产生类似于从人脑皮质产生的脑电图。

得到了完善的丘脑皮质柱模型后，我们就将它们连接成具有功能的长距离脑神经网络。我们模拟了四个脑区的层级结构，并假定每个脑区都有两个皮质柱分别对声音和光线这两个对象进行编码。为了易于对模拟进行追踪，我们的网络不得不采用这种过于简化的模型，只能区分两种知觉。但我们认为，如果将更多的性质纳入模型，其物理结构也不会发生巨大的改变 [46]。

在边缘区域，知觉是平行进行的：编码声音和光线的神经元可以同时被激活，而且不会互相干扰。然而，在更高级的皮质体系中，它们会相互抑制，使得这些区域只允许存在激活神经元的单一整合状态——单个“想法”。

就像在真实的脑中一样，皮质区彼此间以前馈方式进行串联投射：第一个区域接收感觉输入，然后将其锋电位传送到第二区域，第二区域又投射到第三区域，随后传至第四区域。重要的是，高级区域可以将兴奋信号传回引起兴奋的感觉区域，于是神经网络通过长距离反馈投射进行自我回馈。结果产生了一个简化的全脑工作空间：在神经元、皮质柱、皮质区域和长距离连接等多种嵌套规模上的一系列前馈和反馈连接。

在经过这么多计算机编程后，我们很欣慰最后能够通过运行模拟程序，了解虚拟神经元是如何激活的。为了模仿知觉，我们向丘脑视觉神经元中导入了一小股电流，粗略模仿了视网膜上的光感受器如何被激活，以及在视网膜预加工后，部分外侧膝状体上的中间神经元是如何被激活的。紧接着，我们让模拟程序根据公式运行。虽然模型被极大地简化了，但是正如我们所期望的，我们的模型展现了许多在真实实验中可以看到的生理特征，并且我们可以进一步调查这些特征产生的原因。

最先出现的特征是全脑启动。当我们呈现一个刺激脉冲，它以固定的顺序在皮质体系中慢慢爬升，从第一区传到第二区、第三区和第四区。这种前馈电波模仿了我们所熟知的神经活动在视觉区中的传播方式。经过一段时间后，编码知觉对象的整组皮质柱开始激活。由于大规模的反馈连接，编码相同知觉信息的神经元相互交流，共同加强兴奋信号，从而导致激活瞬间发生。与此同时，另一种知觉被抑制。这种激活持续几百毫秒，其持续时间基本上和最初的刺激无关，即使短暂的外部脉冲也可以导致持续的回响。这些实验发现了脑在本质上如何对一闪而过的图像形成持久的表征并将其一直保持在意识中。

该动态模型再现了我们在脑电图和颅内所记录到的特性。大多数模拟神经元在接收到突触电流的后期，激活会突然增强。激活向前传递，但也会回到最初触发激活的感觉区——这是模仿了我们在意识通达过程中所观察到的知觉区域的信号在晚期放大的现象。在模拟过程中，启动状态也会导致模型的多个嵌套回路中的神经元活动发生回响：在皮质柱内，激活从皮质到丘脑再从丘脑到皮质，穿过了很长一段距离。产生的实际结果是多个频率波段的振幅增加，并且在 γ 波段出现了 30 赫兹或更高的显著波峰。在全脑启动时，为意识表征进行编码的神经元的峰值呈现出更高的耦合性和同步性。简单来说，计算机模拟出了实验中所获得的四个意识标志。

通过模拟这个过程，我们获得了新的数学洞见——意识通达和理论物理学家所说的"相变"相对应，"相变"即某一物理系统从一种状态突然变成另一种状态。例如，我在第 4 章介绍的，当水变成冰时就发生了相变：H_2O 分子突然组合成了刚性的结构并带有了新的特性。在相变过程中，系统的物理性质往往发生间断性的突变。类似地，在我们的计算机模拟中，锋电位活动从持续的低自发活动状态，跃升至暂时更高的锋电位和同步交流状态。

我们很容易看出为什么这种转变几乎是不连续的。由于上级神经元将兴奋信号传给先前激活它们的单元，这个系统被一个不稳定的状态分离成两个稳定状态。模拟过程要么保持低水平活动，要么在输入增加到超过某一临界值的时候，如滚雪球般演变成自我扩增式的雪崩，使一部分神经元突然进入疯狂的激活状态。因此，中等强度刺激产生的结果是不可预测的——不是激活迅速消失就是突然跃升到高活动水平。

我们模拟的这一方面和一个有着 150 年历史的心理学概念非常吻合，即意识具有一个阈值，可以明显地区分阈下的无意识思维和阈上的意识思维。无意识加工对应的神经元激活从一个区域传播到另一个区域，没有触发全脑启动。另一方面，意识通达则是脑的活动突然转变成更高的同步激活状态。

但是，脑远比雪球复杂得多。要建立足够完善的理论体系以解释发生在真实动态的神经网络中的相变是如何进行的，还需要很多年[47]。其实，我们的模拟系统已经包含了两个嵌套的相变。其中之一，就是我在上文所说的全脑启动。然而，启动的阈值本身是由另一相变控制的，这个相变对应于整个神经网络的"觉醒"状态。我们的模拟皮质上的每个锥体神经元都会收到一个警觉信号，这种警觉信号是一小股电流，高度综合了由脑干、基底前脑以及下丘脑中的乙酰胆碱、去甲肾上腺素、5-羟色胺所产生的激活效应，并且这个警觉信号也同时"激活"了大脑皮质。因此我们的模型可以捕捉到意识

"状态"从无意识脑到有意识脑的转变。

当警觉信号较弱时,自发活动大大减少,启动特性也消失了,即使有强感觉信号输入,初级以及次级区域的丘脑和皮质神经元的激活也会很快消逝,无法超过阈值以启动全脑。这种状态下,我们的神经网络表现得像一个昏昏欲睡或麻醉的脑[48]。它只对边缘感觉区域中的刺激做出反应,激活一般无法到达工作空间以启动整个细胞集群。但是,当我们增加警觉参数时,结构化的脑电图出现了,由外部刺激导致的启动突然恢复。启动阈值随模型的困倦程度变化,表明了加强的警觉信号是怎样增加我们可以探测到微弱感觉输入的概率的。

无休止的自发活动

我告诉你:人必须心怀混沌才能创造舞星。我也告诉你:汝之心中亦有混沌。

——尼采,《查拉图斯特拉如是说》(1883—1885)

我们的模拟过程中出现了另一个有趣的现象——自发神经活动。我们并不需要不停地刺激神经网络,即使在没有任何刺激输入的条件下,神经元也会因突触间的随机事件自发放电——这些无序的活动会自发组成可以识别的模式。

在高水平的警觉参数下,复杂的放电规律在电脑屏幕上不断起伏。在没有任何刺激的情况下,我们可以偶尔识别到全脑启动。对同一刺激编码的整个皮质柱会激活一小段时间，然后归于平静。零点几秒后，另一个全脑启动将会取代它。神经网络没有任何预兆地自发组织成一系列随机的启动，和那些知觉到外部刺激而产生的启动极其相似。唯一的区别是，自发性激活倾向于从工作空间中较高级的皮质开始，向下传播到感觉区域，这和实际的知觉过程恰恰相反。

真正的脑存在这种内源性活动吗？答案是肯定的。实际上，有组织的自发活动在神经系统中无处不在。任何见过脑电图的人都知道这一点：无论是清醒状态还是睡眠状态，两个脑半球都在不断地产生大量的高频电流。这种自发性兴奋非常强，在脑活动中占有举足轻重的地位。相比之下，由外部刺激诱发的激活却只能勉强被检测到，而且需要通过多次平均之后才能被观察到。由刺激诱发的活动所消耗的能量只占到脑消耗总能量的很小一部分，大概不到5%。神经系统主要还是一个可以产生自己的思维模式的自动装置。当我们休息或者"什么都不想"的时候，即使在黑暗中，脑也在产生一系列复杂且不断变化的神经活动。

脑皮质的自发活动模式最早是在动物身上被观察到的。魏斯曼机构的阿米兰·格林瓦尔德（Amiram Grinvald）及其同事利用对电压敏感的染料进行标记，将看不见的电压变化转为看得见的光反射比变化，记录了在长时间跨度下大片脑皮质的电活动[49]。令人惊奇的是，尽管动物已经被麻醉了，复杂的活动模式还是出现了。在没有任何刺激的黑暗中，一个视觉神经元会突然更强烈地放电。而且并不只有一个神经元如此：脑成像显示，一整组神经元同时都自发激活了。

人脑中也存在类似的现象[50]。**静息态脑激活图像显示，脑并不总是保持平静，它的皮质活动模式会不断变化。分布在两个脑半球中的全脑网络，在**

不同个体之间展现出相似的激活。有一些区域的激活模式和外部刺激诱发的激活相对应。比如，大片语言回路在我们听故事的时候会被激活，但当我们在黑暗中休息的时候，这个部位也会自发放电，产生所谓的"内部言语"（internal speech）。

静息状态中神经活动的意义一直是神经科学家们争论的重点之一。其中一些活动可能仅仅意味着脑的随机放电沿着现有神经网络的连接结构前进。否则还能去哪儿？事实上，一部分相关的激活在睡眠、麻醉甚至昏迷状态下仍然会出现[51]。但是，在被试清醒且专注的时候，另一些激活却直接出卖了被试的想法。例如，属于静息态网络的默认网络，会在我们思考个人情况、提取自传体记忆或者比较自己和他人的想法时激活[52]。当被试躺在扫描仪中，等到他们的大脑出现这种默认模式时再问他们此刻在想什么，相比于其他时间点他们更可能报告自己正神游于自己的思绪和记忆中[53]。所以从某种程度上说，自发激活的特定网络能预测一个人的心理状态。

总而言之，神经元的不断放电让我们不断思考。此外，这些内部活动和外部世界不断竞争。在默认网络高度活跃时，突然呈现一个刺激，比如一张图片，将不会再诱发一个大的P3脑波，就如同呈现给注意力保持集中的被试时一样[54]。内部意识状态会干扰我们意识外部事件的能力。自发的脑活动会侵入全脑工作空间，如果被采纳就会长时间阻止脑对其他刺激的获取。在第1章提到的非注意盲视中，我们提到了关于这种现象的很多例子。

当电脑模拟展示了这种内部活动时[55]，我和同事们都非常开心。一束束自发启动在我们的眼前出现，当刺激的警觉参数比较高时，自发启动更有可能表现出全脑一致性。至关重要的是，在此期间，如果我们用外部输入刺激这个模拟网络，即使这个刺激远高于启动阈限，也会被阻碍，无法达到全脑启动的阈值，这就是内部活动与外部刺激间的竞争。我们的模拟程序可以模仿非注意盲视和注意瞬脱——这两种现象都说明了大脑不能在同一时间有意识地关注两项任务。

自发活动也解释了为什么同样的刺激，有时候会引起大规模的启动，有时候却只会引起一些断断续续的激活。这完全取决于刺激前所激活的噪声模式是否与将要到来的锋电位相兼容。在我们的模拟中，和活体人脑一样，脑活动中的随机波动会左右对外部微弱刺激的知觉[56]。

自发活动的进化

自发的脑活动是全脑工作空间模型中最常被忽视的特点，但我个人认为它是最原始、最重要的特点之一。还有很多神经科学家仍旧坚持过时的想法，将反射弧视作人脑的基础模型[57]。这个想法最初由笛卡尔、查尔斯·谢灵顿（Charles Sherrington）和巴甫洛夫提出，他们将脑描绘为一个输入输出装置，仅仅把接收到的数据从感觉神经元传导到肌肉组织，例如笛卡尔设计的著名的眼睛控制手的范式（见图0-2）。我们现在知道这个观点是完全错误的。**自主活动是神经系统的主要特征。内在的神经元活动凌驾于外界刺激之上。**因此，我们的脑不会消极地感受环境，而是主动产生自己的随机激活模式。在脑发育的过程中，有用的激活模式被保留，而无关的激活模式被淘汰[58]。这种有趣并且富有创造力的算法使我们的想法呈现出达尔文式的筛选过程，并且在儿童身上尤为突出。

以下是威廉·詹姆斯的生物观点的核心。他夸张地说："我们可以把脊椎看作一台有着较少反射作用的机器，那么大脑就是有着许多反射作用的机器，而且这就是两者间的所有区别。"他又解释道，因为大脑进化过的回路表现为"一个不稳定的平衡器官",使得"处理器能够适应环境中最微小的变化"。

这种功能的关键在于细胞的可激活程度:在早期的进化过程中,神经元获得了自我激活以及自发放电产生锋电位的能力。这种激活被大脑回路过滤和放大,转变成有目的的探索行为。所有动物都是以部分随机的方式探索周围环境的,因为存在分层组织的"中央模式产生器",这种神经网络的自发活动可以产生有节奏的行走或游泳动作。

我认为,在灵长类动物和其他许多物种的大脑中也进行着类似的探索过程,而且是在纯粹的认知水平上进行的。即使在缺乏外部刺激的情况下,全脑工作空间也会通过自发生成上下波动的活动模式,使我们自由地产生新的计划并尝试实施,如果计划不能达到预期,我们还可以随意地改变它们。

在全脑工作空间中进行着一个从多种想法中进行选择的达尔文式过程[59]。自发激活扮演着"多样性产生器"(Generator of Diversity)的角色,脑对于未来回报的评估不断塑造着它的模式。具有这种功能的神经网络是非常强大的,我和让-皮埃尔·尚热展示了电脑模拟可以解决复杂的问题和难题,比如经典的伦敦塔问题[60]。当通过选择来学习的这一逻辑和经典的突触学习规则相结合,便产生了一个能够从错误中学习并从问题中提取抽象规则的强大结构[61]。

尽管"多样性产生器"可以缩写成"GOD"(神),但是自发激活这一概念并没有任何魔法,它肯定不是脑对于物质的二元作用。激活是神经细胞的自然物理特性。在每一个神经元中,膜电位电压都在不停地波动。这些波动大部分情况下是由于一些神经元突触小泡中的神经递质被随机释放所引起的。通过最终的分析，我们发现这种随机性由热噪声产生，它使分子不停地震荡。一些人认为进化会减少这种噪声的影响，就好像工程师处理数字芯片一样，为 0 和 1 分别设置截然不同的电压，使热噪声不能抵消它们。但是脑中的情况并不是这样，神经元不仅容忍噪声，甚至还会加强噪声。这也许是因为一定程度的随机性可以在很多情况下帮助我们找到复杂问题的最优解决方法。很多算法都需要有效的噪声来源，例如马尔可夫链蒙特卡罗算法（MonteCarlo Markov chain）和模拟退火算法（simulated annealing）。

当一个神经元膜电位的波动超过了某个阈限，就会产生一个锋电位。我们的模型显示，这些随机的锋电位可以被一系列已经将神经元连接成柱、集群和回路的连接所塑造，直到全脑激活模式的出现。以内部噪声开始，以自发性激活的结构性雪崩结束，整个过程与我们心中的想法和目标相对应。我们的"意识流"，也就是那些组成心理世界并在脑中不断出现的文字和图片，其实源自我们一生中受教育和成长过程中形成的数以万亿计的突触中的随机锋电位。

无意识的分类

近些年来，全脑工作空间理论已经变成了一个主要的解释工具，一个重新审视实验观察结果的棱镜。

该理论的成就之一是弄清了人脑中无意识过程的不同种类。就好比 18 世纪的瑞典专家卡尔·林奈（Carl Linnaeus）为所有生物进行了"分类"，有组织地将植物与动物分为不同种类和亚种，我们现在可以提出无意识的分类。

让我们回忆一下第 2 章中的主要观点：大部分的脑运算过程是无意识的。我们所做的和所知道的东西，绝大多数是我们无法意识到的。从呼吸到姿态的控制，从初级视觉到精细的手指运动，从字母拼写到语法规则，甚至当我们处在非注意盲视中，可能都不会注意到一个穿着大猩猩服装的人在捶胸。丰富的无意识处理器编织了我们的身份和行为。

全脑工作空间理论给这片丛林带来了一些秩序 [62]。它引导我们将无意识特征根据截然不同的脑机制进行分类（见图 5-5）。试想一下，在非注意盲视中发生了什么。这个实验中的视觉刺激远远高于普通的意识知觉阈限，但是我们仍然无法注意到这个刺激，因为我们的注意力完全集中在另一组不同的任务上。当我写下这段话的时候，我正在我太太出生的房子里。这是一栋建于 17 世纪的农舍，漂亮的客厅里有一个高大的落地摆钟。钟摆就在我的正前方摇摆，我可以清楚地听到它发出的嘀嗒声。但当我开始将注意力转向自己的写作时，这种有节奏的声音就从脑海中消失了，这时非注意阻止了意识的产生。

在我们的无意识分类中，我和同事们打算把这类无意识信息标记为"前意识" [63]。这是一种处于等待状态中的意识，激活的神经元已经编码过这条信息，只是暂时还没有受到关注，只要受到关注，它随时可以进入意识层面。实际上，我们从弗洛伊德那儿借用了这个词。在他的著作《精神分析纲要》（*Outline of Psychoanalysis*）中，他观察到了"一些过程……可能暂时从意识中消失了，但是可以随时毫无障碍地再次进入意识"。这种可以快速从无意识状态变成有意识状态的过程，可以被更好地描述为"进入意识的能力"，或者说是"前意识"。

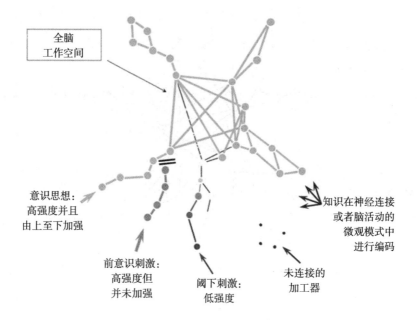

全脑
工作空间

意识思想：
高强度并且
由上至下加强

前意识刺激：
高强度但
并未加强

阈下刺激：
低强度

未连接的
加工器

知识在神经连接
或者脑活动的
微观模式中
进行编码

由于一些不同的原因，知识在脑中经常处于无意识状态。在任何特定的时刻，只有一个单独的想法可以激活工作空间。其他不能进入意识的事物，可能是因为它们没有被注意到而无法进入工作空间，如前意识，或者是这些刺激的强度太弱以至无法产生雪崩式的激活以达到工作空间的级别，如阈下刺激。我们也无法觉察到脱离工作空间的处理器所编码的信息。最后，大部分的无意识信息都将处于脑连接处以及脑活动的微观模式下。

图 5-5　全脑工作空间中无意识特征分类

全脑工作空间的模型展示了一个假定存在的前意识机制 [64]。当一个刺激进入我们的模型时，它的激活开始传播并最终激活整个全脑工作空间。反过来，这个意识表征会在周边产生一种抑制，防止同一时间第二个刺激的进入。这种中心竞争是不可避免的。我在前面就说过，意识表征是由它不是什么和是什么所共同决定的。根据我们的假设，工作空间的一些神经元必须沉默，才能示意这不是什么，从而限定当前的意识内容。这种分散的抑制在更高级的皮质中枢形成瓶颈。神经元抑制产生的意识状态使我们不可能同时观察两个物体，或是同时执行两个需要努力的不同任务。但是，该过程不排除早期的感觉区域激活——它们被明显地激活了，事实上即使工作空间已经被第一个刺激占据，这个区域的激活水平也和平时一样。前意识信息暂时缓存在全脑工作空间以外的暂时记忆中，然后会被慢慢地衰减遗忘，除非我们决定将注意力转向它。在一段时间内，正在衰减的前意识信息仍然能够被找回到意识中，这种情况出现在事情发生很久之后我们进行回忆之时[65]。

前意识状态和第二种无意识状态，也就是我们所说的阈下状态，有着鲜明的对比。想象一下那些因呈现得太快或者太模糊而导致我们看不见的图片。这种前提情况就大不一样。无论多么努力，我们也无法知觉到隐藏的刺激。我们永远也捕捉不到夹在两张几何图形中的掩蔽单词。这些阈下刺激确实诱发了大脑视觉、语义和运动区域中可察觉的激活。但这些激活的持续时间太短，不能激活整个工作空间。我实验室的模拟过程再一次把握住了这个特点。

在电脑上，一个简短的脉冲活动不能使全脑工作空间启动。因为当自上而下的信号从高级区域回到最初的感官区域，并有机会增强输入信号时，原来的激活已经消失并被掩蔽图代替了[66]。为了捉弄我们的大脑，足智多谋的心理学家设计了一系列非常微弱、短暂但又杂乱的刺激，系统地阻止了全脑启动。"阈下"这个术语对应着这种情况，即感官输入波在全脑工作空间的海上形成海啸之前就消失了。所以，无论我们多努力地去知觉它，阈下刺激还是永远不可能被意识到，然而前意识的刺激却可以，只要我们肯花时间去关注它。这就是它们在脑水平上的主要差别。

前意识和阈下意识的区别并不能囊括我们脑中所有关于无意识的知识。想想呼吸的过程便知：我们生命中的每一分钟都需要呼吸，从脑干深处产生的协调的神经元放电模式，传达到胸部肌肉，产生了使我们得以存活的换气节奏。精巧的反馈回路使呼吸的节奏适应了血液中氧气和二氧化碳的浓度。这些精密的神经机制是完全无意识运行的。为什么？因为这种神经元放电非常强大并且持续时间很长，所以这一过程不属于阈下的范畴；同时它也不能通过倾注注意力进入到你的意识层面，因此也不属于前意识的范畴。在我们的分类中，我们将其归入第三种无意识表征：未连接模式。被封装在脑干中的控制呼吸的激活模式脱离了前额叶和顶叶的全脑工作空间系统。

为了进入意识层面，神经集群中的信息需要和前额叶皮质工作空间中的神经元及相关区域建立联系。但是，控制呼吸的信息被永远地锁在脑干神经元中。激活模式作为标识血液中二氧化碳浓度的信号，不可以被传递到大脑皮质的其他部位，所以你无法意识到它们的存在。许多特定的神经回路被埋藏得很深，缺少能够通往意识的连接。有趣的是，让它们进入意识的唯一方法是通过另一种感觉模式进行编码。例如，我们能通过胸部起伏来间接感受呼吸。

尽管我们认为自己完全掌控着自己的身体，但不断穿过脑的数以百计的神经信号却无法被我们意识到，因为它们缺少与相应的高级脑区之间的连接。在一些中风患者的身上，这种情况更为严重。患者脑白质通路的损伤会切断特定的感觉或认知系统，信号便突然之间无法到达意识区域。当中风影响了连接大脑左右半球的胼胝体，患者就出现了明显的分离综合征。有这种脑损伤的患者可能会失去对自己运动计划的意识。他甚至会否认左手的运动是出于自己的意识，认为自己的左手只是在随机并且不受控制地运动着。出现这种现象是因为左手的运动由大脑右半球控制，而控制语言的脑区在左半球。当这两个脑半球断开了连接，患者就有了两个受损的工作空间，任何一边都意识不到另一边在干什么。

　　除了未连接模式外，根据工作空间理论，第四种使神经信息保持无意识状态的方法是将信息分散为复杂的激活模式。举一个具体的例子，想象一个视觉光栅，因为被放置得很好或者闪烁很快，频率大于或等于50赫兹，从而使你看不见。尽管你知觉到的只是一片灰色，但实验表明这个光栅确实在你的脑内被编码了：不同的视神经元会对不同方向的光栅放电[67]。为什么这种神经活动模式不能进入意识层面呢？可能是因为它在初级视觉区的放电在时空上极度混乱，编码太复杂，无法被皮质中更高级的工作空间神经元精确识别。尽管还没有完全了解神经编码，但是我们相信，要让信息被意识到，必须先由一组紧密的神经集群对其重新进行精确的编码。视觉皮质的前部分区域必须为有意义的视觉输入分配专门的神经元，然后激活才能被放大，产生全脑工作空间的启动并使信息进入意识。如果信号在无数不相关的神经元激活时被削弱，那么它就无法进入意识。

　　我们看到的所有面孔、听到的所有单词，都是以这种无意识的形式开始的：数以百万计的神经元不断产生与时空关系并不完全相符的锋电位，每个神经元都只记录全部场景的极小一部分。只要我们能够解码它，就能发现每一个神经元的输入模式都包含关于说话者、内容、情感、房间尺寸等无限的信息，但是我们无法做到这一点。只有当更高级的脑区将这些信息分解为一些有意义的模块时，我们才能意识到这些处在休眠状态的信息。感觉神经元的金字塔等级结构不断提取感觉的抽象特征是使信号变得明确的关键。感觉训练可以让我们意识到很轻的声音或很淡的画面，因为神经元可以调整自己的特性来放大这些感觉信息[68]。在学习过程发生之前，神经元信息已经存在于感觉区域，只不过是内隐的，是一种分散的放电模式，无法为意识所用。

　　这个事实将引出一个非常神奇的结论：脑包含了许多连自己都会忽视的

信号，比如闪烁的视觉光栅或者微弱的动机[69]。脑成像已经开始解码这些神秘的信号结构。美国军方开展了一个项目，向一个受过训练的观察者每秒闪烁 10 张卫星图片，同时监控他的脑电压，观察是否出现了发现敌机的无意识直觉。我们的无意识中藏着数不胜数的资源等待利用。未来，通过放大那些感官可以察觉到、但被意识忽略的微型放电模式，有计算机辅助的脑解码可以让我们了解一种严格意义上的超感知觉，那是一种更强的对周围环境的感知。

最后，第五类无意识信息在神经系统中以潜在的连接形式处于休眠状态。根据工作空间理论，只有在神经元形成全脑规模的激活时，我们才能意识到它们的放电模式。然而，大量的信息存储在静态的突触连接中。即使在出生前，神经元已经开始对这个世界进行统计取样并对神经元之间的连接做出相应的调整。我们一生的记忆都沉睡在人脑上万亿的皮质突触中，数以百万计的突触每天都在诞生和消亡，特别是在生命的最初几年，脑在大多数情况下都会根据环境做出调整。每一个突触都有着微小的统计智慧，它们知道突触前端的神经元有多大可能性比突触后的神经元先放电。

脑中无处不在的连接是所谓的无意识直觉的基础。在早期的视觉加工中，皮质的连接编码了将线条连成物体轮廓的数据[70]。在听觉和运动脑区中，隐藏着我们对于声音模式的知识。多年的钢琴练习会使灰质密度发生可察觉的改变，这些改变可能是由于突触密度、树突尺寸、白质结构以及起支撑作用的神经胶质细胞发生了变化而导致的[71]。在颞叶下方的卷曲结构——海马中，突触包含了我们的情景记忆：何时、何地、和谁发生了怎样的事件。

我们的记忆可以休眠许多年，其中的内容被压缩在突触棘。我们不能直接利用突触的智慧，因为它们的形式和产生意识思维的神经元放电大有不同。为了重新提取这些记忆，我们需要将其从休眠状态中唤醒。在提取记忆时，突触会重现当时的神经元放电模式，这时候我们才能进行有意识的回忆。有意识的记忆只是一个旧的意识时刻，是对曾经的激活模式进行类似重构。脑成像显示，记忆必须被转化为具体的神经元激活模式，侵入前额叶皮质和互相连接的扣带回区域，我们才能重新有意识地获得生命中的某个特定片段[72]。这种在有意识回忆时远距离皮质的重新激活与我们的工作空间理论完美吻合。

潜在连接和活跃放电之间的区别，很好地解释了为什么我们在说话的时候完全意识不到语法规则。在"约翰认为他很聪明"这句话中，"他"是不是指代"约翰"？那么"他认为约翰很聪明"这句话中呢？还有"他解决这个问题的速度取悦了约翰"？我们知道答案，但是我们不知道自己是如何得出这些答案的。我们通过建立语言网络来加工单词和短语，但是这种语言网络的接入方式我们却永远意识不到。全脑工作空间理论可以解释这个原因：对于意识通达来说，这些知识的形式是错误的。

数学和语法之间就有着鲜明的对比。当我们将 24 和 31 相乘时，我们的意识高度集中。每一个中间运算，包括运算的性质和顺序，甚至偶尔出现的错误，都能被内省察觉。相比较而言，当我们加工言语时，却完全不能说出它的内在过程。语义处理器所解决的问题和算术同样复杂，但我们完全不知道自己是如何解决的。为什么存在这样的不同呢？因为复杂的计算是一步一步进行的，由工作空间网络的关键节点，即前额叶、扣带回和顶叶直接控制。这些复杂的序列直接由前额叶的神经元放电编码。单个细胞编码了我们的意图、计划和步骤，编码了各自的数量甚至出的错误以及如何更正[73]。所以，对于算术而言，计划以及计划是如何展开的都被精确地编码在神经元放电中，这些神经元位于支持意识的神经网络中。相对而言，语法由连接左前颞叶和额下回的神经束编码，省去了在背外侧前额叶皮质中的对语法进行有意识加工的神经网络[74]。在麻醉状态下，颞叶语言皮质的大部分区域继续以一种自动的方式加工语言，不需要意识参与[75]。我们还不知道神经元是如何编码语法规则的，但我预测语法的编码方式一定和心算有着本质的不同。

物质的主观状态

总的来说，全脑工作空间理论能解释很多关于意识及其脑机制的观察发现。它解释了为什么我们只能意识到储存在脑中的极少一部分知识。为了能够有意识地获取信息，脑必须在高级皮质区域把信息编码为有序的神经元激活模式，而且这个模式必须再启动一组相互之间紧密联系的脑区间的内部回路以形成一个全脑工作空间。这个长距离启动的特点解释了脑成像实验中发现的意识标志。

尽管我们实验室的电脑模拟重现了意识通达的一些特征，但是要模仿真正的脑还有很长的路要走。现在的模拟程序和真正的意识还相距甚远。但是，从理论上来说，我深信，电脑程序能够抓住意识状态的细节。一个更合适的模拟程序应该能够展示数十亿种不同的神经元状态。不仅仅是将激活传播至整个网络，而且还能对输入的信息进行有用的统计推论，比如计算一个特定面孔出现的概率或者预测一个运动轨迹能够到达目的地的可能性。

我们开始预想，神经元网络是如何连接起来实现这类统计运算的[76]。由特定神经元提供的积累起来的带有噪声的证据逐步形成初级知觉决策[77]。在意识启动的过程中，工作空间的子集达成一个统一的解释，产生一个关于下一步要做什么的内部决定。想象一个由多个脑区组成的心理舞台，这些脑区努力想在其中达成共识，就好像塞尔弗里奇提出的鬼蜮模型中的魔鬼一样。它们的运算规则让它们一直对各自接收到的不同信息寻求一个一致的解释。在全脑水平上，通过长距离的神经连接，各个脑区交叉比对零碎的知识并积累证据，以得到一个符合有机体当前目标的一致答案。

整个神经网络只是部分地受外部输入影响，自主性才是其显著特征。由于自发激活，该网络能够产生自己的目标，并且通过这些激活以自上而下的方式塑造其他脑活动。这些激活引导其他脑区提取长时记忆，产生心理图像，并根据语言或者逻辑规则改变它。持续的神经活动流在内部工作空间中循环，通过数以百万计的平行处理器进行仔细筛选。每个达成一致的结论都会使我们在心理运算中更进一步，并且永不停息，这就是意识思维的涌动。

根据真实的神经元法则模拟这个巨大的平行统计机器，将会令人陶醉。在欧洲，研究的力量正聚焦于实现人脑计划，这将是一次尝试理解并模拟人脑规模网络的壮举。由百万神经元和数亿突触组成的模拟神经网络已经触手可及，一切都以专门模拟"神经元形态"的硅芯片为基础[78]。在下一个十年里，这些计算工具将能更详细地描述脑是如何产生意识体验的。

CONSCIOUSNESS
AND THE BRAIN

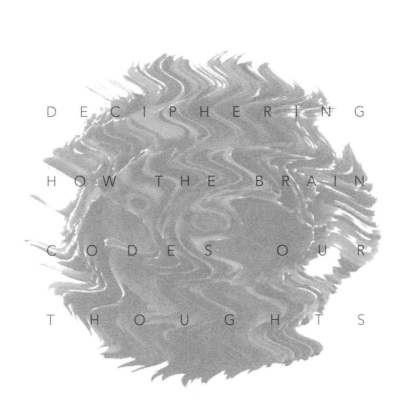

DECIPHERING

HOW THE BRAIN

CODES OUR

THOUGHTS

6 将意识科学应用在临床

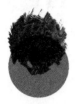

所有意识理论都必须经过临床的最终检验。每年都有数以千计的患者陷入昏迷。他们其中的许多人将永远无法恢复意识，处于一种叫作"植物人"的可怕状态。正在发展中的意识科学能帮助他们吗？答案或许是"能"。"意识测量器"（Consciousness-o-meter）的梦想即将实现。对脑信号精密的数学分析已经能可靠地识别出患者是否有意识。临床干预也即将实现。刺激脑深处的核团可以加速意识的恢复。人机交互界面甚至可以为全身瘫痪但仍有意识的患者重新建立交流的途径。未来的神经技术可以永远改变对意识疾病的临床治疗。

我变得多么冰冷、多么虚弱，

读者请不要问我！因为我写不出，

因为没有任何言语能告诉你我的状态。

我既非死亦非生。

——但丁,《神曲》(约 1307—1321)

每年都有大量的成年人和儿童因车祸、中风、自杀未遂、一氧化碳中毒和溺水事故而身陷瘫痪。他们昏迷并且四肢瘫痪，不能行动和说话，看上去失去了精神生命的火花。但是即使这样，在脑的深处，意识可能仍然存在。在 1844 年问世的《基督山伯爵》中，大仲马描绘了完整的意识是如何被活埋在瘫痪身体中的：

> 诺瓦蒂埃先生虽然几乎和尸体一样无法行动，却会在看到新的来访者时，产生快速而有智慧的表情……视觉和听觉是他唯一残存的感觉，像两颗孤独的火星照亮这注定死去的躯体。然而只有通过这些感觉，他才能表达那些仍然在他脑海中徘徊的思想和感受，他的眼神展现了他的内心活动，就像一个在夜晚穿越荒野的旅人看到遥远的烛光一般，我们知道在这沉默和朦胧的背后，生命一息尚存。

诺瓦蒂埃先生是一个虚构的人物——这也许是文学史上对闭锁综合征患者的首次描述。然而，书中描述的症状却是非常真实的。曾经担任法国时尚杂志《世界时装之苑》的主编的让-多米尼克·博比说，在他 43 岁的时候，生命发生了重大转变。他写道："在那之前，我从未听说过'脑干'这个词。之后我才了解到脑干是我们内部运算系统的重要组成部分，是连接脑与脊髓不可分割的桥梁。当我由于中风而丧失了脑干功能，才被残忍地告知脑干是至关重要的结构。"

在 1995 年 12 月 8 日，一次中风使博比陷入了 20 天的昏迷。他醒来时发现自己在医院的病房里，除了一只眼睛和头的一部分之外，身体的其他部位完全瘫痪了。之后他活了 15 个月，这段时间足够让他去构思、记忆、定稿和出版一整本书。一段来自闭锁综合征患者内心的感人发言——《潜水钟与蝴蝶》于 1997 年出版后，立即成了畅销书。让-多米尼克·博比像现代版的诺瓦蒂埃，被囚禁于一具不能活动的身体中。当他的助手逐个报出字母 E、S、A、R、I、N、T、U、L、O、M 的时候，博比通过眨眼来确定想要的字母，通过这种方式写完了整本书。通过二十万次的眨眼而完成的这本书叙述了作者由于中风而破碎的美丽心灵的故事。在新书出版后的仅仅第三天，肺炎就夺走了他的生命。

这位时尚杂志的前任编辑用一种清醒而不失幽默的方式描述了自己在日常生活中的苦难，书中充满挫折、孤独、难以抒发的心声，偶尔还有绝望。虽然被囚禁在一具不能行动的身体中，就像被囚禁在一座潜水钟里，但是他简明而优美的散文，像蝴蝶一样轻盈地舞动，这个比喻是他对自己完好而自由的思绪的诠释。没有能比让-多米尼克·博比生动、形象、清晰的文笔更好地证明他具有自主意识的证据了。很显然，即使他被囚禁于一个永远闭锁的身体中，但是从视觉到触觉，从表面感受到内在情绪，他的精神状态的每个方面都能够像以往一样进行自由的体验。

然而，还有很多和博比具有相似状况的患者，其丰富的精神世界还没有被人发现[1]。法国闭锁综合征协会由博比建立，患者自己经营，使用最先进的人机交互界面技术，他们最近的调查中提到，第一个发现患者还存在意识的往往不是医生。超过半数的情况是由患者的家属发现的[2]。更糟糕的是，在脑损伤后，每个患者平均要经过长达 2.5 个月的时间才能够得到准确的诊断。甚至一些患者需要 4 年才能被确诊。因为他们瘫痪的身体偶尔会产生自发的抽搐和常见的反射，如果没有被注意到的话，自主的眼动和眨眼也经常会被误认为是反射行为。即使在最好的医院，也有大约 40% 的患者一开始就被认为是完全无反应的，并且在进一步的检查中，会被诊断为只有极少意识的植物人[3]。

那些无法表达自己意识的患者，为神经科学带来了迫切的挑战。一个好的意识理论应该能解释为什么有些患者会失去意识和思考的能力，而另一些却没有。最重要的是，这个理论应该给我们提供实际的帮助。如果我们能够探测到意识的标志，应该将这项技术运用到最需要的人身上，检测瘫痪患者的意识迹象，这关乎他们的生死。在全世界的重症监护室中，一半的病患死于一个停止生命维持系统的临床决定[4]。我们想知道有多少像诺瓦蒂埃和博比一样的人之所以死去，仅仅是因为医学上还没有找到发现他们残存意识的方法，或者无法预见到他们最终将摆脱昏迷，重获宝贵的精神生活。

然而在今天，未来看上去更加光明了。神经科学家和神经成像科学家们在识别意识状态上有了重大的进展。现在，这个领域的发展趋向于用更简单和廉价的方式去检测意识，与有意识的患者重新进行交流。在这一章，我们可以看到在科学、医学和技术上激动人心的前沿进展。

意识疾病的分类

让我们先对和意识或者外部世界交流有关的不同种类的神经障碍进行分类（见图 6-1）[5]。我们可以从一个熟悉的术语"昏迷"（coma，来源于古希腊语"深度睡眠"）开始，因为这是绝大多数患者的最初症状。昏迷常常在脑受到伤害的几分钟到几小时内发生。它的病因多种多样，包括头部创伤，常常由于车祸导致；中风，即脑动脉的破裂或堵塞；缺氧，即脑供氧不足，病因通常为心脏停搏、一氧化碳中毒或溺水；中毒，有时由于酗酒引起。昏迷在临床上被定义为一种持续的无法被唤醒的状态。患者没有任何反应地躺着，双眼紧闭。任何刺激都不能唤醒他们，他们也不会表现出对自己和周围环境的觉知。在应用昏迷这个术语时，临床上进一步规定昏迷持续的时间应该至少有一个小时，以此将它和短暂昏厥、脑震荡及恍惚区分开来。

然而，昏迷患者和脑死亡患者不同。"脑死亡"是完全不同的另一种状态，它的特点是脑干反射完全丧失，并伴有平直单调的脑电图以及呼吸能力的丧失。在脑死亡患者中，正电子发射断层扫描技术和其他如多普勒超声检查等技术都显示不出大脑皮质有新陈代谢，或有血液注入其中。一旦排除了体温过低、药物作用和有毒物质产生的影响，脑死亡的诊断便可以在 6 小时到一天内做出。脑死亡会导致大脑皮质和丘脑的神经元快速退化消失，永久性地抹去定义患者身份的终身记忆。因此脑死亡是不可逆的，没有任何技术能恢复消失的细胞和分子。现在，包括梵蒂冈在内的大多数国家都认定脑死亡即为"死亡"[6]。

为什么昏迷和脑死亡完全不同呢？神经科学研究者又是如何区分这二者的呢？最重要的一点是，当人处于昏迷状态时，身体仍然会出现一定的协调反应。很多高水平的反射活动仍然存在。比如，大多数昏迷不醒的患者在喉咙深处被刺激时会做出干呕的反应，并且他们的瞳孔在面对强光时会缩小。这些反应证明在脑干深处的部分无意识回路仍然在正常工作着。

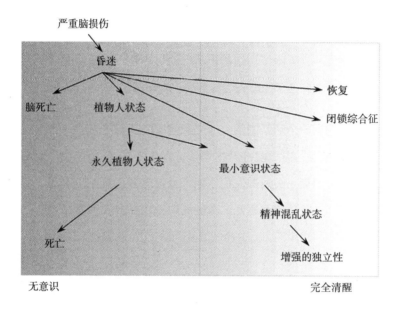

脑损伤会造成多种意识和交流障碍。在上图中，患者症状的主要类型从左至右粗略按照意识的表现和稳定性进行排列。箭头表明患者的状况随着时间推移的发展。植物人和处于最小意识状态的患者间只有一个区别：植物人是完全没有任何意识的，而处于最小意识状态的患者仍能够做出一些自主运动。

图 6-1　脑损伤患者的发展状况

昏迷患者的脑电图也不是一条直线，而是以一个很慢的频率持续波动，产生近似于睡眠或麻醉时的低频波。很多脑皮质和丘脑细胞仍然有活动，但它们处于一种不恰当的连接网络状态。在一些罕见的案例中，患者甚至产生了高频的 θ 波和 α 波，即"α 昏迷"，但是这些波却表现得不同于以往，因为它们并没有表现出反映丘脑皮质网络功能良好的不同步节奏，而是表现得像一大片脑区都被过度同步的波侵占了[7]。

我的同事神经科学家安德烈亚斯·克兰施米特（Andreas Kleinschmidt）把 α 波比作"大脑挡风玻璃的雨刮器"——即使在有意识的正常脑中，α 波也会被用来关闭特定的区域，比如说当我们注意声音时则关闭视觉区[8]。在昏迷期间，就像被杀死迈克尔·杰克逊的丙泊酚[9]麻醉了一样，巨大的 α 波似乎侵入了皮质，排除了一切意识状态的可能性。但是，由于细胞仍然在活动，所以总有一天正常的编码节奏还是会恢复的。

昏迷患者拥有一个活跃的脑。他们的脑皮质能产生有波动的脑电图，但不能从"深度睡眠"中清醒并产生意识。但幸运的是，昏迷很少持续较长时间。如果没有感染一类的并发症，绝大多数患者都会在几天到一周之内恢复。第一个征兆往往体现在睡眠－清醒周期的恢复。大多数昏迷患者在此之后都会恢复意识和交流能力，并产生自主行为。

然而，在一些不幸的案例中，脑的恢复却止步于一个清醒但没有意识的奇怪状态[10]。这些患者每天早晨都会醒来，但即使是在清醒的时候，他们也没有任何反应，并且似乎意识不到周围的环境，而是以某种方式深陷但丁所说的地狱边境——"既非死亦非生"。**保持一个持续不变的睡眠－清醒周期，却没有任何意识迹象，是植物人状态的标志，也被称为"无反应的清醒状态"，这种状态可以持续数年之久。**患者可以自发呼吸，在有人喂养的情况下不会死亡。美国的读者们可能会记得特丽·夏沃（Terri Schiavo），那是一位处于植物人状态长达 15 年的患者。她的家人就要不要拔掉她的食管而终止生命打了一场旷日持久的官司，佛罗里达州政府甚至小布什总统也参与其中。最终在 2005 年 3 月，她由于喂食管被拔掉而死去。

"植物人"究竟意味着什么？这个术语给人一种无用的"植物"的感觉，令人悲伤的是，这个昵称仍在监护病房中使用。神经科学家布赖恩·詹尼特

（Bryan Jennett）和弗雷德·普拉姆（Fred Plum）根据动词"vegetate"杜撰了其形容词形式[11]。根据牛津英语词典的解释，"vegetate"表示"仅仅只有肉体活着而缺乏智力活动和社会交往能力"。植物人所依靠的自主神经系统的功能大体完好，比如心率、血管张力和体温的调节。患者并不是一动不动的，他们偶尔会用身体或眼睛做出缓慢却明显的行为。在没有显著原因的情况下，患者会突然微笑、流泪或是皱眉。这些行为会使患者家属非常困惑，在特丽·夏沃的案例中，这种行为让她的父母认为她仍然有获救的希望。但神经科学家们知道这些身体的反应可能只是反射性的。脊髓和脑干常常会产生纯粹的非自主运动，并没有特定的目的。最重要的是，虽然她时不时会发出咕哝声，但是她不会对语言产生任何反应，也不会说出任何单词。

在脑损伤发生一个月后，医生会诊断患者是否为"长期植物人状态"，在 3 ～ 12 个月之后，根据脑损伤源于缺氧还是颅脑损伤，医生会为患者做出是否为"永久性植物人"的诊断。然而，这种说法一直被人们所诟病，因为这意味着患者失去了康复的希望，表明一个不可能改变的无意识状态，并最终可能导致过早做出不再维持生命的决定。很多临床医学家和研究者更倾向于使用中性的表达——"无反应的清醒"，这是一个对患者的现在和未来的确切情况不做判断的客观陈述。我们一会儿将看到，植物人的状态是混杂的，很难被理解，包括少数有意识却无法交流的患者案例。

对一些脑部严重损伤的患者来说，即使在短短的几个小时里，意识状态也会波动。在某段时期内，他们能够恢复一定程度的自主行为能力，这使我们有理由将他们归到另一类状态——"最小意识状态"。2005 年，一个神经科学家工作小组提出了这个术语，用来指代那些不时会出现不连贯的有限反应的患者，这些反应一定程度上暗示了他们仍然具有理解力和意志力[12]。最小意识状态的患者可以通过眨眼来回应口头命令或者用目光追随镜子的移动。我们通常可以和他们建立某种形式的交流：很多患者可以大声说出单词或者通过点头来回答是或否。不同于植物人随机的微笑或哭泣，处于最小意识状态的患者能在正确的时机根据当前的情境表达自己的感情。

单一的线索不足以做出准确的诊断，意识标志必须有一定的连续性。但矛盾的是，最小意识状态的患者可能无法连贯表达自己的想法。他们的行为是非常多变的。研究者常常一整天都无法在这类患者身上观测到连续的意识标志，或是早上可以观察到但是下午又不能了。此外，研究者对患者是否在适当的时间做出了哭或笑反应的评估可能过于主观。为了提高诊断的可靠性，神经心理学家约瑟夫·贾奇诺（Joseph Giacino）编制了昏迷恢复量表（The Coma Recovery Scale），通过严格的控制进行一系列客观的临床测试[13]。量表可以评估一些简单的能力，比如识别并操纵物体、自发地注视、对语言命令做出反应或对突然的声响做出反应。医疗团队经过一系列的训练，学习以一种不断重复的方式去询问患者，并仔细观察患者是否有行为反应，即使是极度缓慢或不恰当的行为。测试通常要在一天的不同时间重复进行。

通过使用这个量表，医疗团队可以更准确地区分植物人和处于最小意识状态的患者[14]。这个信息极其重要，不仅为是否应该停止生命维持提供了参考，也反映了患者康复的可能性。从统计的角度来看，被确诊为处于最小意识状态的患者比那些多年处于植物人状态的患者有更多的机会恢复稳定的意识，虽然个人的情况仍然难以预测。康复往往非常缓慢，通过一周又一周的疗养，患者的反应逐渐变得连贯可靠。在一些戏剧化的案例中，患者会在短短的几天内突然觉醒。一旦他们恢复了稳定的交流能力，患者就不会再被认为是处于最小意识状态。

处于最小意识状态是什么样的感受呢？那些患者是否拥有一个完全正常的内心生活，充满了对过去的回忆和对未来的希望，最重要的是，他们是否拥有对于现状的充分认识，是否充满了痛苦和绝望？或者他们几乎处于意识模糊的状态，没有足够的精力做出一个可被察觉到的反应？我们不知道他们处于哪种状态，但反应的巨大波动性表明后者可能更接近现实。也许我们可以把这种状态比作在被击倒、麻醉和醉酒后所有人都会经历的神志不清和意识模糊。

这样的话，最小意识状态可能和我们上面提到的让 - 多米尼克·博比所经历的闭锁综合征有很大的不同。闭锁综合征常常源于特定部位的损伤，通常是脑干上的突起物。这样的损伤极度精确地阻断了大脑皮质将命令传输至脊髓的过程。因为没有损伤到皮质和丘脑，所以意识被完整地保留了下来。当患者从昏迷中苏醒过来时，发现自己被困在了一具瘫痪的身体中，不能移动和说话。他的眼睛也一样，只能进行幅度很小的垂直转动和眨眼，这些活动通过专门的神经通道才得以保留，并且开启了和外部世界交流的渠道。

在《红杏出墙》（*Therese Raquin*）中，法国自然主义小说家埃米尔·左拉（Émile Zola）生动地再现了患有闭锁综合征的四肢瘫痪的老妇人拉坎（Raquin）的精神世界。左拉仔细描绘了这个不幸的灵魂——只能通过眼睛这扇窗户才能窥探到这位老妇人的内心：

> 这张脸看上去像是一个死人的脸上装了两只活着的眼睛。只有眼睛独自转动，在自己的轨道上快速移动。脸颊和嘴巴就像被石化一般一动不动，面目可怖……一天天地，她甜美而明亮的双眼变得更加锐利。她已经可以用眼睛履行本应由手或嘴才能完成的职责，来传达她的需要

并表示感谢。通过这种方法，她用最奇特和迷人的方式把任何一个她想要使用的器官用眼睛来替换。在她松弛而狰狞的面孔中央，闪烁着如同星光般的美丽眼睛。

尽管闭锁综合征患者的交流能力受损，但是他们仍然保持着清晰的意识，不仅可以清楚地意识到自己的缺陷，还可以意识到自己的智力和自己受到的照顾。一旦他们的病情被察觉到并且痛苦减轻了，他们或许就可以过上充实的生活。完好的皮质和丘脑足以产生自发的内心活动，这个证据表明，闭锁综合征患者的脑能够经历一切生命体验。在左拉的小说中，拉坎女士品味了复仇的甜蜜——在她的侄女和其爱人杀死了自己的儿子后，她亲眼看着可恨的他们在自己眼前自杀。在大仲马的《基督山伯爵》中，瘫痪的诺瓦蒂埃警告自己的孙女，她即将嫁给自己在很久以前杀死的人的儿子。

现实中的闭锁综合征患者的生活也许没有那么惊天动地，却也并不平凡。在眼动仪的帮助下，一些闭锁综合征患者可以成功地回复邮件，领导一个非营利机构，或者像法国的经理菲利普·维冈（Philippe Vigand）一样写两本书并且成为一名孩子的父亲。不同于昏迷、植物人和最小意识状态的患者，闭锁综合征患者并没有患上意识疾病。他们甚至可以有一颗愉悦的心，最近一个关于他们主观生活质量的调查表明，一旦度过了最初几个月的惶恐，大多数患者取得了和正常人一样的快乐分数[15]。

能够思考的"植物人"

2006 年，权威期刊《科学》上发表了一篇令人震惊的报道，突然之间否定了这个临床共识，即把没有交流能力的患者分成昏迷、植物人、最小意识状态和闭锁综合征。英国神经科学家阿德里安·欧文（Adrian Owen）描述了这样一位患者，她表现出所有符合植物人临床诊断标准的迹象，但她的脑活动却显示她仍有相当程度的意识[16]。可怕的是，这表明，存在着一个比一般的闭锁综合征更糟糕的状态：患者无法将自己的意识以任何方式传达到外界，即使是眨眼睛也做不到。在推翻原有临床判断原则的同时，这份报告也带来了希望——现在的神经成像技术已经足够灵敏，可以探测到意识的存在，甚至如我们将会看到的，它可以将意识和外部世界重新联结起来。

在阿德里安·欧文及其同事发表在《科学》上的报告中，研究对象是一个遭遇车祸导致双侧前额叶受损的 23 岁女性。虽然她一直有着规律的睡眠 - 清醒周期，但是 5 个月后她依然处于完全没有反应的状态——这充分符合植物人的定义。即使一个有经验的临床医疗团队也无法发现她是否有残存的意识、交流能力或者自主控制的迹象。

但是这位患者的脑活动成像给我们带来了惊喜。作为监控植物人皮质状态的研究计划的一部分，她接受了一系列的功能性磁共振成像检测。当她听到句子时，研究者惊奇地发现她脑皮质的语言网络被完全激活了。负责听力和语言理解的颞上回和颞中回都有相当强烈的放电反应。研究者又在句子中加入多义词语，使句子变得更复杂，例如 "the creak came from a beam in the ceiling"（响声来自天花板上的一根横梁），其中 "creak"（响声）与 "creek"（小溪）同音，"beam"（横梁）也有 "光线" 的意思，此时她左下额叶皮质的布洛卡区出现了强烈的激活。

这样高水平的皮质活动说明她的语言加工过程包括了词语分析和句子整合阶段。但是她真的理解她所听到的是什么吗？依靠语言区的激活不足以提供可以证明意识存在的决定性证据，之前几个研究已经显示，大脑网络在睡眠和麻醉期间也能保持运转[17]。为了探寻患者是否真能理解句子的含义，欧文对她进行了第二次扫描。在这次扫描中，实验者读出的句子传达了复杂的指令。她被告知要"想象打网球""想象参观你家的房间""放松"。指令要求她在精确的时刻开始或停止这些活动。当提示"网球"或"航行"这样的提示词时，她要进行一次 30 秒钟的生动想象，然后提示"休息"，即让她休息 30 秒钟再继续实验。

在扫描仪外，欧文没有办法知道沉默并一动不动的患者是否能够理解这些命令，更不用说她能否按照指示来行动。然而，功能性磁共振成像轻而易举地就给出了答案：她的脑活动完全符合口头的指导语。当要求她想象打网球时，她的运动辅助区就像要求的那样以 30 秒的间隔依次进行活动和休息。要求她想象参观自己的公寓时，参与空间表征的网络激活了，包括海马旁回、后顶叶和前运动皮质。令人惊奇的是，她所激活的脑区和完成相同想象任务的健康控制组相同。

那么她是否有意识？一部分科学家故意唱反调[18]。他们提出，也许这些区域可以在无意识条件下激活，而不需要患者有意识地理解指导语。只需要听到名词"网球"就足以激活运动区域，只是因为动作是这个单词所表达的意义中完整的一部分。同样，也许听到单词"航行"就足以触发空间感。可以设想，之后出现的脑激活也可能是自动而没有意识介入的。从哲学的角度来看，脑成像是否能证明或否定意识的存在呢？美国神经科学家阿兰·罗珀（Alan Ropper）对这个问题持消极态度，并用一句俏皮话表达了他所持有的悲观结论："医生和社会还不能接受'我有脑激活，所以我存在'这样的说法。这种说法是本末倒置的。"[19]

罗珀的结论是错的。脑成像的时代已经真正来临，即使是像从纯粹客观的脑成像中识别残存意识这样的复杂问题也将得以解决。批判，甚至是那些看上去合乎逻辑的批判，都在欧文执行了一个精致的控制实验后被粉碎了。他扫描了只听到"网球"和"航行"而没有收到其他任何行为指令的正常被试的脑活动[20]。不出所料，这两个词语唤起的激活彼此间并没有什么区别。这些被动聆听者的脑激活图像和欧文的患者或者那些接收到想象指令的控制组所表现的网络激活有所不同。这个发现清楚地反驳了那些反对者。欧文的患者用与任务相关的方式激活了自己的前运动区、顶叶和海马，这不是对一个单词的无意识反应，而是对任务进行了思考。

就像欧文和他的同事指出的那样，听到一个单独的词语似乎不太可能会激活大脑整整 30 秒，除非患者将这个词作为线索完成了实验人员所要求的思考任务。从全脑工作空间的理论来看，如果词语只唤醒了无意识激活，我们可以预测它会快速地消散，并且最多在几秒钟的时间内就回归到基线状态。相比之下，如果观察到特定前额叶和顶叶区域激活持续 30 秒，就几乎能肯定在工作记忆中出现了意识思考。虽然欧文和他的同事可能因选择了较为随意的任务而受到批评，但他们的选择依旧是明智且具有现实意义的——要知道想象任务对患者来说比较容易执行，而且这样的脑活动在无意识情况下很难产生。

如何与植物人沟通

如果还有人质疑植物人是否有意识，在知名的《新英格兰医学杂志》（New England Journal Medicine）上发表的一篇文献能完全消除这个质疑[21]。这篇文献证明，我们可以通过神经成像图与植物人建立沟通通道。这个实验非常简单。首先，研究者们重复了欧文的想象研究。在患有意识疾病的 54 名患者中做实验，当被要求想象网球比赛或者去参观自己家的时候，有 5 名被试出现了独特的脑活动，其中有 4 个人是植物人。他们中的一个人被邀请进行第二次神经成像扫描。每次扫描前被试都会被问一些个人问题，譬如"你有兄弟吗"，然而他无法移动或回答，马蒂·蒙蒂（Marti Monti）和他的同事们只要求他在心中做出回答。他们告诉被试："如果你想回答'是'，请想象打网球。如果想回答'否'，请想象在参观自己的公寓。在我说到'回答'的时候开始想，直到我说'休息'时结束。"

这个绝妙的方法收到了很好的效果（见图6-2）。6个问题中有5个使之前已经探明的两个脑区中的一个产生了明显激活。至于第6个问题，两个脑区都没有被激活，所以没有记录到任何反应。研究者并不知道正确的答案，但是当他们将检测到的脑激活和患者家属所提供的事实进行对比时，很高兴地看到5个回答全部正确。

让我们暂停一下，来消化一下这个惊人发现的意义。在被试的脑中，一整条思维过程的长链必然是完整的。第一，被试能理解这个问题，提取正确的答案，并且能在扫描开始前将答案保留几分钟。这表明了患者有完好的语言理解、长时记忆和工作记忆能力。第二，被试有意识地遵从"打网球对应'是'，参观公寓对应'否'"的实验指示。因此，患者仍然能灵活地通过一系列大脑模块传递信息，这个发现本身说明了他的全脑神经工作空间仍然完好。最后，被试在恰当的时间执行了指令，并且能够在5次连续扫描中改变自己的反应。这种集中注意和任务切换的能力表明他的中央执行系统被完好地保留下来了。尽管证据还较为欠缺，可能严谨的统计学家会希望这个患者可以回答20个问题而不仅仅只有5个，但是即使这样，仍然很难否认患者拥有一个有意识的脑。

该结论完全推翻了已有的临床分类，迫使我们面对一个残酷的现实：一些患者只是表面上呈现植物人状态。意识的蝴蝶仍旧在扑闪着它的翅膀，但是，即使是彻底的临床检查也可能发现不了它的存在。

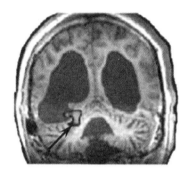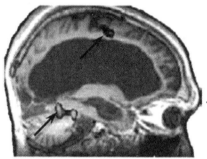

a 处于植物人状态的患者

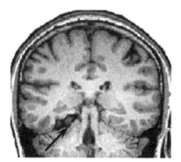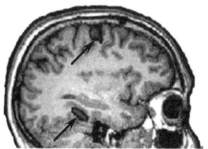

b 控制组

　　一些明显处于植物人状态的患者，却在复杂的思维任务中表现出几乎和正常人一样的脑活动。图 a 中的患者已经无法移动或者说话，但激活他的大脑能使他正确回答一个口头问题。当他想回答"否"时，需要想象正在参观自己的公寓。当要回答"是"时，需要想象自己在打网球。当我们问他，他的父亲是否叫托马斯，他的大脑中负责空间导航的区域如同正常人一样被精确地激活，即给出了正确的回答：否。因为这个患者并没有外显出任何交流或意识迹象，所以他被认为处于植物人状态，这个患者大块的脑损伤部位清晰可见。

图 6-2　欧文的脑活动实验

　　欧文的研究一经发表，媒体就迅速地把这个消息传开了。不幸的是，这个发现常常被误解。其中一个最愚蠢的结论是一位记者曾说的"昏迷的患者是有意识的"。这是大错特错的！这个研究只包括植物人和处于最小意识状态的患者，没有昏迷的患者。在这部分被试中，也只有 10% ～ 20% 的人对测试做出了反应，这表明这种"超级闭锁症"非常罕见。

事实上，我们并不知道能做出反应的确切人数，因为神经成像测试是不对等的。当患者给出肯定回答的时候，意识几乎是一定存在的；但反过来说，有意识的患者可能由于种种原因而无法完成测试，包括失聪、语言障碍、低警觉程度或者没办法维持注意。需要特别指出的是，那名唯一可以对问题进行回答的患者是脑外伤的幸存者。其他被试都因中风或者缺氧而失去意识，失去了完成任务的能力。也许他们就像特丽·夏沃一样，脑中的皮质神经元遭受了分散并且是不可逆的损伤。在植物人中找到这样内部意识完好的患者是一个奇迹，奇迹只是极少的个例，所以把它当作给所有昏迷患者提供无限医疗资源的理由就有些牵强了。

更令人惊讶的是，在 31 名处于最小意识状态的患者中，有 30 名患者没有成功地完成任务。而在临床检测中，都会偶尔观察到他们的意志以及意识标志。但具有讽刺意味的是，除了一名患者外，其他所有人都在脑成像测试中失败了。这到底是怎么回事呢？可能是患者在测试时刚好处于低警觉状态，也可能是他们无法在陌生而吵闹的神经成像机器中集中注意力，又或者是他们的认知功能太弱，以至无法完成这样复杂的任务。至少，我们可以得到两个结论：其一，在临床诊断上被认为处于"最小意识状态"，并不能说明患者具有完整的意识；其二，欧文的想象测试也许在很大程度上低估了意识的复杂性。

由于实验中存在的上述问题，没有一个实验可以一次性证明意识是否存在。更符合伦理的方法应该是尝试与他们中的一组人建立关系，并且和他们的内在意识建立交流。理想情况下，这些测试应该比想象网球比赛的任务更加简单。此外，测试应该在不同时间重复多次，避免对意识水平不断浮动的闭锁综合征患者进行误诊。不幸的是，神经成像测试无法胜任这个任务，因为神经成像仪器使用起来非常复杂并且昂贵，一般患者通常只能完成一到两次扫描。正如阿德里安·欧文所写："神经成像很难打开一条与患者沟通的渠道，并且也不能成为家属与患者实时沟通的工具。"[22] 欧文的第二位患者曾经出现过非常清晰的意识反应，但是也只能在他重回闭锁状态之前，对他进行一次测试。

意识研究的当务之急是摆脱令人如此沮丧的现状，一些研究团队正在研发基于更为简单的脑电图技术的人机交互界面。脑电图技术相对比较便宜，并且在临床中广为应用，只需要对头皮质的电信号进行放大即可[23]。

但是不幸的是，打网球和参观公寓任务的脑电信号很难被捕捉到。因此，在另一项研究中，研究者使用了更简单的指令："每当你听到'哔'的响声，就尝试想象把自己的右手握成拳，然后再放松它。把注意力集中在肌肉的感觉上，就像你真的在进行这种运动。"[24] 在另一个试次中，患者想象自己在活动自己的脚趾。当患者在脑中进行这些活动时，研究者观察运动皮质上不同的脑电波活动模式。根据每一位患者的活动结果，研究者运用计算机的机器学习算法对他们拳头和脚趾活动的信号进行区分。在 16 位植物人中，似乎有 3 人完成了该任务——但是这项技术不够可靠，不足以完全排除概率因素[25]。而且即使在健康且意识正常的被试中，该测试也只对 12 个人中的 9 个人做出了正确的判断。另一个研究团队由纽约的尼古拉斯·希夫（Nicholas Schiff）领导，他们对 5 位健康的志愿者和 3 位患者进行了测试，让他们想象自己在游泳或者参观自己的公寓[26]。这一次，尽管看似得出了可靠的结果，却因为样本量太少而不能下定论。

尽管现在的研究存在着这些瓶颈，但是基于脑电的沟通在未来的研究中却是最可行的方法[27]。许多工程师都致力研发将人脑和电脑进行联系的精密系统，并且这项工作也在不断地改进。尽管现在的系统主要是基于注视和视觉注意——这对于许多患者来说都很难做到，但是解码听觉注意和运动想象的系统也在不断研发中。游戏产业也加入了这个行列，开始研发更轻便的无线记录设备。现在甚至能直接通过外科手术将电极植入瘫痪患者的脑皮质中。通过使用这样的设备，一位四肢瘫痪的患者可以成功地用思维控制机械手臂[28]。如果将这种装置植入大脑的语言区，或许有一天语音合成器就能把患者想说的话真实地传递出来[29]。

研究者开启了更多的研究方向。我们不但能为闭锁综合征患者设计出更好的交流设备，还能够提供更多察觉患者残存意识的方法。在先进的临床研究中心，比如由比利时列日市的史蒂芬·洛雷（Steven Laureys）领导的昏迷科学小组（Coma Science Group），在对植物人的一系列系统测试中，已经开始使用人机交互界面了。可以想见，在接下来的20年，我们将能随处看到四肢瘫痪患者和闭锁综合征患者通过自己的思维来操纵轮椅。

提出检测意识的新方法

尽管我欣赏阿德里安·欧文的先驱性研究，但是这个理论依旧令我失望。患者如果想要通过测试，毫无疑问需要拥有意识——但是实验分析却和特定的意识理论没有什么关系。由于他的实验包含语言、记忆和想象等因素，因此实验中仍旧有许多被试虽然有意识但却无法完成任务。我们能不能设计出如石蕊测试那样更加简单的意识测试呢？运用先进的神经成像技术，我们已经发现了许多意识标志。我们能不能通过监控脑活动的图像，从而判断患者是否具有意识？这样简单而又有理论支持的测试可以用来解决许多难题，包括确定幼儿、婴儿甚至猴子或者老鼠是不是具有某种形态的意识。

2008 年，在法国南部奥尔赛举办的一个值得纪念的午餐会上，我和同事特里斯坦·贝肯斯丁（Tristan Bekinschtein）、利昂内尔·纳卡什和马里亚诺·西格曼，问了我们自己一个天真的问题：如果我们要设计最简单的意识检测装置，该怎么做？我们很快决定使用脑电技术，这是最简单也是最便宜的神经成像技术。我们也一致地认为应该以听觉刺激为基础，因为大多数患者的听觉完好，而视觉通路却受阻。可是使用听觉刺激的决定也产生了一些问题，因为我们之前关于意识标志的结论主要是基于视觉实验得出的。不过，我们仍然对意识通达的原理很有信心，相信我们的发现同样适用于听觉模型。

我们决定使用实验中记录到的最清晰的信号——巨大的 P3 波，它标志着大脑皮质网络的同步启动。我们可以很容易地诱发听觉的 P3 波。想象一下你正在安静地听一场交响乐，这时候某人的电话突然响了。突如其来的声响诱发了巨大的 P3 波，因为你将注意转向了这意料之外的事件，并且意识到了它的存在[30]。

在我们的实验设计中，将呈现一系列的重复声音："哔，哔，哔……"在一个无法被预料的时间点，一个新的声音出现——"啵"。当被试清醒并专注时，这个异常的声音产生了类似 P3 波反应的事件，即代表了意识。为了确定这个反应不是因为声音强度或者其他低水平的特征产生的，在另一个分离的试次中，我们交换了两个声音："啵"是标准刺激，而"哔"是突然增加的声音。这样的对比实验就证明了 P3 波的产生纯粹是因为在当时情境下所出现的声音的不可预测性。

然而这个方案又进一步使事情变得复杂了。突如其来的声音引发的不仅仅是 P3 波，还有一系列反映了无意识加工过程的早期大脑活动。在异常刺激出现后仅 100 毫秒，听觉皮质就产生了强烈的反应。这种反应被称为"失匹配反应"或"失匹配负波"（mismatch negativity，简称 MMN），因为这个波表现为头顶出现的负电压[31]。问题在于，失匹配负波并不是意识标志，它是对于新异听觉刺激的自动反应，无论一个人专注、走神、读书、看电影，或是睡觉以及昏迷等，只要出现新的声音，大脑就会产生失匹配负波信号。我们的神经系统拥有一个高效的、无意识的新异刺激探测器。为了能够快速觉察异常的声音，大脑会无意识地将当前刺激与基于之前声音刺激产生的预测进行对比。这种预测是普遍存在的，大脑皮质的每一部分都可能拥有一个简单的进行预测和对比的神经元网络[32]。这个过程是自发的，只有其结果会进入到注意和意识之中。

这就意味着，这个使用异常声音测量意识信号的实验范式失败了：即使是昏迷的脑，仍可能会对异常声音产生反应。失匹配负波反应只能表明听觉皮质能够检测到异常声音，但并不意味着患者具有意识[33]。这属于早期感觉处理的范畴，虽然足够复杂但却在意识之外运作。我和我的团队需要关注的是在此之后的脑活动：患者的大脑是否会产生如雪崩一般强烈的、标志着意识产生的神经元活动？

为了创造一个只对新声音产生晚期的、有意识反应的新奇测验，我们发明了一种新的方法：将局部异常和全局异常进行对比。想象一下，你听到连续的 5 个声音，只有最后一个不同于其他 4 个声音："哔，哔，哔，哔，啵"。为了对最后一个异常音做出反应，你的大脑会先产生一个早期的失匹配负波，再产生一个晚期的 P3 波。重复这个声音序列多次，你的大脑很快适应了在听到四下"哔"后出现一下"啵"——在意识层面上，这已经不再能使被试感到惊讶了。值得一提的是，最后一个不和谐的音仍然会产生早期的失匹配负波。听觉皮质显然拥有一个非常愚蠢的新异声音探测器。听觉皮质并不注意整体的规律，而是肤浅地预测"哔"后面一定仍会出现"哔"，显然最后一声"啵"推翻了这个预测。

有趣的是，P3 波则是更聪明的"野兽"。它可以紧密追踪意识，一旦被试注意到这 5 个声音的模式，并且不再对最后一个声音的变化感到吃惊时，P3 波也就随之消失了。一旦这个意识期望形成后，我们又可以偶尔违反它，呈现 5 个同样的音"哔，哔，哔，哔，哔"，这个偶尔的变化触发了晚期 P3 波。奇妙的是，大脑会将完全相同的一串声音视为新异刺激。这仅仅是因为大脑检测到了这串序列和先前工作记忆中记下的序列不同。

我们的目的达到了：我们能在不产生早期无意识反应的同时诱发出纯净的 P3 波，甚至还可以通过让被试数不同序列的个数来增强这种效果。直接数数可以大大增强观察到的 P3 波，将其变为一个很容易就能探测到的标记（见图 6–3）。当我们看到这个标记时，就可以十分确定患者有意识并且能够遵循我们的指令。

实验证明，这个局部 – 整体的异常设计非常有用。即使实验很短，我的团队仍然很轻松地记录到了每个正常人的整体异常的 P3 波反应。此外，只有被试是专注并清楚规则的时候才会产生 P3 波[34]。当我们通过一个复杂的视觉实验让他们分心后，听觉的 P3 波就消失了。而当我们让他们处于心智游移的状态时，P3 波只出现在那些能在实验后报告声音规律和变化的被试身上，未注意到这种规律的被试没有产生 P3 波。

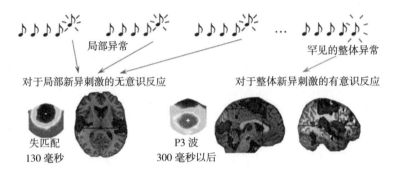

局部 - 整体测验可以检测损伤患者是否具有残存的意识。该测验包括多次重复一系列完全相同的 5 次声音。当最后一次声响和开始的 4 次声响不同时，听觉皮质就会产生"失匹配反应"，这是一种对异常声音产生的自发反应。而且这种反应是无意识的，即使在深度睡眠或昏迷中，仍然会出现。但在意识层面，大脑很快适应了这种重复序列。在适应后，如果最后一个声音不再产生变化，就会触发异常感。重要的是，这种高级别的反应似乎只在有意识的患者身上出现。该反应呈现了所有的意识标志，包括 P3 波和分散在顶叶皮质和枕叶皮质中的同步激活。

图 6-3　局部 - 整体测验

被整体异常声音所激活的网络区域，也标志着意识的启动。利用脑电技术、功能性磁共振成像技术和颅内记录方法来记录癫痫患者的活动，我们证实了全脑工作空间网络会在整体异常序列出现时被激活。当我们听到异常的声音序列时，大脑活动将不再局限于听觉皮质，而是进入更广阔的区域，包括双侧前额叶皮质、前扣带回、顶叶，甚至是一部分枕叶皮质。这意味着异常声音的相关信息在全脑传播了，也就意味着信息被意识到了。

这样的测试在临床环境下依然适用吗？具有意识的患者能够对整体异常的声音做出反应吗？我们最开始对 8 名患者进行的实验非常成功[35]。其中 4 名植物人对整体声音的变化没有产生反应。而在 4 名处于最小意识状态的患者中，有 3 名患者对整体异常的声音做出了反应，这 3 名患者在这之后均重新获得了意识。

后来，我的同事利昂内尔·纳卡什开始将该测验推广到巴黎的萨彼里埃医院，得到了非常好的效果[36]。只要患者有整体反应，他们一般就可以被认为是有意识的。在 22 名植物人中，只有两名被试产生了整体的 P3 波，在这之后的几天，这两名患者恢复了一定程度的最小意识。于是我们可以认为，或许在测试的时候他们就已经具有了意识，就像欧文实验中有反应的患者一样。

在重症监护室中，我们的局部 - 整体测试偶尔也会提供重要的帮助。例如，一名年轻男子由于一场严重的车祸，陷入了长达三周的昏迷状态，他完全没有任何反应，并且患上了许多并发症，这使得医疗团队开始讨论是否要中断对他的治疗。然而他的大脑仍能对整体信息的异常做出很强的反应。也许他只是暂时陷入了闭锁状态，无法表达自己仍旧存留的意识。纳卡什说服医生，或许患者几天之后就能出现好转。果然，这位患者在之后完全恢复了意识。实际上，他的生理情况也奇迹般地好转了，甚至有能力重新开始正常的生活。

全脑工作空间理论解释了为什么这个测试如此有效。为了发现重复序列，被试必须要记住 5 个音。之后他们将这个序列与接下来相隔数秒出现的序列进行比较。就像我们在第 3 章中讨论的一样，将信息在大脑中保存几秒是意识存在的证明。在我们的测试中，这体现在两个方面：必须将单独的信息整合为一个整体的模式，并且必须将其和多种类似的模式进行比较。

我们的测试还涉及了另一个层面的信息加工。考虑一下，将单一的"哔"序列判断为异常刺激所需要的思考过程。一旦听到了标准序列"哔，哔，哔，哔，啵"，大脑就会开始适应序列的最后一个异常音。尽管这种声音仍会在听觉皮质产生第一阶段的异常信号，但是在第二阶段，系统却能很好地预测到它[37]。在偶然情况下，当相同的 5 个"哔"出现时，第二阶段系统将会发现这种异常。确切地说，这种异常就是最后那个音没有出现异常。我们的测试之所以能够成功，是因为该测试避免了第一阶段的异常声响检测，并且有选择性地激活了第二阶段。第二阶段与前额叶皮质的全脑觉醒紧密相关，因此也就能确定是否存在意识。

皮质探测

我和我的研究团队已经收集了足够的证据来表明我们的局部－整体测试可以检测意识的存在。然而这个测试还称不上完美，我们得到了许多假阴性的结果：许多患者没有通过测试，却从昏迷中醒来并且恢复了意识。我们也通过运用复杂的机器学习算法尽可能地完善了数据[38]。这种类似于搜索引擎的工具让我们能够搜索大脑对整体异常产生的任何反应，即便是不常见或独特的反应也能被检测到。但是，在大概一半的处于最小意识状态的患者，或者已经恢复了沟通能力的患者中，我们仍旧无法探测到他对偶然出现的新序列的任何反应。

统计学家认为，这样的测验具有高特异性和低敏感性。简而言之，我们的测验是非对等的，这和欧文的测验类似：如果患者给出了正面回答，基本上就可以确认患者是存在意识的；但是如果患者给出负面回答，却无法诊断患者是失去意识的。有许多原因可能导致敏感性的降低，如在脑电记录过程中，可能噪声比较大，医院的病床旁有一大堆电子仪器，使得我们很难得到清晰的数据，患者也经常无法保持静止或者不移动视线。更有可能的是，很多患者存在意识，但是无法理解测试。他们的损伤太严重了，无法计算或者察觉到异常的信号，或者只能专注于声音刺激几秒钟。

但是这些患者一直都有意识活动。如果我们的理论是正确的，这说明他们的脑仍旧有能力使全脑信息在皮质上进行长距离传播。那么，我们应该如何检测它呢？在 2000 年末，来自米兰大学的马塞洛·马西米尼（Marcello Massimini）想出了一个绝妙的办法[39]。当我们仍在用实验室的意识测试来监视大脑感觉信号的变化时，马西米尼已经开始利用内部刺激。他想直接触发大脑皮质的电活动。这个强烈刺激就好像声呐脉冲一样，会传入皮质和丘脑，回声的强度和持续时间就显示了所穿过区域的完整性。如果激活被传递到遥远的区域，并且产生了很长时间的回声，那么患者就可能具有意识。令人赞叹的是，在这个过程中，患者不需要去关注或者理解任何刺激。即使患者毫不知情，脉冲信号也能探测远距离的皮质通路。

为了实现他的想法，马西米尼将经颅磁刺激和脑电图两种技术巧妙地结合起来。正如我在第 4 章所提到的那样，经颅磁刺激通过对头皮附近的线圈通电，利用磁感应来刺激皮质。脑电图技术是一种古老而实用的记录脑电波的方法。马西米尼先利用经颅磁刺激技术探测皮质，然后用脑电图技术来记录被磁脉冲诱发的脑活动。这需要特殊的放大器，这种放大器要能快速地从经颅磁刺激产生的强电流中恢复，并且绘制一幅在几毫秒后产生的脑活动的精确图像。

马西米尼的初步数据结果令人兴奋。他一开始的实验对象是清醒、睡着或者被麻醉的正常被试。在失去意识的情况下，经颅磁刺激脉冲只会导致皮质出现短暂而集中的激活，大约持续 200 毫秒。相反，当被试有意识，甚至在做梦时，同样的脉冲将会造成复杂而持久的脑激活。施加刺激的位置并不是那么重要，因为不论触发的脉冲一开始从哪里进入皮质，接下来产生反应的强度和时长都足够鉴别被试是否存在意识[40]。该观察结果和我们团队用感官刺激所得到的发现高度吻合，即信号传播进入全脑网络，并且激活超过300毫秒，就可以认为患者存在意识。

至关重要的是，马西米尼在 5 名植物人、5 名处于最小意识状态患者和2 名闭锁综合征患者身上继续进行实验[41]。尽管样本量很小，但是实验证明这种方法是百分之百有效的：所有有意识患者都对皮质脉冲展现出了复杂且持久的反应。另外 5 名植物人被继续观察了几个月。在这段时间里，他们中的 3 个进入了最小意识状态，并且逐渐恢复了一定程度的交流能力。这 3 名患者的脑信号也重新变得复杂起来。这些实验证据都和全脑工作空间模型相符，信号进入前额叶和顶叶的过程都是判断患者意识程度的重要指标。

检测自发想法

只有时间能够证明马西米尼的脉冲实验是否像看起来的那么好，是否可以作为标准的临床手段来检测患者的意识。最令人兴奋的是，这种手段在每个案例中都获得了成功。然而这项技术仍然过于复杂，不是所有医院都配备了高精度的脑电图系统，来吸收由经颅磁刺激器产生的巨大波动。理论上来说，应该还有更简单的解决办法。如果全脑工作空间的假设是正确的，那么即使在黑暗的、没有任何外界刺激的情况下，有意识的人也应该能产生可探测到的长距离的皮质交流信号。我们推测应该有一股恒定的脑活动在前额叶和顶叶之间运行，与遥远的脑区产生不定期的同步。这种活动应该和脑电活动的增加相关，尤其是在中频（β 波）和高频（γ 波）波段。这种长距离的传播应该会消耗相当一部分能量，我们是否能直接检测它呢？

多年来，我们已经通过正电子发射断层扫描了解到全脑的新陈代谢程度在失去意识时会降低。正电子发射断层扫描仪是一种探测高能 γ 射线的精密仪器，可以用来测量身体任何部位的葡萄糖消耗量。具体方法是，事先给患者注射由放射物质标记的葡萄糖，然后借助仪器探测放射性衰变最强烈的区域。大脑放射性物质含量高的部位表示此处正在消耗葡萄糖。可以得出的结论是，一个正常人在麻醉或者深度睡眠状态时，大脑皮质的葡萄糖消耗将会减少 50%。在昏迷或者植物人状态下，也出现了类似的葡萄糖消耗下降的情况。在 20 世纪 90 年代初，史蒂芬·洛雷在列日市的研究团队就绘制了植物人状态中大脑新陈代谢的异常水平图谱（见图 6-4）[42]。

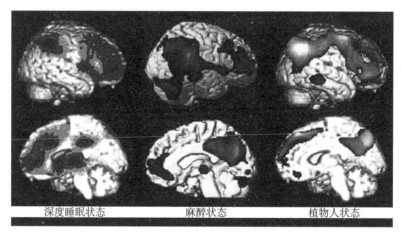

| 深度睡眠状态 | 麻醉状态 | 植物人状态 |

在深度睡眠状态、麻醉状态以及植物人状态下，前额叶和顶叶的新陈代谢会减少。尽管其他区域也出现了活动减少的情况，但是当失去意识时，那些组成全脑工作空间的区域所出现的能量消耗减少会反复出现。

图 6-4　各状态中大脑新陈代谢的异常水平图谱

重要的是，氧气代谢和葡萄糖消耗的下降，在大脑不同区域是不一样的。失去意识似乎和双侧前额叶皮质、顶叶皮质以及扣带回和楔前叶中线部位的活动减少有关，这些区域和我们的全脑工作空间网络几乎重合。这部分区域富含长距离皮质投射，这从另一个角度证明了这个工作空间系统对于意识体验来说很关键。即使在没有意识的时候，其他独立的感觉皮质和运动皮质仍能保持结构的完整，并且在没有任何意识反应的时候代谢依然灵敏[43]。例如，那些偶尔有面部活动的植物人，他们的运动区域中心依然保持激活。在过去的 20 年中，患者可能偶尔吐出一两个单词，但对此完全无意识，而且所说的词也和环境没有任何关系。他的神经活动和新陈代谢仅限于一小部分仍然完好的左脑语言区中。显然，这种零星的激活并不足以维持一个有意识的状态：意识状态需要皮质间更广泛的交流。

但是，大脑的新陈代谢水平本身不足以推断患者是否残存着意识。一些植物人具有完全正常的皮质代谢水平。也许损伤只影响了中脑的上部结构，而不是皮质本身。相反，许多恢复部分意识并进入最小意识状态的植物人却没有这种正常的新陈代谢水平。我们将康复前后的图像进行对比，发现在工作空间区域的能量消耗升高了，但是只是极少量的。新陈代谢无法恢复到正常水平，我们推测可能是因为皮质受到了不可恢复的损伤。即使用最好的磁共振成像仪得到的最好的损伤图像，也只能作为一个依据[44]，而不能完美地预测意识是否存在。只使用代谢或者解剖图像，还不能准确测量意识状态下神经信息的流动。

为了能有更好的仪器来检测残存意识，我和同事让－雷米·金（Jean-Remi King）、哈科沃·西特（Jacobo Sitt）和利昂内尔·纳卡什，重新使用脑电技术来测量皮质间的交流[45]。纳卡什的团队收集了大约 200 份高精度的记录，使用 256 个电极测量植物人、处于最小意识状态患者和有意识的人的脑电活动数据。我们能否利用这些测量数据来量化皮质间的信息交流呢？极具天赋的物理学家、计算机学家和精神病学家西特，通过查阅文献，提出了一个极好的想法。他编写了一个可以快速计算"共有符号信息加权"（weighted symbolic mutual information）的数量的程序，以此来测量两个脑区中有多少信息是共享的[46]。

将此方法运用到我们的数据上，能准确地将植物人和其他患者区分开（见图 6-5）。与有意识的人相比，植物人组的信息共享量要少得多。当我们只分析相隔至少有 7 ～ 8 厘米的电极时，这一现象就变得更为明显。这再一次证明了长距离传播是意识脑的职责。利用另一种直接的测量手段，我们可以看到脑的沟通是双向的：大脑后侧的特定区域与顶叶和前额叶的一般区域交流，并接收其返回的信号。

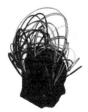
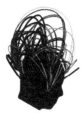
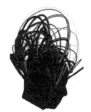

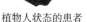

植物人状态的患者　　最小意识状态患者　　有意识的患者　　意识控制组

皮质间长距离的信息交换是脑损伤患者是否有意识的重要指标。为了绘制上图，我们使用 256 个电极，记录了近 200 位患者的脑电波信号，而不管他们是否具有意识。上图每一条曲线表示一对电极，我们计算了电极下脑区的信息共享量。很明显，植物人的信息共享量远小于有意识的患者和控制组被试。这个发现和全脑工作空间理论的观点吻合：信息交换是意识的核心功能。后续的研究表明，表现出较高信息共享水平的植物人更有希望在未来几天到几个月内恢复意识。

图 6-5　皮质间长距离的信息交换

脑电图的其他许多特征也反映了患者的意识状态[47]。毫无意外，对不同频率波段的能量消耗量进行数学测量的结果显示，失去意识导致用于神经编码和加工的高频率波消失，这有利于睡眠和麻醉状态下的低频率波的出现[48]。脑波同步性的测量证实，在清醒状态下，皮质区会协调彼此间的交流。

数学测量的每个数量指标都从不同方面反映了意识，描绘了同一个意识状态的多个互补的图景。为了将这些数量指标整合起来，让-雷米·金设计了一个程序，这个程序能够自动学习哪些参数可以最好地反映患者的临床状态，只需 20 分钟的脑电图记录就能提供较好的诊断。我们几乎永远不会将一个植物人误认为是有意识的人，程序中的大部分错误都是在区分处于最小意识状态患者和植物人的时候出现的。实际上，我们也不能保证这些错误就一定是错的：在 20 分钟的记录中，处于最小意识状态患者可能并没有意识活动，所以需要进行重测来提高诊断的准确性。

反过来，另一种错误也会发生：我们的程序偶尔会将那些临床上检验为植物人的患者诊断为处于最小意识状态的患者。可是这真的是一个错误吗？或者说这些患者是否只是表现为植物人，而实际上却是有意识的，只是完全处于闭锁状态？当我们对这些植物人的病情进行几个月的脑电记录后，得到了一个令人兴奋的结果。有 2/3 的患者在我们的电脑程序和临床检查中都被诊断为植物人，其中，只有 20% 的人恢复意识，进入最小意识状态。我们的程序发现其余 1/3 的患者有一丝意识迹象，而临床诊断中却没有发现，而在这些案例中，高达 50% 的人在随后的几个月里明显地恢复了意识。

电脑程序诊断和临床诊断之间的差别有重要的意义。这意味着，通过使用自动化的脑测量，我们能在意识产生外显行为前就发现它的踪迹。我们通过理论所证明的意识信号比有经验的临床医生所做出的判断更加敏锐。新的意识科学结出了第一颗硕果。

如何恢复患者的意识

难道你不能治好精神的疾病，
从记忆中拔去那根深蒂固的忧郁，
除去深刻于脑中的烦恼？

——莎士比亚，《麦克白》（1606）

检测意识的存在仅仅是一个开始。患者和他们的家人希望真正得到莎士比亚所说的那句话的答案："你是否能够治好精神的疾病？"我们能否帮助植物人和昏迷患者恢复意识？他们的意识有时会在事故多年后突然恢复，但是我们能否加速康复的过程呢？

当绝望的家属问及这个问题时，医生一般只能给出消极的回答。一旦过去一整年后，患者仍处于无意识状态，他们通常就会被确诊为将永远处于植物人状态。这种临床标签的潜台词是：不管提供多少刺激，情况基本不会改变了。对于大多数患者来说，这就是悲惨的现实。

但是，在 2007 年，尼古拉斯·希夫和约瑟夫·贾奇诺在权威杂志《自然》上发表了一篇惊人的文章，提出我们应该重新思考这个问题[49]。他们首次提出了一种能让处于最小意识状态的患者恢复到稳定意识状态的治疗手段。他们的干预是将长电极植入患者的大脑来刺激重要区域，即中央丘脑以及周围的髓板内核。

多亏了朱塞佩·莫鲁齐（Giuseppe Moruzzi）和贺拉斯·马古恩（Horace Magoun）在 20 世纪 40 年代所做的研究，使调节皮质警觉的上行系统的重要节点[50] 被大家所熟知。中央丘脑核团密布着大量的投射神经元，这种神经元含有特定的蛋白质——钙结合蛋白，这些神经元投射到广泛的皮质区域中，尤其是前额叶皮质。有趣的是，它们的轴突专门针对皮质上层的锥体神经元——准确地说，是组成全脑神经工作空间的长距离投射神经元。激活动物的中央丘脑可以调控皮质整体活动，增加运动量，并且提高学习能力[51]。

在正常的大脑中，中央丘脑的活动由前额叶和扣带回调控。这种反馈回路使我们能根据任务要求调整皮质的兴奋程度。当有需要集中注意力的任务时，这个回路便启动，以提升大脑的加工能力[52]。但是在严重受损的大脑中，神经活动的整体下降可能会影响这个控制觉醒程度的重要回路。因此，希夫和贾奇诺预测，刺激中央丘脑区域或许可以"重新唤醒"皮质。这样可以借助外部的力量，使患者大脑恢复并保持长时间的清醒。

正如我们之前所讨论的，觉醒和意识通达是不完全相同的。植物人通常都有一个部分完好的觉醒系统，他们每天早上醒来并睁开眼睛，但这并不足以使皮质恢复有意识的状态。实际上，大多数持续处于植物人状态的患者并没有获益于丘脑刺激。特丽·夏沃就被植入了一个电极，但是她并没有出现好转，这大概是因为她的皮质尤其是皮质下的白质受损严重。而在刺激丘脑后产生了效果的个别有效案例中，大脑自行恢复的可能性也不能被完全排除。

希夫和贾奇诺很清楚这一不容乐观的现状，他们拟定了一个计划来增加成功的可能性。首先，他们专门刺激了丘脑的中央外侧核，也就是直接和前额叶形成回路的地方。然后，他们选择了一个最有可能干预成功的患者，因为他已经处于有意识的边缘。之前我们曾提到，约瑟夫·贾奇诺为最小意识状态的定义做出了重要贡献——最小意识状态是指患者表现出短暂的意识加工和有意交流，但还无法系统地、反复地进行意识活动。希夫的团队发现了一位这样的患者，脑成像显示他的皮质基本完好。尽管他已经在很多年里都处于稳定的最小意识状态，但是他的两个脑半球仍旧会在语言的刺激下被激活。然而，他的大脑皮质整体的新陈代谢却远低于常人，这表明他对于警觉的调控能力较弱。刺激丘脑能否让他重新回到稳定的意识状态呢？

希夫和贾奇诺小心翼翼地进行了一系列实验步骤。在将电极植入患者大脑前，他们对患者进行了几个月的严密监控，并用相同的量表，即昏迷恢复量表多次进行评估，直到确定患者的能力及其稳定的波动情况。重要的是，这些测试给出了中立结论：这位患者展现出了一些自主行动的迹象，甚至偶尔说出了一个单词，但是这种行为是随机的。这意味着他处于最小意识状态，并且还存在很大的恢复空间。

在这些观察的基础上，希夫和贾奇诺开始进行电极植入。在手术的过程中，他们很小心地引导两根长导线穿过左右脑皮质，进入中央丘脑。经过48个小时之后，电极打开了。效果瞬间就产生了：一个6年处于最小意识状态的患者睁开了眼睛，心率开始上升，并且自主地将头转向声音出现的方向。然而他的反应仍然十分有限。当让他说出一个物体的名称时，他说的话"模糊不清，让人无法听懂"[53]。而且一旦电极被关掉，这些反应也就随之消失了。

为了确定电极植入后的大脑活动基线水平，在之后的两个月，研究者都没有继续进行刺激。在这段时间里，患者的情况没有好转。然后在之后的每个月，他们都对患者进行一次双盲研究，打开电极一个月，再关掉电极一个月，就这样轮换进行着。患者的情况在这期间出现了明显的好转。当电极打开时，所有标志清醒的指数，包括交流能力、动作控制、物体命名能力都大幅上升。更重要的是，当电极关闭后，这些能力只出现了略微下降，而不是直接回到基线水平。治疗效果虽然缓慢却在不断积累。6个月后，患者已经可以将茶杯端到嘴边自己喝水。他的家人也发现他的交流能力有显著的提升。他虽然仍然是个残疾人，但是已经可以积极面对生活，甚至讨论自己的治疗方案。

这个成功的案例带来了无限的希望。通过刺激大脑深处，提高皮质觉醒水平，使神经元活动恢复正常，可以帮助大脑康复。

即使是长期处于植物人状态或者最小意识状态的患者，他们的脑仍然具有可塑性，所以仍存在康复的可能。实际上，医学记录中有很多患者突然清醒的案例。如一个患者处于最小意识状态长达19年之久，却突然恢复了语言能力和记忆。运用弥散张量成像技术获得的大脑图像显示，他大脑中的多处长距离连接一直在缓慢重生 [54]。

在另一个案例中，当患者处于植物人状态时，他的丘脑和前额叶的交流被抑制了，但是在自主康复后，他的交流水平又随之恢复正常 [55]。我们不敢奢望所有患者都能出现这样的奇迹，但是我们可以弄清，为什么有的患者能康复而有些却不能。显然，如果前额叶皮质上的神经元大量死亡，那么无论多少刺激也无法挽回。然而在一些案例中，虽然神经元保存完好，但是很多连接却已经受损。还有一些患者，他们大脑回路的动态性自我维持似乎是问题的原因所在：尽管神经元之间的连接仍然存在，但是其中流通的信息已经不足以维持正常的活动水平，于是大脑就自己关闭了。如果大脑中的回路依旧完好，并能够被重新开启，那么这些患者将能很快康复。

但是我们如何才能重新"开启"皮质呢？作用于多巴胺回路的药物成为首选。多巴胺是一种参与大脑奖赏回路的神经递质。多巴胺回路中的神经元大量投射到前额叶以及控制自主运动的深层灰质核团中。刺激多巴胺回路可以帮助这些区域回到正常的觉醒水平。事实表明，三个处于永久植物人状态的患者，在接受左旋多巴的药物治疗后重新恢复了意识。左旋多巴是一种治疗帕金森病的多巴胺先导药物[56]。金刚烷胺是另一种刺激多巴胺系统的药物，临床测试表明，该药物能略微加快植物人和最小意识状态患者的康复速度[57]。

其他临床案例更加奇怪。最荒谬的莫过于安眠药安必恩竟然能唤醒意识。一个患有"运动不能性缄默症"的患者，几个月来都无法说话和移动身体。为了帮助他更好地睡眠，医生让他服用了安眠药安必恩。突然，他就苏醒了，并且可以自由地活动和说话[58]。在另一个案例中，一个左脑中风并且患上严重失语症的女子，除了偶尔能发出几个随机音节外，无法说出任何话。由于不能很好地入睡，她服用了安必恩。在第一次服用后，她就恢复了语言能力，时间长达几个小时。她可以回答问题、数数，甚至说出物品的名字。但是在醒来的第二天，她的失语症又复发了。每当家人给她服用安必恩，这个现象就会反复出现[59]。安眠药不仅无法使她入睡，反而让她大脑中沉睡的语言回路觉醒了。

这些现象已经得到了一些初步的解释。它们似乎是由多个回路造成的，这些回路将皮质工作空间网络、丘脑和两个基底核——纹状体和苍白球连接在一起。通过这些回路，当激活从前额叶皮质传入纹状体、苍白球、丘脑，再传回皮质时，皮质间接地完成了自我激活。然而，这些连接中的两个节点依赖于抑制而非激活来起到作用：纹状体抑制苍白球，苍白球抑制丘脑。当大脑缺氧时，纹状体中的抑制细胞似乎最先受到影响。结果苍白球没有被完全抑制，导致苍白球的活动大大提高，于是造成丘脑和皮质停止运作，意识活动也就无法维持。

然而，这些回路依然是近乎完整的，只是被大幅度地抑制了。插入一个断路器后，它们仍然可以被重新打开。可行的解决方法似乎还有很多：将一个电极埋入丘脑也许就能抵消神经元所受到的过多抑制，以此重新激活它们。另外，多巴胺和金刚烷胺可以用来直接激活皮质，或者通过激活纹状体的其他神经元间接激活皮质。最后，安必恩一类的药物可以抑制过多的抑制。这类药物能与苍白球上的多种抑制受体结合，从而关闭过分活动的细胞，借此将皮质和丘脑从多余的沉默中解放出来。虽然这些机制仍然只是假设，但却解释了为什么这些药物最后都能产生相似的效果：它们都能使皮质活动恢复到接近正常水平[60]。

然而，以上方法只适用于大脑皮质受损不严重时。如果新陈代谢大大降低，但是结构成像显示前额叶皮质完好，那么这仍然是一个好迹象，因为皮质也许只是被关闭了，依然有被唤醒的可能，一旦大脑重新开始运作，便会渐渐地重新回到自我调控的状态。在正常范围内，脑中的许多神经元都具有可塑性，能够增加自己的权重以稳定神经元集群的激活。幸亏脑有这样的可塑性，才使得患者的工作空间连接可以逐渐加强，长时间意识活动不断增加。

即使对于皮质回路已经损坏的患者，我们也可以设想一些未来的解决方案。如果工作空间假设是正确的，那么意识只不过是大脑皮质神经元密集的交换台内自由流动着的信息。很难想象脑中的某些连接和节点会被外界回路代替。人机交互界面，尤其是植入装置的使用，拥有使人脑恢复长距离交流的潜力。我们不久就可以收集到前额叶和前运动皮质自发放电的数据，并且对其他远距离区域进行回放，可以直接以放电的形式进行，或者将它们编码为听觉或视觉信号。这样的感觉替代已经运用在帮助盲人的项目中，使他们能够"看见"东西。通过训练，盲人可以识别由图像转码得到的声音信号 [61]。依照相同的原理，感觉替代能够帮助脑重新进行自我连接，恢复密集的内部沟通。密集的回路可以为脑提供重要的内部激活，使其维持激活状态并保持意识。

时间会告诉我们这个想法是否过于异想天开。可以确定的是，在未来 10 年，基于更加完善的关于神经回路如何产生意识的理论，我们会重新燃起对昏迷状态和植物人状态的研究热情，使医学领域进一步发展。对于意识疾病的治疗即将迎来一次新的革命。

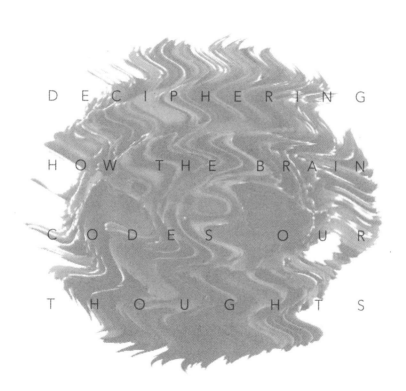

CONSCIOUSNESS
AND THE BRAIN

DECIPHERING

HOW THE BRAIN

CODES OUR

THOUGHTS

7

意识科学的未来：
让人类意识不再孤独

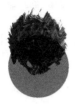

　　新兴的意识科学仍面临着许多挑战。我们能否确定婴儿第一次产生意识的准确时间？能否知道猴子、狗或者海豚对自己周围的环境是有意识的，还是无意识的？能否破解自我意识的谜团，解开为什么我们拥有思考自己想法的奇特能力？这是人脑独有的吗？这种能力是否有自己独特的回路？如果有，那么这条回路的异常是否能解释人类所独有的疾病，比如精神分裂症等？如果我们能分析出这些回路，又能否将它们在电脑中重现出来，从而实现人造意识？

在某种程度上，我十分厌恶科学介入这个领域——我的领域。
难道科学还不满足于现实？非要试图解释这看不见又摸不着的自我的本质？

——戴维·洛奇，《想……》(2001)

事实上，越伟大的科学，越让人感受到神秘。

——弗拉基米尔·纳博科夫，《固执己见：纳博科夫访谈录》(1973)

意识的黑匣子现在已经被打开。多亏了丰富的实验范式，我们才可以让图片出现或者消失，然后跟踪只有意识出现时才有的神经活动模式。理解脑是如何加工看得见和看不见的图片后，我们发现这一过程也不像原先担心的那样微妙。许多电生理信号已经证明了意识启动这一过程的存在。这些意识标志已被证明是可靠的，可以被用于探测严重脑损伤患者的残存意识。

毫无疑问，这仅仅是个开始，很多问题的答案仍然悬而未决。在本书最后一章，我将会对我所认为的意识研究的未来进行概述，这也是那些驱使神经学家继续探索的突出问题。

这些问题中的一部分完全是实验性的，并已经有了大概的解释。例如，意识是在发展和进化过程中的哪个阶段出现的？新生儿有意识吗？早产儿或胎儿呢？猴子、老鼠、鸟会和人脑一样拥有相似的工作空间吗？

另一部分问题则更接近哲学，然而我坚信，一旦我们找到可以进行实验的突破口，这些问题最后都会通过实证研究得出结论。例如，什么是自我意识？可以确定的是，人脑的某种机制允许意识转向自己，并思考关于自己的事情。这是人类所独有的吗？是什么使得人类的思考能力如此强大，却又容易受到精神分裂症等精神疾病的攻击？研究这个学科可以让我们制造出一个有人工意识的机器人吗？它是否能拥有情感、经验，甚至自由意志呢？

没有人能给出这些难题的答案，我也不能假装自己可以解决这些问题。然而我将展示我们以后会如何解决这些问题。

婴儿有意识吗

我们来思考一下童年的意识起点。婴儿有意识吗？新生儿、早产儿有意识吗？孕育在子宫里的胎儿呢？可以肯定的是，大脑需要发育到一定程度才能产生意识，但是究竟要发育到什么程度呢？

几十年来，这个问题一直饱受争议，引来了"人类生命是神圣的"这一观点的拥护者与理性主义者之间的激烈争执。偏激的言论比比皆是。例如，科罗拉多大学哲学系教授迈克尔·托雷（Michael Tooley）曾明确地写道："新生儿既不是人类也不是准人类，毁灭他们从根本上来说并没有错。"[1]根据托雷的说法，在婴儿三个月大以前，杀死婴儿的行为应该在道德上被认可，因为新生儿"和刚出生的小猫一样，没有自我延续的概念"，所以新生儿没有"生存权"[2]。普林斯顿大学的生物伦理学教授彼得·辛格（Peter Singer）接受了这一"残酷"的观点，认为"只有在能意识到自己长期存在时，生命才在道德层面上有了真正的意义"，他写道：

事实上，人类是智人物种并不是不能杀人的理由；而是因为人类拥有许多特质，如理性、自主性和自我意识，这才使人类和其他生物产生了区别。然而婴儿缺乏这些特质。因此，不能把杀婴儿与杀正常人或杀其他有自我意识的物种相提并论[3]。

从很多角度来看，这些言论都是荒谬可笑的。它们与道德直觉是冲突的，从诺贝尔奖得主到残障儿童，所有人都有平等的权利去拥有美好的人生。这些言论也和我们对意识的直觉感受相冲突——证明这点，只需问任何一个与新生儿有过眼神或者口头交流的母亲。

最令人震惊的是，托雷和辛格的这些断言是毫无证据的。他们怎么知道婴儿没有体验呢？他们的观点是建立在坚实的科学基础上的吗？并没有，这些观点纯粹是先验的、脱离实验的，事实上也通常被证明是错的。比如，辛格写道："在很多方面，昏迷患者和植物人与无法自理的婴儿没有什么大的差异。他们都没有自我意识、理性和自主能力……他们的生命是没有内在价值的，人生就像走到了尽头。"在第6章，我们发现这种观点是完全错误的：神经成像显示，植物人中有一小部分成人是有残余意识的。他们这种自以为是的观点是可怕的，因为它否定了生命和意识存在的复杂性。脑值得拥有一个更好的哲学解释。

对于上述问题，我提出了另一种简单的方法：我们必须学会做正确的实验。尽管婴儿的脑仍是一片广袤的意识荒野，但是行为、解剖学和脑成像可以提供有关意识状态的海量信息。一旦意识标志在成人中得到验证，就可以用来研究不同年龄阶段的婴儿。

诚然，这个做法是不完美的，因为它建立在一个类比的基础之上。在儿童发展的某一时刻，我们希望找到客观的判定意识的标准，就像我们所熟知的表明成人主观体验的信号。如果我们找到这些标准，就可以推断出儿童在某个年龄段出现的对外部世界的主观看法。当然，现实可能更加复杂，意识的标志可能随着年龄的增长发生改变。并且，我们不可能总是得到确定无疑的答案。不同的判定标准可能会相互冲突，在成人期作为整合系统的工作空间，在幼儿时期可能还只是按照各自速度发展的分散碎片。实验法是独特的，它能使这个辩论具有客观性。任何科学知识都比先验哲学和宗教领袖的宣言好。

那么，婴儿拥有意识的工作空间吗？该怎么用脑解剖学的知识来解释呢？在过去的一个世纪里，婴儿的那种充满了缺乏髓磷脂保护的细小神经元的未成熟大脑皮质，使许多儿科医生认为，当婴儿刚出生时，脑并不能有效地工作。同时他们还认为，只有少数视觉、听觉和运动皮质足够成熟，可以为婴儿提供原始的感觉和反射功能。威廉·詹姆斯认为，感觉输入的融合产生了"一片混沌，令人困惑"。人们普遍认为，婴儿前额叶皮质中的高级推理中枢一直处于休眠状态，直到出生一年后才会开启。事实上，这种假想的额叶切除术解释了为什么婴儿无法完成关于运动计划和执行控制的行为测试，如皮亚杰著名的 A 非 B 测试[4]。很明显，对于大多数儿科医生来说，新生儿感受不到疼痛。那为什么还要对他们进行麻醉呢？因为医生并不考虑婴儿是否有意识，他们只是按照惯例对其进行麻醉注射和外科手术。

然而，最近的行为测试和脑成像技术的进步反驳了上述消极的观点。事实上，把未成熟和功能障碍这两个概念混淆是极大的错误。从婴儿在子宫内的第 6 个月起，大脑皮质就开始形成并产生折叠。在新生儿的脑中，距离较远的皮质区域由长距离纤维紧密连接[5]。虽然这些纤维没有髓鞘，但这些连接也在进行信息加工，只是比成人慢得多。也就是说，从婴儿一出生时开始，自组织状态的神经元自发活动就已经发展为神经功能网络了[6]。

　　下面我们考虑言语加工的方面。语言对婴儿有非常强的吸引力。他们可能在子宫里就开始学习，因为新生儿已经能够区分母语和外语[7]。语言习得过程很快，所以从达尔文到诺姆·乔姆斯基（Noam Chomsky）、史蒂芬·平克（Steven Pinker）[①] 等一系列著名科学家都设想人脑有一种特殊的器官："语言习得装置"。这种器官专门用于语言学习，并且是人脑所独有的。我和我的妻子吉莱纳·迪昂－兰贝茨（Ghislaine Dehaene-Lambertz）一起运用神经成像技术观察婴儿在听到母语时的大脑情况[8]。我们把婴儿固定在舒服的垫子上，用大耳机包住他们的耳朵，以免受到机器巨大噪声的影响。当两个月大的婴儿安静地聆听专门针对婴儿的语句时，我们每三秒记录一次他们的脑活动。

　　让我们惊讶的是，激活十分明显，并且不仅限于初级听觉区域，而是整个皮质网络都被激活了（见图 7-1）。激活区域很好地形成了经典语言区的轮廓，并且和成人脑中的位置是一样的。语言输入被传递到了左半球的颞叶和额叶语言区，而同等复杂的刺激，如莫扎特的音乐，却被传递到右半球的其他脑区[9]，甚至连左下前额叶皮质的布洛卡区也已经被启动。该区域成熟较早，两个月大的婴儿脑中该区域就能被启动。后来，我们发现布洛卡区是婴儿前额叶皮质中成熟最早并且连接最好的区域[10]。

---

① 著名心理学家史蒂芬·平克的 "语言与人性" 四部曲《语言本能》《思想本质》《心智探奇》《白板》中文简体字版由湛庐文化策划、浙江人民出版社出版。——编者注

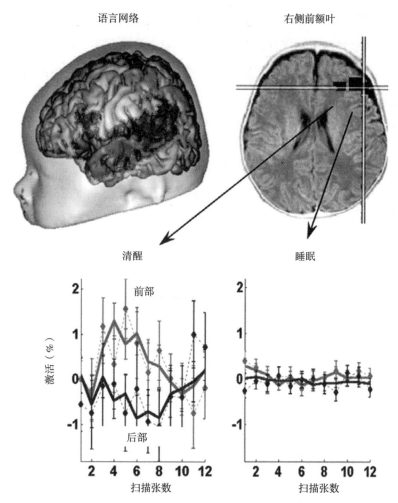

婴儿清醒时前额叶皮质已经被激活。当两个月大的婴儿听到母语时，我们用功能性磁共振成像对其大脑进行扫描。母语激活了一个广泛的语言网络，包括被称为布洛卡区的左侧额下回区。将同样一段话倒过来播放，即破坏句子中大部分的语言提示，导致激活大大减弱。实验还显示，清醒婴儿的右侧前额叶皮质也会被激活。该活动与意识有关，因为它在婴儿睡着后就消失了。

图 7-1 　婴儿的脑内网络

我们运用功能性磁共振成像来测量脑激活的速度，证实了婴儿的语言网络能正常运作，只不过比成年人慢很多，尤其在前额叶皮质[11]。速度慢会阻碍意识的产生吗？婴儿是不是用一种"僵尸模式"（zombie mode）加工语言，就像昏迷中的大脑对新异声音的反应？在语言加工过程中，一个专注的两个月大婴儿被激活的皮质网络已经和成年人一样。然而不幸的是，这种激活并不是决定性的，因为这个皮质网络的大部分区域——虽然可能不是布洛卡区，可以在无意识中被激活，比如在被麻醉的时候[12]。然而关键在于，我们的实验也证明婴儿拥有基本的言语工作记忆。当我们以 14 秒一次的间隔重复给婴儿播放同一句话时，两个月大的婴儿表现出可以记住这句话的迹象[13]：布洛卡区的第二次激活比第一次强很多。在两个月大的时候，他们的脑已经拥有意识标志，那就是可以将信息在工作记忆中保留几秒钟的能力。

同样重要的是，当婴儿清醒和睡着的时候，他们对语言的反应是不同的。他们的听觉皮质区域总是处于激活状态，但只有当婴儿清醒时，激活才会涌入背外侧前额叶皮质；当婴儿处于睡眠状态时，我们在这个区域看到了激活的平滑曲线（见图 7-1）。前额叶皮质是成人工作空间的关键节点，它似乎也在清醒婴儿的意识加工中起到了重要作用。

证明几个月大的婴儿拥有意识的更严谨的方法是使用我在第 6 章提到的局部－整体测验，这种测试能探测植物人的残存意识。在这个简单的测试中，患者反复听到一系列类似于"哔，哔，哔，哔，啵"的声音，与此同时我们用脑电图来记录他们的脑电波。在这个序列中，偶尔会出现一组不常见的声音，这个声音不符合之前的规律——第 5 个声音变为"哔"。如果这个新的声音会激起全脑的 P3 波，使激活涌入前额叶皮质和相关工作区，那么患者就很有可能是有意识的。

这个测试不受教育和语言限制，也不需要指导语，因此可以对婴儿或者几乎任何动物进行。任何婴儿都可以听见这个声音序列，如果他的脑足够聪明，就可以发现其中的规律。事件相关电位能够记录刚出生几个月的婴儿的情况。然而唯一的问题是，测试重复过多会使婴儿感到不耐烦。为了探究婴儿的意识标志，我的妻子吉莱纳，作为神经儿科医生和婴儿认知方面的专家，对局部－整体测验做了一些调整。她把这个测验变成了多媒体展示，让婴儿观看在多媒体上呈现的有吸引力的不同人脸，并听他们说出元音序列"aa aa aa ee"，通过不断变换的面孔和会动的嘴巴来吸引婴儿。当成功吸引他们的注意力后，我们很欣慰地看到，两个月大的婴儿的脑对新鲜事物产生了全脑意识反应，即意识标志[14]。

大多数家长在得知他们两个月大的宝宝已经在意识测试中获得很高分数时，并没有感到很惊讶，然而，我们的测试还表明，婴儿和成人的意识存在差异，婴儿脑反应的延迟要远远大于成人，每个加工步骤所用的时间似乎不成比例地增加了。婴儿的脑需要 1/3 秒的时间才能发现元音的变化，并产生不一致的无意识反应。他们的前额叶皮质需要整整 1 秒的时间来对新异刺激做出反应，这比成年人多花了 3 ～ 4 倍的时间。因此，在出生的第一周，婴儿的脑已经形成了可以运作的工作空间，但速度非常慢。

我的同事西德·库韦德尔（Sid Kouider）将这一实验运用到了视觉研究中，并对其进行了拓展。他专注于研究面孔加工，这是一个新生儿出生时就拥有的能力[15]。婴儿喜欢人的面孔，从他们出生起，人的面孔就吸引着他们。库韦德尔利用这种自然现象来探究婴儿是否对视觉掩蔽敏感，是否会表现出与成人一样的意识通达阈值。他调整了原来用于成人的掩蔽范式，使之可以适用于 5 个月大的婴儿[16]：在闪过一张有吸引力的人脸后，紧接着呈现一张丑陋的图片作为掩蔽刺激。这个实验要回答的问题是：婴儿是否能看见那张脸？他们对此有意识吗？

　　我曾在第 1 章中提到，在掩蔽过程中，成人被试会报告没有看见任何东西，除非目标图片的呈现时间超过 0.05 秒。尽管婴儿不会说话，不能告诉我们他们看见了什么，但是他们的眼睛和那些患有闭锁综合征的患者的眼睛一样，都述说着自己的内心世界。库韦德尔发现，当脸闪过的时间小于阈值时，婴儿不会盯着它看，这表明他们没有看见图片。一旦人脸出现的时间超过了阈值，他们就会将注意转向这些图片。与成年人一样，他们受到了掩蔽刺激的影响，只有当目标图片超过知觉阈限时才能看见。关键是，婴儿的目标图片呈现时间的阈值，超过成人 2～3 倍。5 个月大的婴儿只有在图片呈现时间超过 100 毫秒时，才能知觉到，与之相比，成人的这个阈值只需要 40～50 毫秒。非常有趣的是，婴儿在 10～12 个月大的时候，阈值时间就下降到成人的水平了，与此同时，需要前额叶皮质参与的行为也出现了 [17]。

　　在证实婴儿存在意识通达的阈值后，我和西德·库韦德尔，吉莱纳·迪昂 - 兰贝茨记录了婴儿对一闪而过的人脸的反应。我们发现婴儿存在与成人完全相同的皮质加工阶段：先是一个阈下的线性加工阶段，紧接着是一个突然的非线性启动阶段（见图 7-2）。在第一阶段，无论图像在阈值之上还是之下，大脑后部的活动都随着人脸的持续呈现而稳定增强，婴儿的脑对于一闪而过的人脸积累了线索。在第二个阶段，只有在阈值以上的面孔才能在前额叶皮质触发一个缓慢的负波。从功能和拓扑图来看，这个延迟的激活与成年人的 P3 波有很多相似之处。显而易见，如果有足够的感官输入，婴儿的脑也可以将这些刺激传播到前额叶皮质，尽管速度会很慢。因为上述两个阶段的结构层次与有意识的成人完全一样，只不过成人能够报告他们所看见的刺激。所以我们可以假设，婴儿已经拥有了意识视觉，只是他们还无法大声报告出来。

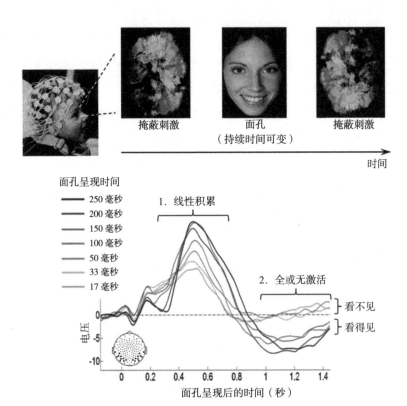

婴儿与成年人一样表现出了意识知觉的标志，但是相比之下，婴儿加工信息的速度非常缓慢。在这个实验中，研究员给 12 ～ 15 个月大的婴儿看一些一闪而过的非常吸引人的面孔，并采用掩蔽刺激使这些图片有的看得见，有的看不见。婴儿的脑加工表现出两个阶段：一开始是感觉信息的线性积累阶段，然后是非线性启动阶段。延迟启动或许反映了意识知觉的存在，因为它仅在面孔出现后的 100 毫秒左右发生，这恰好是婴儿定向关注所需要的时间。值得一提的是，婴儿的意识启动在面孔呈现 1 秒钟之后出现，所用时间是成人的三倍。

图 7-2　婴儿看到图片后的皮质加工过程

事实上，在各种实验中，让婴儿将注意转向一个新刺激时都出现了一个非常缓慢的前额叶负波，不论这个新刺激是听觉呈现还是视觉呈现[18]。其他研究人员已经注意到这个前额叶负波与成年人的 P3 波的相似性 [19]。无论刺激来自哪一个感觉通道，只要有意识通达，就会产生 P3 波。例如，当婴儿关注异常声音时，前额叶负波就会产生 [20]，但是只在婴儿清醒时才会出现 [21]。一个接一个的实验表明，这个缓慢的前额叶反应是意识加工的标志之一。

我们现在可以得出可靠结论：和成年人一样，婴儿也存在意识通达，只是这个过程极为缓慢，大概是成人的 1/4。为什么如此迟缓？要知道婴儿的脑是不成熟的。构成成人脑工作空间的主要长距纤维在出生时就已经形成 [22]，但是它们还不是绝缘的。在轴突周围的脂肪膜——髓鞘，从童年一直到青春期都在不断地成熟。它们的主要作用是形成电绝缘，以提高神经元放电并传播到远距离脑区的速度和保真度。婴儿的脑网络已经连接好了，但还没有绝缘，因此信息的整合以一个很缓慢的速度进行着。婴儿的这种迟缓过程也许和从昏迷中苏醒的患者类似。他们都能产生适应性反应，但是在做出微笑、皱眉，或者结结巴巴发出音节等动作前需要花费 1 ～ 2 秒。我们可以认为，这样的脑是迷糊的、磨蹭的，但肯定是有意识的。

因为我们最年幼的被试只有两个月大，所以我们仍然不知道意识究竟是在哪一个确切的时间点出现的。新生儿一出生就有意识吗？还是在他们出生几个星期之后皮质组织才开始发挥作用？我会在所有证据都集齐之前保留我的意见，但如果发现意识在出生时就已经存在，我也不会惊讶。长距离组织连接在新生儿的脑中纵横交错，我们不能低估这些纤维的加工能力。因为在出生后几个小时，婴儿就已经能够表现出复杂的行为了。例如，他们可以通过大致的数量区分不同组别的物体 [23]。

瑞典的儿科医生雨果·拉格克兰斯（Hugo Lagercrantz）和法国神经生物学家让－皮埃尔·尚热提出了一个非常有趣的设想：**出生是第一次拥有意**

识的时刻[24]。他们认为胎儿在子宫里基本处于昏睡状态，安静地沐浴在含有"胎盘提供的神经类固醇孕（甾）烷醇酮和诱导睡眠的前列腺素 D2"等药物的液体中。婴儿出生时，体内含有大量的应激激素以及刺激性神经递质，如儿茶酚胺，在刚出生的几个小时内，新生儿通常会睁大眼睛，清醒而充满活力。那么，他是不是正在经历第一次意识体验？如果这些药理学的推论是成立的，那么分娩就是一件比我们过去所认为的更有意义的事情：它是意识脑真正诞生的时刻。

动物有意识吗

/

那些理解狒狒的人对形而上学的贡献会比洛克更大。

——达尔文，《达尔文笔记》（1838）

/

我们提出的这些关于婴儿的问题，同样也可以用于那些无法说话的动物。动物不能描述自己的意识想法，但这是否意味着它们没有意识？无数的物种在地球上进化，包括猎豹、鹰、海鳗等耐心的捕食者，大象、鹅等谨慎的路线规划者，猫、水獭等爱好玩耍者，喜鹊、章鱼等聪明的问题解决者，鹦鹉和蝙蝠等声音的天才、狼等社会性大师。如果认为它们连我们的一小部分意识都不具备，我会感到十分惊讶。我的理论主张——意识工作空间的架构对促进脑区之间的信息交流起到了至关重要的作用。因此，像意识这样有用的功能可能在很久以前的进化过程中就已经出现了，而且可能出现了不止一次。

为什么我们会天真地认为工作空间系统是人类独有的呢？事实并非如此。连接前额叶皮质和其他相关区域的密集长距网络已经被证明存在于猕猴的脑中，而且这样的工作空间可能出现在所有哺乳动物的脑中。甚至当老鼠将视觉信息保持在脑中的时候，它的前额叶皮质和扣带回也会激活[25]。令人兴奋的问题是，一些鸟类，尤其是那些能够进行口头交流和模仿的鸟类，是否也具有与人类相似的功能回路？[26]

我们不应仅仅根据解剖结果判断动物是否具有意识。虽然它们缺乏语言，但是猴子可以通过训练用在电脑上按键的方式报告它们看见了什么。这种方法为我们提供了许多证据来证明动物的主观体验和我们其实非常相似。例如，通过奖赏训练，它们可以按一个键报告看到了光，按另一个键报告没有看到。这种动作行为可以被用作最小化的"报告"，即一种等同于动物说"我认为我看到了一束光"或"我没有看到任何东西"的非言语手势。一只猴子也可以通过训练而学会对图像进行分类，比如对于面孔图片按这个键，对非面孔图片按另一个键。一旦动物受过训练，就可以在它们身上运用那些用于研究人类意识和无意识加工的视觉实验范式。

这些行为研究证明，猴子和我们一样，能够感受到视错觉。如果向它们呈现两张不同的图片，每张图片各对应一只眼睛，它们会表现出双目竞争：它们交替按键，表明在某个时刻它们只能看到一张图片。图像不断交替地出现、消失在它们的意识中，节奏和人类相同[27]。掩蔽现象在猴子身上也同样适用。当我们在呈现一张图片后紧接着随机呈现掩蔽图片时，猕猴报告没有看到被掩蔽的图片，尽管它们的视觉皮质产生了短暂的选择性神经元放电[28]。因此，猕猴和我们一样具有阈下知觉，同时也拥有一个阈限，超过这个阈限就能看得见图片了。

如果猴子的初级视觉皮质受损，它们也会形成盲视。尽管存在损伤，但是它们受损的视野仍然可以精确地定位到一个光源。然而，当受到训练，要求它们报告是否存在光源时，它们会把受损视野中的刺激用"无光"按键来表示。这表明，猕猴像人类盲视患者一样，没有了意识知觉[29]。

毫无疑问，猕猴可以使用它们的基本工作空间来思考过去。它们很容易就能完成延迟反应任务，这种任务需要它们在刺激消失后，仍然把信息保存在脑中较长的时间。像我们一样，它们通过维持前额叶神经元和顶叶神经元的放电来保存信息[30]。如果说有什么不同的话，那就是当猕猴被动地观看影片时，往往在前额叶皮质上出现比人类更多的激活[31]。我们可能比猴子更具有抑制干扰的能力，当我们观看电影时，前额叶能脱离意识流，使我们的思绪自由驰骋[32]。但是猕猴也拥有一个在休息状态下激活的自发的"默认网络"[33]，该网络和我们在自省、回忆或思绪游走的时候被激活的区域相似[34]。

那么我们关于听力知觉的关键的那个测验呢？就是那个用来判断从昏迷中苏醒的患者是否具有残存意识的局部－整体测验。我的同事贝基尔·杰拉娅（Bechir Jarraya）和林恩·乌里希（Lynn Uhrig）测试了猴子是否能在一串"哔，哔，哔，啵"的声音中察觉到"哔，哔，哔，哔"这个异常序列。实验结果显示，它们显然可以。功能性磁共振成像表明，猴子的前额叶皮质只会被与整体不同的序列激活[35]。和人类一样，当猴子被麻醉时，前额叶的这个反应也会消失。意识标志再一次在猴子身上出现了。

在卡里姆·本泽尼恩（Karim Benchenane）开展的试点研究中，甚至似乎连老鼠都能通过这个简单的测试。如果以后我们系统性地测试不同物种时，发现所有哺乳动物甚至包括许多鸟类和鱼类，都进化出了同样的意识工作空间的迹象，我仍然不会因此而感到惊讶。

猴子有自我意识吗

猕猴无疑拥有和我们人类极为相似的全脑工作空间。但是完全相同吗？在本书里，我一直在探讨意识最为基本的方面——意识通达，或者说意识到所选择的感觉刺激的能力。这种能力非常基本，猴子和其他许多动物可能都和我们一样拥有这种能力。但是，当涉及更高级的认知功能时，人类显然大不相同。我们不得不思考人类的意识工作空间是否拥有可以彻底地把我们和其他动物区分开来的额外的特性。

自我意识似乎是人类特有能力中的首要候选。我们难道不是智人吗——唯一意识到自己知道的物种？能够思考自身存在，这难道不是人类所独有的能力吗？弗拉基米尔·纳博科夫是一名杰出的小说家，也是一位热情饱满的昆虫学家，他在 1973 年出版的《固执己见：纳博科夫访谈录》一书中清晰地阐述了这一点：

> 意识到我们意识到了……如果我不仅知道我是什么，也知道我知道这点，那么我就是人类。思想的光辉、诗歌、宇宙美景，这些都随之而来。就这点看来，猿与人类之间的差距比变形虫与猿之间的差距大得多。

但是纳博科夫错了。在德尔菲阿波罗神庙的入口处上方刻着的著名格言"认识你自己"，并不是人类的特权。近年来的研究发现，动物的自我反省已经达到令人惊讶的复杂程度。甚至在需要二阶判断的任务，即发现自身错误或者仔细思考成败这种任务中，动物也表现得比我们认为的更好。

我们所拥有的可以对自己的思维进行思考的认知能力，叫作"元认知"（metacognition）。唐纳德·拉姆斯菲尔德（Donald Rumsfeld）是美国前总统小布什在任时的国防部长。某次他向国防部汇报时，极好地概述了元认知。当时他区分了已知的已知（我们知道我们知道的事）、已知的未知（我们知道有些东西我们不知道）和未知的未知（我们不知道我们不知道的东西）。元认知就是一个人知道自己知识的局限性，即对自己的想法进行信任程度的评分。证据表明，猴子、海豚，甚至是老鼠和鸽子都拥有元认知的雏形能力。

我们是如何得知动物拥有元认知能力的呢？让我们来认识一下纳图。它是佛罗里达州马拉松市海豚研究中心的一只海豚，常常在自己珊瑚池的家中自由游泳[36]。它接受了训练，能够根据音高区分水底的声音，并可以很好地做到在听见低音时触碰左边墙上的摇杆，在听见高音时触碰右边墙上的摇杆。

实验人员将低音和高音之间的分界线设置为 2 100 赫兹的频率。当声音频率离这个分界线足够远时，它会快速地游到正确的一边；但是当声音频率很接近 2 100 赫兹时，纳图的反应变得十分缓慢。它会摆动它的头，然后才游向一边，而它游去的那一边往往是错误的。

这样的迟疑行为能否证明它"知道"自己很难做出决定呢？不。本质上，难度增加是很普遍的。对人类和其他许多动物而言，当需要区分的差异减小时，所用的决定时间和错误率通常都会增加。但是关键在于，对人类来说，更小的知觉距离也会导致缺乏自信心这种二阶感受。当声音离分界线太近时，我们意识到自己面临困难，感到不确定，知道自己的决定很可能是错的。如果可以的话，我们会公开表明不知道正确答案以摆脱困境。这就是典型的元认知知识：我知道我不知道。

纳图知道自己的不确定吗？它能够判断自己是否知道正确答案，或者说它能够判断自己是否不确定吗？它对自己的决定有信心吗？为了回答这些问题，来自纽约州立大学的戴维·史密斯（J.David Smith）设计了一个巧妙的实验："逃脱"反应。在最初的知觉训练之后，他给海豚提供了第三个反应摇杆。通过试误法，实验人员让纳图知道只要自己触碰第三个摇杆，刺激声音会立刻被一个简单的1 200赫兹的低音调声音代替，这会让它获得一个小奖励。只要有第三个摇杆，纳图就可以选择逃脱主任务。但是它不能在每个试次都选择退出，因为如果不断地触碰逃脱摇杆，获得奖励的时间就会大大延迟。

这个实验结果非常圆满。在音高任务中，纳图自发地决定只在困难试次中选择退出。它只在刺激频率接近2 100赫兹时触碰第三个摇杆，而这些频率正是它可能会犯错误的试次。看样子它似乎把第三个摇杆作为一阶表现的二阶"评注"。它通过触碰第三个摇杆来"报告"它觉得主任务太难了，它更愿意做简单一些的测试。海豚足够聪明，能认识到自己缺乏自信。和拉姆斯菲尔德一样，它知道自己不知道。

一些研究者怀疑这个带有心灵主义的解释。他们指出这个任务可以用非常简单的行为主义术语描述：海豚只是表现出了可以让自己有最大化收益的习得性行为。实验唯一的不同之处是使用了三种反应而不是两种。与通常的强化学习任务一样，它发现了哪种刺激使得触碰第三个摇杆更有好处，而这只不过是一种机械的行为。

虽然，过去许多实验都因为这些低水平的解释而没有很好地发挥作用，但是关于猴子、老鼠和鸽子的新近研究回应了这种批评，并强烈地展现了真正的元认知能力。动物们常常更聪明地选择退出反应，它们的这种行为不是奖励一个因素就能预测的[37]。例如，不论是在它们做出决定后，还是在告知它们反应正确与否之前给它们提供逃脱选项，它们都能很好地判断哪些试次对于自己来说是有难度的。我们之所以知道这一点，是因为它们在选择退出的试次中的表现比在坚持回答的试次中要糟糕，这甚至发生在两种试次中的刺激相同时。它们似乎能监控内在的心理状态，精确地选出那些自己出现分心以及信号达不到应有质量的试次。看来，它们真的能评估自己对每次试次的信心度，并且只在感到不自信的时候才会选择退出[38]。

动物的自我认识到底有多抽象？最近的一项研究表明，至少在猴子身上，自我认识并不是仅仅由于过度训练造成的，猕猴能自发地延伸退出按键的作用，而不只停留在最初训练的作用中。一旦它们弄清楚退出按键在感觉任务中的意义，就能立刻在新的记忆任务中合理地运用这个选项。在学会报告"我没有很好地知觉到"之后，它们会进一步报告"我不能很好地记住"[39]。

显然，这些动物在一定程度上拥有自我认识，但是自我认识都是无意识的吗？正如第 2 章所提到的，我们的许多行为来源于无意识机制，所以我们在这里必须要谨慎。自我监控机制甚至也可能是无意识进行的。当我在键盘上打错一个字母或者眼睛看向错误的目标时，大脑都会自动察觉这些错误并进行更正，而这个过程我可能永远也意识不到[40]。但是一些观点认为，猴子的自我认识不仅仅是无意识的自动行为。它们在判断是否要选择退出时是灵活的，并且可以将这种能力推广到未训练过的任务中，包括用几秒钟的时间仔细考虑过去的决定，而这个反思过程的时长可能已经超出了无意识加工的范畴。在这个过程中它们需要使用主观反应信号，也就是选择退出。在神经生物学层面，这需要慢慢积累证据并调用顶叶和前额叶等高级认知区域[41]。

如果我们根据现有的对人脑的认识进行推测，如此缓慢而复杂的二阶判断不可能在意识不参与的情况下进行。

这个推断当然还需要更多的研究来证实，但如果它是正确的，那么动物的行为就具有意识以及反思的特点。我们可能不是唯一知道自己知道的生物，并且"智"这个形容词也不再是人类专有的。其他一些动物物种也能真正思考自己的思维状态。

人类意识是独一无二的吗

虽然我们可以肯定猴子拥有意识的神经工作空间，并会将其用于思考自我和外部世界，但是人类无疑表现出了更高级的自省能力。但究竟是什么让人脑与众不同？是由于人脑的大小、语言、社会合作、长期可塑性，还是教育？

在认知神经科学的未来研究中，最激动人心的任务之一就是回答这些问题。在此，我大胆地给出一个尝试性的答案：**尽管我们大部分的脑系统和其他物种相同，但是人脑的独特之处在于，人类能够使用复杂的"思维语言"来联合这些脑区**。笛卡尔在这一点上无疑是正确的：只有智人能够"通过组合词语或其他符号来向他人表达想法"。这种构成思想的能力可能是促进我们产生内心想法的关键因素。我们用符号的嵌套或者递归结构表达想法，人类的独特性正表现在这一特有的方式上。

根据这个观点，我们可以认为语言并不是交流系统，而是作为表征装置逐步进化形成的，这也和诺姆·乔姆斯基的观点一致。表征装置的主要优势在于它能够产生新的想法，这比能够与他人分享交流更为重要。我们的脑似乎具有给符号赋予任意心理表征的特殊本领，并且能将这些符号排列成全新的组合。人类全脑工作空间的独特之处可能在于它可以构造意识想法，例如"比汤姆高"、"红门的左边"或者"不给约翰"。每一个例子都结合了一些基本概念，而这些概念又属于完全不同的范畴："高"是尺寸，"汤姆""约翰"是人，"左"属于空间，"红"是颜色，"门"是物体，"不"是逻辑关系，"给"是动作。虽然，最初每个概念都是由不同的大脑回路编码的，但是人脑可以将它们随意拼接，不仅仅是像动物一样把它们联系起来，而是用复杂的句法组合它们。例如，这样就能细致地区分"我太太的兄弟"和"我兄弟的太太"或者"狗咬人"和"人咬狗"。

我猜测，这种思维的组合性语言是人类许多特有能力的基础，包括从设计复杂工具到创造高等数学。当涉及意识时，这种能力或许还可以解释我们精细的自我意识的来源。人类对心智有着极其敏锐的感觉，心理学家称之为"心理理论"（theory of mind），即大量的直觉规则。这让我们能表达和推断他人的想法。

的确，在人类的语言中，描写心理状态的词汇相当多。在英语最常用的10个动词中，就有6个词是代表知识、情感或者目标的，即寻找、表达、询问、看来、感觉、尝试。更重要的是，通过使用代词，我们可以用相同的结构将这些动词运用到自己和他人身上。"I"（我）是英语中使用频率排第10的词，"you"（你）是排第18的词。因此，我们表达自己知道的东西和表达他人知道的东西时使用的是相同的结构——"我认为X，但是你认为Y"。这个带有心灵主义的观点从一开始就有所显现：甚至7个月大的婴儿都能把自己知道的推广到他人所知道的[42]。而且这可能是人类特有的能力，比如在理解社会事件时，两岁半的孩子已经胜过了成年黑猩猩和其他灵长类动物[43]。

人类语言的递归能力可能成为具有复杂嵌套性的思想的载体，这些复杂的想法是其他动物无法获得的。如果没有句法，我们是否能思考嵌套思维，例如"他认为我不知道他在撒谎？"这样的思想远远超过了灵长类表亲的能力范围[44]。它们的元认知似乎只包括两个部分：一个思想以及对思想的确定程度。这远不及递归语言所提供的无数潜在概念和想法。

在灵长类种系中，只有人类的神经工作空间系统能够操纵内心的复合想法和理念。不多的神经生物学证据支持了这个假说。我们在第5章中讨论过，前额叶皮质是意识工作空间的一个关键中心，它在所有灵长类动物的脑中都占据了相当大的部分。在人脑中，它进一步扩大了[45]。在所有灵长类动物中，人类前额叶神经元的树突是最大的[46]。因此，我们的前额叶皮质或许能更加灵敏地收集以及整合来自大脑其他区域的信息，这或许解释了为什么我们能脱离外界，沉浸于自己的内省和自我导向的思考中。

当我们发挥社交和自我导向的推理才能时，额叶前部和中部区域就会被系统性地激活[47]。一个叫作额极皮质，也叫布罗德曼第10区的区域就在其中。人脑中的这个脑区比任何类人猿的都要大，而对于它是否存在于猕猴的大脑中，专家们尚无定论。该区域的白质基础负责大脑的长距离连接。即使在考虑了整体的大脑尺寸后，人脑中的这个区域相比别的灵长类动物仍显得过于巨大[48]。所有这些发现都表明，前额叶的前部是我们拥有独特内省能力的关键所在。

另一个特殊的脑区是布洛卡区，它位于额叶的左下方，对人类语言起着重要作用。位于人脑这个区域中的进行长距离投射的第三层神经元，相比其他类人猿有着更宽的间隔，这更加保证了神经元间能够更完美地进行交互连接[49]。康斯坦丁·冯·埃科诺莫（Constantin von Economo）发现，在人脑的布洛卡区和另一个负责自我控制的关键区域——内侧前扣带回，有巨大的神经元。这些神经元似乎不存在于如猕猴等其他灵长类动物的脑中，而很可能仅仅存在于人类和如黑猩猩和倭黑猩猩等类人猿的脑中[50]。这些细胞拥有巨大的细胞体和长长的轴突，可能对意识信息在人脑中的传播有重要作用。

所有这些适应性改变都指向同样的进化趋势。在人类进化的过程中，前额叶皮质网络越来越密集，渐渐超出了大脑尺寸所预期的密集程度。工作空间回路不成比例地进行扩张，但是这样的增长可能还只是冰山一角。我们不仅仅是脑更大些的灵长类动物。如果以后，认知神经科学家发现人脑拥有可以产生更高级的语言递归操作的独特微型回路，我也并不会为此感到惊讶。我们的灵长类亲戚拥有内在的心理活动，可以有意识地理解周围环境，但是人类的内心世界却更加丰富，这或许是因为我们拥有思考嵌套想法的独特能力。

总而言之，人类意识是两个嵌套进化的独特产物。在所有的灵长类动物中，意识最初是作为交流工具进化而来的。前额叶皮质和相关的长距回路打破了局部的神经元回路模式，将信息传遍整个大脑。而唯独在人类身上，这种交流能力被第二次进化加强，产生了"思维语言"，使得我们能够思考复杂的想法并与他人进行分享。

为什么人类会有精神疾病

人脑工作空间所经历的前后两次进化，依赖于特别的基因所带来的特定生物机制。这就自然带来了一个问题：是否有疾病以意识机制为目标？基因突变和脑损伤会逆转进化趋势，从而使得全脑工作空间失效吗？

维持意识的长距离皮质连接可能是脆弱的。与身体中的其他细胞相比，神经细胞可以算是庞然大物，因为它们的轴突就已经长达数十厘米。支持这个比细胞主体大上千倍的附加物，使得基因表达和分子运输变得困难。DNA转录总是发生在细胞核中，而其最终产物必须被输送到几厘米外的突触中去。复杂的生物机制才能解决这个运输问题。因此我们可以预期，已经进化的长距离工作空间连接系统会成为特定损伤的目标。

我和让－皮埃尔·尚热推测，精神分裂这一疾病的神秘精神症状可以在这一层面上找到解释[51]。大约 0.7% 的成年人患有精神分裂症。这是一种毁灭性的精神疾病，患病的青少年和成年人会和现实失去联系，产生错觉和幻觉，这是阳性症状；同时伴随智力以及情绪相关能力的普遍降低，包括无组织的语言和重复性行为，这是阴性症状。

长期以来，人们很难确定这些多样症状背后的根本原因。但令人惊讶的是，这些缺陷总是影响在理论上与意识工作空间相关的功能。这些功能包括社会观念、自我监控、元认知判断，甚至对感觉信息的基本获取等[52]。

临床上，精神分裂症患者对自己的奇异想法表现出过度的自信。可能是因为元认知和心理理论严重受损，使得患者不能区分自己和他人的想法、知识、动作、记忆。精神分裂症大大地改变了意识整合过程，患者不能形成有条理的思维网络，导致幻觉和混乱感的产生。例如，患者的意识记忆可能产生明显错误。在见过一些单词或图片几分钟后，他们经常不记得自己看到过什么。他们关于自己是否，或者何时、何地看见过某些事物的元认知能力也很糟糕。然而值得注意的是，他们的内隐无意识记忆可能还完好地保留着[53]。

在这样的背景之下，我和同事们设想精神分裂症患者可能存在意识知觉的基本缺陷。我们研究了精神分裂症患者的视觉掩蔽经验。当单词或字母呈现之后，如果在很短时间内出现了另一张图片，那么被试在主观上便看不见之前呈现的单词或字母。结论很明确：精神分裂症大大改变了掩蔽词被看见所需要的最短时间[54]。意识通达的阈限升高了，精神分裂症患者处于阈下的时间更长，他们在能够有意识地看见之前需要积累更多的感官证据。值得一提的是，他们的无意识加工是完整的。一个在阈下仅呈现了29毫秒的数字，就能产生可被观察到的启动效应，这和正常被试完全一样。这样精细的功能得以保留，说明无意识加工的前馈连接依然完好，从视觉再认到意义归因，基本未被疾病所影响。这样看来，精神分裂症的主要问题似乎在于不能把输入信息全面整合为连贯的整体。

我和同事们在患有多发性硬化的患者身上观察到了相似的现象，这种疾病会影响大脑中白质的连接[55]。这些患者和精神分裂症患者类似，同样具有完好的阈下加工能力，但是意识通达却受损了。在尚未出现其他症状的发病初期，患者不能有意识地看见闪过的单词和数字，但仍然可以无意识地加工这些信息。意识知觉缺陷的严重程度可以通过前额叶到视觉皮质的长距连接损伤情况进行判断[56]。这些发现很关键。首先，它们证明了白质受损会选择性地影响意识通达；其次，一小部分多发性硬化患者患上了和精神分裂症相似的精神疾病，再一次表明失去长距离连接可能在心理疾病的初期严重影响病患。

精神分裂症患者的脑成像图表明，他们的意识启动能力大大减弱了。他们早期的视觉和注意加工大致是完整的，但是却缺少大幅度的同步激活，无法在头皮表面形成P3波，即意识知觉的标志[57]。意识通达的另一个标志是突然出现一个连贯的大脑网络，这个网络的各个遥远区域之间在 13 ～ 30 赫兹的 β 波段内表现出高度相关。然而在精神分裂症患者中，这个标志也缺失了 [58]。

有更直接的证据证明精神分裂症患者的全局工作记忆网络出现了结构上的变化吗？有。弥散张量成像显示，连接皮质区域间的长距离轴突束出现了大量异常，连接两个大脑半球的胼胝体纤维也受到了损害。同样受损的还有联系前额叶皮质和海马、垂体以及其他较远皮质区域的连接 [59]。这些受损部分严重破坏了静息态的连接性。在安静休息时，精神分裂症患者的前额叶皮质不再是原本的连接中枢，激活也不像正常控制组被试那样是一个整合性的功能性整体 [60]。

从更微观的水平来看，精神分裂症患者背外侧前额叶第二、三层的巨大锥体细胞及其延伸出来的能接收数千突触连接的树突，比正常人要小得多。它们几乎没有树突棘，而树突棘是兴奋性突触的终点。人脑中拥有大量的兴奋性突触。这类连接的缺失也可能是精神分裂症的一个主要原因。两个主要的分子神经递质系统在前额叶的突触传递和可塑性中起关键作用，它们分别是多巴胺 D2 和谷氨酸 NMDA 受体。精神分裂症中许多被破坏的基因的确会影响这两个神经递质系统 [61]。

更有趣的是，正常成人在摄入诸如苯环己哌啶（又名 PCP、天使粉）和克他命这样的毒品时，会短暂体验到类似精神分裂症的症状。这些药物通过阻碍神经传递而起作用，更具体地说，它们作用在 NMDA 型兴奋性突触上。这种突触在跨越皮质进行自上而下的信息传递过程中起重要作用 [62]。在我用计算机模拟的全脑工作空间网络中，NMDA 突触在意识启动中起到了至关重要的作用。NMDA 突触以自上而下的方式连接高级皮质区域和最初激活它们的低级加工区域，形成了长距离回路。从模拟中去除 NMDA 受体，导致了全局连通性大面积受损，意识启动也消失了[63]。其他模拟还表明 NMDA 受体对缓慢的证据积累十分重要，这些证据是进行思维决策的潜在基础[64]。

自上而下连接的整体缺失可以用来解释精神分裂症的阴性症状。它虽然不会影响感觉信息的前馈传递，但是可以选择性地阻止自上而下的长距离回路实现全局整合。因此精神分裂症患者完全可以表现出正常的前馈加工，包括产生阈下启动效应的精细加工。但他们会在随后的启动和信息传播过程中体会到不适。这些不适破坏了他们的意识监控、自上而下的注意、工作记忆和决策能力。

患者的阳性症状，即奇异的幻觉和妄想又该怎么进行解释呢？认知神经科学家保罗·弗莱彻（Paul Fletcher）和克里斯·弗里思（Chris Frith）提出了一个明确的解释机制，这个机制建立在受损的信息传播的基础上[65]。正如我们在第 2 章中谈到的，夏洛克·福尔摩斯的脑可以从多角度输入信息，无论是知觉还是社会信息，以此做出最优推论。这样的统计学习需要信息的双向交换[66]：感觉区域将信息向上级传递，高级区域做出自上而下的预测反应，它们共同组成了一个不断解释感觉信息的学习算法。当高级表征的预测和自下而上的信息输入完全匹配时，学习便停止了。此时，大脑知觉到了一个可以被忽略的错误信号，即预测信号和观察信号之间的差异，于是我们便认为这个信息不是新奇的。此时输入的信号不再有趣，从而不再引起任何学习。

想象一下，由于长距离连接的受损和 NMDA 受体的失效，精神分裂症患者自上而下的信息减少了。弗莱彻和弗里思认为，这会导致统计学习机制的严重失调。感觉输入永远得不到令人满意的解释，错误的信号会永久停留在大脑中，引发如雪崩一样无穷无尽的解释。精神分裂症患者会持续地感觉到有些事情仍需要被解释，世界蕴含着许多层隐藏意义，而只有他们自己能知觉到并对其进行深层次解释。造成的结果是，他们会持续地捏造出关于周围环境的牵强解释。

例如，让我们思考一下精神分裂症患者的大脑是怎样监控自己的行为的。当我们移动时，预测机制一般能抑制动作带来的感觉。多亏了这一点，我们在拿起咖啡杯的时候才不会感到惊讶：手即将感受到的温暖和轻微的重量是可以被准确预测到的，甚至在行动前，我们的运动区就向感觉区发出了自上而下的预测，通知其即将会体验到一个抓握动作。这个预测十分有效，于是当我们行动时，基本不会知觉到触觉。只有当预测出错时，比如意外拿到了一个烫手的马克杯，我们才会敏锐地有所觉察。

接下来，想象一下我们现在生活在一个自上而下的预测已经系统性失效的世界里。即使是自己的咖啡杯也感觉有问题，当你握住它的时候，它的触感与你的预期有出入，使你一直在想是谁或者什么东西改变了你的感觉。尤其是你会觉得自己讲话变得特别奇怪，说话的时候你可以听到自己的声音，并且听起来很奇怪，这会一直吸引你的注意，你开始想是不是谁在捣乱。很快，你就开始相信大脑中有一个声音，而发出这个声音的恶魔可能是你的邻居或者中央情报局，它控制了你的身体，扰乱你的生活。你发现自己一直在寻找别人不曾注意到的离奇事件背后的原因，这正是精神分裂症的典型症状。

简而言之，精神分裂症似乎就是一种长距离连接遭到破坏的疾病，这种连接用来传播全脑信号并形成意识工作空间系统。当然，我并不是说精神分裂症患者就是无意识的行尸走肉。我的意思是，精神分裂症患者的意识传播比其他自动加工受到的破坏更严重。由于疾病受损一般受限于特定的神经系统，所以精神分裂症患者可能只有一种生物机制受到了破坏，这个机制用于维持自上而下的长距神经元间的连接。

精神分裂症患者的生物机制损坏并不彻底，否则他们就会陷入无意识状态。那么这种极端的医学案例真的存在吗？在 2007 年，宾夕法尼亚大学的神经学家发现了一种神奇的新型疾病[67]。当时入院的年轻人患有各种各样的疾病，其中不少是患有卵巢癌的女性，其他一部分人只表现出头疼、发烧或者类似流感的症状。不过很快，他们的病情发生了意外转变，表现出"典型的精神病性症状，包括焦虑、烦躁、怪异行为、妄想或幻想症以及幻听和幻视"，成为一种快速发展的获得性急性精神分裂症。短短三周内，患者的意识开始消退，他们的脑电图也显示出只有在睡眠或者昏迷时才出现的慢波。他们变得不能活动，无法对刺激产生反应，甚至无法自主呼吸。一些人在几个月内就死去了。另外一部分人后来恢复了正常的生活和心理健康，但不记得那些没有意识的日子。

究竟发生了什么？一份细致的调查表明，所有这些患者都患有一种广泛的自身免疫性疾病。他们的免疫系统并没有监控外部侵入的细菌或病毒，而是把目标指向自身。免疫系统选择性地破坏了患者体内的一种分子——神经递质谷氨酸的 NMDA 受体。正如我们之前所了解到的，它是大脑的必要成分，在皮质突触自上而下的信息传递中起着关键作用。当培养皿中的神经元暴露在患者的血清中时，这些神经元的 NMDA 突触在数小时内差不多全部消失。但是只要移去致命的血清，受体会再次出现。

人体失去一种分子就足以对心理健康造成选择性的损害，并最终影响到意识本身，这的确令人惊奇。根据全脑神经工作空间理论，我们可能见证了一种破坏长距离连接的疾病，这种长距离连接是构成意识体验的基础。这种集中性攻击迅速破坏了意识，并首先导致类似精神分裂症的症状，然后摧毁了人体的警觉状态。在未来的研究中，这种身体反应可能被认为是一种典型疾病，用它的分子机制可以解释精神疾病的发病原理、发病时间以及和意识体验的关系。

如何建造有意识的机器

既然我们明白了意识的功能，以及和意识相关的皮质构造、分子基础，甚至一些相关疾病，那么能否设想用计算机模拟意识过程呢？我觉得这个设想没有任何逻辑问题，并且将是一条让人振奋的科研之路，意味着在未来几十年内计算机科学可以解决一个巨大的挑战。虽然凭现在的能力，我们还不能制造这样一台机器，但是已经可以设想这台机器的一些关键功能，这也说明意识的科学正在不断发展。

在第 5 章，我概述了计算机模拟意识通达的方案。这些想法或许可以成为一种新的软件架构的基础。就像现在的电脑可以同时运行多种特定程序一样，我们的软件也可以包含许多专门化的程序，每个程序实现一个功能，比如面孔识别、运动探测、空间导航、言语生成、动作指导等。其中一些程序可以直接从系统内部而不是外界获得信息，这样它们就具备了自省和自我认知的能力。例如，一个专门进行错误探测的装置可以学会预测生物体是否脱离了当前关注的目标。目前的计算机已经有了这个雏形：越来越多的计算机开始配备自我监控装置，用于检测剩余电量、磁盘空间、存储完整性或者内部故障。

我还发现了至少三个现在的计算机所不具备的重要功能：**灵活交流、可**

塑性和自主性。各种程序之间应该可以灵活地沟通交流。在任意时间，某个程序的输出都可以作为整个有机体感兴趣的焦点。被选择的信息将进入工作空间。这是一个容量有限的系统，以一种缓慢且有序的方式进行运作，其明显优势是可以将信息传播给其他程序。这种信息交换在目前的计算机中是被禁止的，每个应用程序都在相互独立的存储空间中运行，程序的输出也是无法共享的。除了基础且受到用户控制的剪贴板以外，每个程序之间没有一条广泛的途径来交换彼此的专业知识。我所设想的构造是能提供一个通用、自动化的剪贴板，即全脑工作空间，这会大大提高信息交换的灵活性。

那么，接收程序如何使用剪贴板上共享的信息呢？我设想中的第二个关键部分是一个强大的学习算法。每个程序并不是不变的，而是能够发现如何最大化利用接收到的信息。每个程序都根据类似于大脑的学习规则进行自我调适，并能够捕捉到输入信息中存在的预测关系。因此，这个系统会根据所在的环境，甚至自身构造的不足来调整自己，如应对子系统的错误。系统将会发现哪些输入信息值得关注，并知道如何整合这些信息，以计算有用的函数。

接下来是我十分期待的第三个功能：自主性。即便没有和使用者产生交互作用，计算机仍能运用自己的价值体系来决定最应该使用哪些数据在全局工作空间中进行仔细的有意识检查。自发的活动可以让随机化的"想法"持续进入工作空间，在这里，系统根据信息与有机体的基本目标是否相符来决定保留还是拒绝它们。甚至在没有信息输入的时候，系统内部也会产生一系列的波动状态。

这种模拟生物的行为会使我们想起自己拥有的各种各样的意识。没有任何人为干扰的情况下，机器会设定自己的目标来探索世界以及了解自身的内部状态。任何时候，它都会把资源集中在一个单一的内部表征上，我们称之为它的意识内容。

当然，这些想法还相当模糊，要实现一个具体详尽的设计仍然任重而道远。不过我认为人造意识至少在理论上是可行的。

关于反对者的一些想法，我们也在这里简单回顾一下。一些学者认为，意识绝不可能简化为一种信息加工过程，因为无论有多少信息加工，也不能产生主观体验。比如，纽约大学的哲学教授内德·布洛克（Ned Block）就认为，即便工作空间机制可以解释意识通达，但是本质上还是无法解释感受性，比如我们经历一种情绪、一次疼痛或者感受一场日落时产生的最原始的感觉以及主观状态[68]。

亚利桑那大学的哲学教授戴维·查默斯（David Chalmers）也持有相似看法，认为即使工作空间理论解释了哪些加工需要意识参与，哪些不需要，但是它仍然无法解释第一人称的主观体验之谜[69]。查默斯在区分关于意识的简单与复杂问题方面颇有建树。他认为关于意识的那些简单问题包括我们如何识别一张脸、一个单词或者一道风景，如何从感觉中提取信息并用这些信息引导行为，如何产生语言用以表达感受。查默斯说："尽管所有的问题都与意识相关，但是它们关注的都是认知系统的客观机制。所以在认知心理学和神经心理学的不断努力下，这些问题终将得到解决。"[70] 相比之下，关于意识加工的复杂问题是：

> 大脑内部的物理加工过程如何产生主观体验，也就是主观上的感受。比如，当我们看到了鲜艳的蓝色，就产生了视觉体验。还有远处传来的难以言喻的双簧管演奏声，一阵突然的剧痛，一个幸福的瞬间或是

沉思中那片刻的宁静……正是这些现象形成了我们谜一般的思维。

但我认为查默斯贴错了标签，他所谓的简单问题其实应该是复杂的问题。复杂的问题看起来难以解决是因为这些问题与我们的知觉不符。一旦我们拥有了认知神经科学和电脑模拟的知识后，查默斯所认为的复杂问题就不攻自破了。感受性的假设概念，即纯粹的心理体验独立于任何信息加工过程，也将被视为是近代科学出现前的另类观点。这很像误导整个 19 世纪的生机论思想：无论我们对生物体内的化学机制了解有多详尽，还是无法阐述生命的独特价值。现代分子生物学阐述了细胞中的分子机制是如何组成能自动繁衍的自动化装置的，进而粉碎了这种言论。同样地，意识科学也会不断解决这些复杂问题，直到它们全部消失。比如，目前的视觉模型不仅解释了人类大脑产生各种各样视错觉的原因，也证明了为什么这样的错觉会出现在任何面临同样算法问题的理性机器中[71]。现在的意识科学已经解释了我们绝大部分的主观体验，而且我也没有看到这种方法存在任何明显的局限。

另一些哲学家的观点是：不管再怎么努力地模拟大脑，我们的软件还是会缺乏人类意识的一个关键特性，那就是自由意志。有些人认为，拥有自由意志的机器本身就是个矛盾体，由于机器本身就是设定好的，其行为由内部结构和初始状态决定。它们的活动或许会因为测量偏差而不能被预测，但是它们是无法偏离由物理组织决定的因果链的。这种决定论似乎不容许任何个体有自由。正如公元前 1 世纪著名的诗人和哲学家卢克莱修所说：

如果所有的运动都息息相关，新的运动由旧的运动决定。如果原子从不背离它的轨道而产生新的运动，切断命运的纽带，摧毁永恒的因果关系，那么在这个地球上，生命体拥有的自由意志的来源又是什么呢？[72]

　　甚至当代顶级的科学家都认为这个问题太难解释了，因此，他们开始寻找新的物理法则。毕竟，只有量子力学才可以带来足够的自由因素。凭借发现突触间信息传递的化学基础而获得 1963 年诺贝尔奖的约翰·埃克尔斯（John Eccles）是一个神经怀疑论者，他认为神经科学的主要问题是搞清楚"自我如何控制大脑"。这是他众多著作当中的一个标题[73]，也是一个类似二元论的问题表述。他最后毫无根据地提出了一个假设：非物质的思维通过改变突触处的量子事件概率来作用于物质大脑。

　　另一位当代的杰出物理学家罗杰·彭罗斯（Roger Penrose）爵士也认为意识和自由意志确实需要量子力学的支持[74]。彭罗斯与一位麻醉师斯图尔特·哈默罗（Stuart Hamero）共同开辟了一个新奇的视角，把人脑比作一台量子计算机。他们的观点是：人脑能够利用量子物理系统存在的多重叠加状态的性质，在有限的时间内探索几乎无限的可能性，这似乎也解释了为什么数学家拥有能够看穿哥德尔定理的能力。

　　然而，这些巴洛克式的设想并没有神经生物学和认知科学的坚实证据作为基础。尽管我们渴望解释大脑为什么可以按照自己的意志行动，但是量子力学，即卢克莱修提出的"原子偏离"的现代版，还是不能解决这个问题。大多数物理学家都认为大脑所浸浴的热血环境与量子理论并不相容，因为量子计算需要低温来避免量子相干性的迅速流失。而且我们意识到的外部世界的时间尺度与量子相干发生的时间尺度飞秒（10^{-15}）完全没有相关性。

最关键的是，尽管量子力学的现象影响了一部分脑加工，但是量子的内在不可预测性还是不能满足我们对自由意志的设想。当代哲学家丹尼尔·丹尼特曾说过一句让人很信服的话：大脑中完全随机的形式并不会带来我们所追求的"自由意志"[75]。难道我们真的想要自己的身体被亚原子层面不可控的运动所左右，就像抽动秽语综合征患者无缘无故的抽搐和痉挛那样吗？这与我们所认为的自由相去甚远。

当谈及自由意志，我们所说的是更有意义的自由。我们对自由的定义是：在合适的情况下，我们有能力凭借自己高水平的思考、信念、价值观以及过去的经验来做出决定，并且对低水平的冲动加以控制。当我们自主做决定时，会考虑所有可能的情况，并且在深思熟虑后选择自己最青睐的一个，这才是我们所行使的自由意志。有时候自主决定也会掺杂一些偶然因素，但这并不重要。毕竟大多数时候我们的自主行为并不是随机的，而是在仔细审查一个个选项后，经过深思熟虑所做出的决定。

自由意志不需要量子物理学知识就可以在标准的计算机里得到实施。**我们的全脑神经工作空间从当前感觉和记忆中收集所需信息，然后进行汇总、评估，选出想要的，并使用内部反馈来最终引导行为。这就是我们所说的有意识的选择。**

因此，在思考自由意志的时候，我们必须要明确区分与决定相关的两种概念：一个是意识的不确定性，即没有把握的想法；另一个就是意识的自主决定性，即成熟的见解。我们的脑状态不可能是无中生有的，也不会背离物理规律——任何东西都不会。当我们的思考是有意识的，并且不受阻碍地自发进行，在仔细权衡利弊后再采取行动，就可以说这个决定是自由意志所做出的。在这种情况下，我们就可以说这是自主决定，即使这个决定最终是由基因、生命历程以及神经回路的函数值所决定的。由于自发的脑活动存在波动，所以即使对我们自己而言，这些决定可能也是不可预测的。但是这种不可预测并不是自由意志的决定因素，也不应该与绝对不确定性相混淆。重要的是可以自主地做出决定。

因此，在我看来，一个机器可以拥有自由意志，这一点并不自相矛盾，它只是我们自己的一个缩影。我可以毫不费力地想象出一种可以按照自我意志来采取行动的人造装置。即使大脑如同计算机模拟一样是完全确定的，我们还是可以说它行使着自由意志。不管什么时候，当神经元的构造表现出自主性和深思性时，我们都称其为"自由的脑"。而且当我们进行反向分析后，就能在人工机器上进行仿制。

简而言之，感受性和自由意志都不是意识机器的理念所存在的严重哲学问题。在这次意识探索之旅的终点，我们发现需要改变陈旧的观念，慎重考虑一个复杂神经系统所能达到的高度。进化产生的160亿个皮质神经元所组成的网络，其信息加工能力远远超过了我们的想象。神经元以半自动的方式不停波动，创造了我们内在的心理世界。即使接收的感觉信息相同，产生的结果也会因我们的情绪、目标和记忆而有所不同。意识编码神经元在不同的大脑中是不一样的。尽管我们对颜色、形状和物体进行编码的神经机制总体上相同，但是它们在结构上的细节来源于个人的长期发展过程，通过不断选择和修剪突触，造就了每个人独一无二的脑，形成了不同的人格。

由遗传规律、过往经验和各种概率交叉共同决定的神经元编码在不同的时刻、对不同的人都是不一样的。神经系统的大量内部状态，造就了丰富的内部表征，与外部世界紧密相连却又不受限于此。在这动态的系统中，疼痛、美丽、欲望、懊悔等主观感受和稳定的神经元吸引子相联系。这些感受是主观的，因为大脑将当前的输入与过去的记忆、未来的目标编织在一起，为原始感觉输入赋予了一层个人经历。

什么东西，在一出现便是一个"已经记住的当下"[76]，是一个记录此时此刻的个人密码，并且被过去的记忆和未来的预期所加强，不断将第一人称的视角投影在周围环境中？答案是：意识的内部世界。

这台精密的生物仪器现在就在你的脑子里运转。当你合起书，思考自己的存在，激活的神经元集群最终会形成你自己的观点。

CONSCIOUSNESS
AND THE BRAIN
注释与参考文献

　　考虑到环保的因素，也为了节省纸张、降低图书定价，本书编辑制作了电子版的注释及参考文献。请扫码下载"湛庐阅读"App，查看本书注释及参考文献内容。

CONSCIOUSNESS
AND THE BRAIN
致谢

    我对意识的观点并不是凭空产生的。在过去的30年里，我一直沉浸在大量与此相关的想法里，同时也有志同道合、最后成为亲密友人的同事相伴。我尤其感谢其中的三位。在1990年年初，我的导师让-皮埃尔·尚热第一次向我提及意识的问题，他说意识并不是遥不可及的，我们可以联手从实证和理论的方向寻找突破口。然后我的朋友洛朗·科昂（Laurent Cohen）给我提供了很多与意识相关的神经心理学案例，还把我介绍给一位当时就读于医学专业的学生利昂内尔·纳卡什，他现在已经是杰出的神经学家和认知神经科学家了。我们一起探索了阈下加工的深度。直到现在，我们的合作和讨论也还在继续。尚热、科昂、纳卡什，再次真诚地感谢你们一直以来的鼓励与陪伴。

    巴黎已经成为意识研究的一个重要基地，我的实验室也在这样的大环境中受益颇多，我尤其要感谢那些和我共享启发性观点的仁人志士，他们分别是帕特里克·卡瓦纳（Patrick Cavanagh）、西德·库韦德尔，杰罗姆·萨克、艾蒂安·克什兰（Etienne Koechlin）、凯文·奥里甘和马赛厄斯·佩西里昂（Mathias Pessiglione）。很多由菲桑基金以及巴黎高等师范学院的卓越硕士项目支持的优秀学生和博士后都为加强实验室的实力和创新能力做出了很大贡献。我的博士生包括露西·查尔斯（Lucie Charles）、安托万·德尔·库尔、拉斐尔·加亚尔（Raphael Gaillard）、让－雷米·金、克莱尔·塞尔让、梅拉妮·斯特劳斯（Mélanie Strauss）、林恩·乌里希、凯瑟琳·沃科尼亚（Catherine Wacongne）和瓦朗坦·维亚尔（Valentin Wyart）以及博士后同事特里斯坦·贝肯斯丁、弗洛里斯·德朗热（Floris de Lange）、塞巴斯蒂安·马蒂（Sébastien Marti）、中村仁洋（Kimihiro Nakamura）、莫蒂·萨尔蒂、阿龙·舒尔格（Aaron Schurger）、哈科沃·西塔、西蒙·范加尔和菲利普·范·奥普思托（Filip Van Opstal），非常感谢他们不断地提问，并提供了那么多好的想法。也特别感谢马里亚诺·西格曼，这十多年来我们之间产生了真挚的友谊，并合作得出了丰富的研究成果，我还要感谢他慷慨的分享。

　　来自世界各地、各个学科和实验室的广大研究者对意识都有很深刻的见解。我尤其要感谢第一个提出全脑工作空间理论的伯纳德·巴尔斯，以及摩西·巴尔（Moshe Bar）、爱德华多·比夏克（Edoardo Bisiach）、奥拉夫·布兰克、内德·布洛克、安东尼奥·达马西奥、丹尼尔·丹尼特、德雷克·丹顿（Derek Denton）、杰拉尔德·埃德尔曼、帕斯卡尔·弗里斯（Pascal Fries）、卡尔·弗里斯顿（Karl Friston）、克里斯·弗里思、乌塔·弗里思（Uta Frith）、梅尔文·古德尔、安东尼·格林沃尔德、约翰－迪伦·海恩斯（John-Dylan Haynes）、何碧玉（Biyu Jade He）、南希·坎维舍（Nancy Kanwisher）、马库斯·基弗（Markus Kiefer）、克里斯托夫·科赫、维克多·拉米、多米尼克·拉米、哈克万·劳、史蒂芬·洛雷、尼科斯·洛戈塞蒂斯、露西娅·梅洛尼（Lucia Melloni）、厄尔·米勒（Earl Miller）、阿德里安·欧文、约瑟夫·帕尔维兹（Josef Parvizi）、丹·波伦（Dan Pollen）、迈克尔·波斯纳、亚历山大·普热、马库斯·赖希勒（Marcus Raichle）、杰兰特·里斯（Geraint Rees）、彼得·罗夫思玛（Pieter Roelfsema）、尼古拉斯·希夫，迈克·沙德伦（Mike Shadlen）、蒂姆·夏利斯、克木容·夏皮罗（Kimron Shapiro）、沃尔夫·辛格、伊丽莎白·斯佩尔科（Elizabeth Spelke）、朱利奥·托诺尼、维姆·凡德弗（Wim Vanduffel）、拉里·魏斯克兰茨（Larry Weiskrantz）、马克·威廉斯（Mark Williams）等。

我的研究获得了法国国家健康与医学研究院（INSERM）、再生与可替代能源委员会（CEA）、法兰西学院（Collège de France）、巴黎第十一大学（Université Paris Sud）、欧洲研究委员会（European Research Council）的长期支持。由丹尼斯·勒比昂（Denis Le Bihan）主管的坐落在巴黎南部的神经研究中心（NeuroSpin center）也为这项高度推理性的主题提供了很好的环境，在此表示诚挚的感谢。我还要感谢本地提供建议的友好同事，他们是吉勒斯·布洛赫（Gilles Bloch）、让-罗伯特·德韦尔（Jean-Robert Deverre）、露西·赫兹-帕尼耶（Lucie Hertz-Pannier）、贝基尔·杰拉娅、安德烈亚斯·克兰施米特、让-弗朗索瓦·曼金（Jean-François Mangin）、贝特朗·蒂里翁（Bertrand Thirion）、盖尔·瓦罗科（Gaël Varoquaux）和维尔日妮·范·瓦森霍芬（Virginie van Wassenhove）。

在写这本书时，我也受到其他几所研究机构的大力支持，尤其是温哥华的彼得·沃尔高级研究所（Peter Wall Institute of Advanced Studies）、悉尼的麦考瑞大学（Macquarie University）、帕维亚的国际学生联合会高级研究所（Institute for Advanced Studies IUSS）、法国南部的特雷耶基金会（Fondation des Treilles）、梵蒂冈科学院（Pontifical Academy of Sciences）等，还有我的家乡拉丘安尼尔和特丽妮泰，我在那里完成了这本书的很多内容。

最开始是我的经纪人约翰·布罗克曼（John Brockman）和他的儿子马克斯·布罗克曼（Max Brockman）特别鼓励我写这本书，后来梅拉妮·托特罗里（Melanie Tortoroli）在维京又细心地帮我修订了之后的各个版本。我还从西德·库韦德尔和利昂内尔·纳卡什两位仁慈而又犀利的专家那里得到指正并逐步完善了本书的内容。

最后，最要感谢的是我的妻子吉莱纳·迪昂-兰贝茨，她不仅和我分享了她关于婴儿脑和思维的专业知识，而且还给予了我爱与温柔，让我的生活更有意义，让我的意识更值得拥有。

CONSCIOUSNESS
AND THE BRAIN
译者后记

　　在睡梦中，身体处于静止状态的时候，思维却能够自由飞翔。身体和意识之间究竟是一种什么样的关系？法国著名认知神经科学家斯坦尼斯拉斯·迪昂院士根据他多年来在脑与意识方面的系统研究，为解开这一谜团提供了大量的实证研究依据，为理解脑的意识加工机制做出了重要的贡献。

　　今天，意识的研究之所以能够得到研究者的高度重视，要归功于本书中提到的多个因素，其中，研究意识的工具和方法的进步，尤其是能将功能性磁共振成像技术运用于对健康人群的意识研究，对该领域产生了重要的推动作用。研究者从无意识着手来解释意识的本质，为此创造了多种研究范式，如视错觉、双目竞争、掩蔽实验、最小差别实验等。最小差别实验是通过最小程度改变客观刺激而造成主观感受的变化，由此来探究无意识加工对大脑产生的影响。在双目竞争的研究中，让被试的左眼和右眼分别看见不同的刺激，这样，他们的脑就会在两种不同的意识状态之间切换，研究者通过被试的主观报告来证明意识的存在，并比较这两种条件下脑的活动。在掩蔽实验中，先短暂呈现目标单词或者图片后，紧接着呈现一张掩蔽图片，就能让被试无法看见目标单词或者图片，因为后来呈现的掩蔽图片阻止了前一幅图片进入意识层面。这些实验为我们理解意识标志积累了大量的证据。

大脑的无意识加工机制能处理大量的信息，并且加工至比较完善的程度，相较之下，意识只能每时每刻关注一件事物，那么其存在的意义是什么？迪昂院士认为，意识并不是千万年进化所带来的副产物，恰恰相反，意识以其不可取代的重要性在进化过程中得以保留。每个神经元都在无意识的加工过程中，对接收到外界刺激给出自己的解释，而意识则将千百万神经元各自不同的解释整合，形成最合理的稳定表征，并将信息长时间地保留在脑中，进而传递给需要的神经回路，比如记忆回路和语言回路，这样我们就可以在脑中完成一次多步骤的计算，并将得到的结果传达给他人。根据这种全脑信息的共享方式，作者提出了"全脑神经工作空间"的理论模型。他运用大量的证据表明，意识是从神经网络中产生的，而神经网络的存在是脑中信息共享活动的结果。他根据这个模型设计的简化的计算机模拟程序已经能够表现出人脑的一些特征，这也将是未来制造出电子大脑的第一步。

意识科学同样也为治疗与意识相关的疾病提供了帮助。每年因为中风、脑损伤等原因，大量患者失去了意识，其中，有些人可能恢复意识，而有些人却永远处于植物人状态。通过寻找意识标志以及创新的方法，意识科学能够确定哪些患者更有康复的希望，并能发现那些虽然有意识却没有办法向外界表达的闭锁综合征患者所发出的意识信号。意识科学也并不止步于临床诊断，通过对丘脑进行刺激等方法，科学家也在尝试寻找不同的让人重新获得意识的方法。

正如美国前总统奥巴马所说的，"我们仍然没有解开这个位于两耳之间三磅重的物质之谜"。意识科学仍然有许多问题有待进一步研究：婴儿的意识何时产生？动物是否具有意识？精神分裂症等疾病是什么原因导致的？我们如何创造出有意识的机器？……这本书阐述了当代意识科学研究所取得的初步进展，这为有志于进行意识科学研究的研究者提供了良好的开端。相信本书能吸引更多的研究者参与到关于意识的科学研究中，设计出更精细、严谨的意识实验，不断解决一个又一个困惑了人类数千年的意识难题。

《脑与意识》一书文笔优美，思想深刻，内容广泛，对于意识研究具有重要的参考价值。阅读与翻译这本优秀的著作，使我们对意识有了更深刻的理解。为了用中文精确地体现原作者的思想，我们在本书的翻译中投入了大量的时间与精力。在翻译的过程中，本书的部分章节曾作为心理学专业本科生《专业英语》课程上的阅读与翻译的练习材料。章熠在此基础上重新翻译了整本书。高聘（第 2 ~ 7 章）、严涵（第 6 ~ 7 章）对部分译稿进行了初步的校对。章熠在此基础上，对全书进行了多次校对与修改，最后由周加仙研究员对照原文，对全书的翻译进行多次审校。在这里，我们还要特别感谢湛庐文化编辑的认真审校。由于本书的内容新颖深刻，知识涉及面广，虽然我们想竭尽全力做到完美，但是由于水平有限，有不足之处，还望读者批评指正。

章熠
美国伊利诺伊大学香槟分校心理学系
2018 年 3 月 28 日

未来，属于终身学习者

我这辈子遇到的聪明人（来自各行各业的聪明人）没有不每天阅读的——没有，一个都没有。巴菲特读书之多，我读书之多，可能会让你感到吃惊。孩子们都笑话我。他们觉得我是一本长了两条腿的书。

——查理·芒格

互联网改变了信息连接的方式；指数型技术在迅速颠覆着现有的商业世界；人工智能已经开始抢占人类的工作岗位……

未来，到底需要什么样的人才？

改变命运唯一的策略是你要变成终身学习者。未来世界将不再需要单一的技能型人才，而是需要具备完善的知识结构、极强逻辑思考力和高感知力的复合型人才。优秀的人往往通过阅读建立足够强大的抽象思维能力，获得异于众人的思考和整合能力。未来，将属于终身学习者！而阅读必定和终身学习形影不离。

很多人读书，追求的是干货，寻求的是立刻行之有效的解决方案。其实这是一种留在舒适区的阅读方法。在这个充满不确定性的年代，答案不会简单地出现在书里，因为生活根本就没有标准确切的答案，你也不能期望过去的经验能解决未来的问题。

而真正的阅读，应该在书中与智者同行思考，借他们的视角看到世界的多元性，提出比答案更重要的好问题，在不确定的时代中领先起跑。

湛庐阅读App：与最聪明的人共同进化

有人常常把成本支出的焦点放在书价上，把读完一本书当作阅读的终结。其实不然。

时间是读者付出的最大阅读成本

怎么读是读者面临的最大阅读障碍

"读书破万卷"不仅仅在"万"，更重要的是在"破"！

现在，我们构建了全新的"湛庐阅读"App。它将成为你"破万卷"的新居所。在这里：

● 不用考虑读什么，你可以便捷找到纸书、电子书、有声书和各种声音产品；

● 你可以学会怎么读，你将发现集泛读、通读、精读于一体的阅读解决方案；

● 你会与作者、译者、专家、推荐人和阅读教练相遇，他们是优质思想的发源地；

● 你会与优秀的读者和终身学习者为伍，他们对阅读和学习有着持久的热情和源源不绝的内驱力。

下载湛庐阅读 App，
坚持亲自阅读，
有声书、电子书、阅读服务，
一站获得。

CHEERS

本书阅读资料包
给你便捷、高效、全面的阅读体验

本书参考资料
湛庐独家策划

☑ **参考文献**
为了环保、节约纸张，部分图书的参考文献以电子版方式提供

☑ **主题书单**
编辑精心推荐的延伸阅读书单，助你开启主题式阅读

☑ **图片资料**
提供部分图片的高清彩色原版大图，方便保存和分享

相关阅读服务
终身学习者必备

☑ **电子书**
便捷、高效，方便检索，易于携带，随时更新

☑ **有声书**
保护视力，随时随地，有温度、有情感地听本书

☑ **精读班**
2~4周，最懂这本书的人带你读完、读懂、读透这本好书

☑ **课　程**
课程权威专家给你开书单，带你快速浏览一个领域的知识概貌

☑ **讲　书**
30分钟，大咖给你讲本书，让你挑书不费劲

湛庐编辑为你独家呈现
助你更好获得书里和书外的思想和智慧，请扫码查收！

（阅读资料包的内容因书而异，最终以湛庐阅读App页面为准）

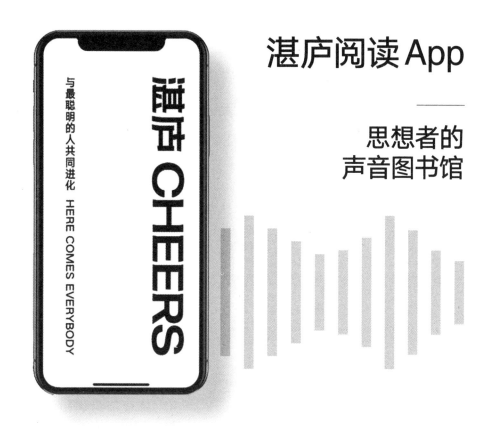

湛庐阅读 App

思想者的
声音图书馆

倡导亲自阅读

不逐高效，提倡大家亲自阅读，通过独立思考领悟一本书的妙趣，把思想变为己有。

阅读体验一站满足

不只是提供纸质书、电子书、有声书，更为读者打造了满足泛读、通读、精读需求的全方位阅读服务产品 —— 讲书、课程、精读班等。

以阅读之名汇聪明人之力

第一类是作者，他们是思想的发源地；第二类是译者、专家、推荐人和教练，他们是思想的代言人和诠释者；第三类是读者和学习者，他们对阅读和学习有着持久的热情和源源不绝的内驱力。

CHEERS

以一本书为核心

遇见书里书外，更大的世界

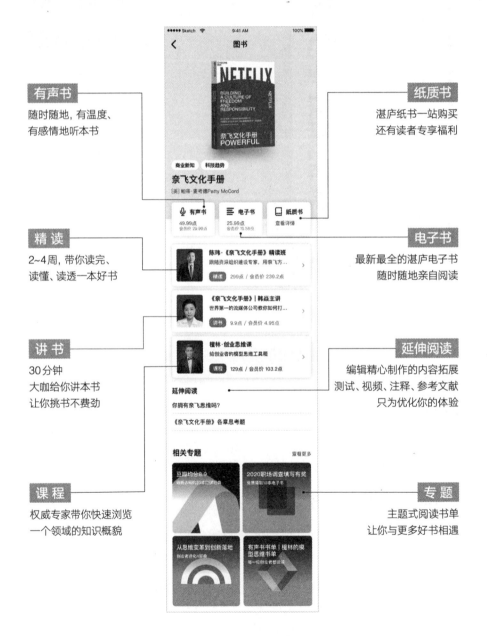

有声书
随时随地，有温度、
有感情地听本书

精读
2~4周，带你读完、
读懂、读透一本好书

讲书
30分钟
大咖给你讲本书
让你挑书不费劲

课程
权威专家带你快速浏览
一个领域的知识概貌

纸质书
湛庐纸书一站购买
还有读者专享福利

电子书
最新最全的湛庐电子书
随时随地亲自阅读

延伸阅读
编辑精心制作的内容拓展
测试、视频、注释、参考文献
只为优化你的体验

专题
主题式阅读书单
让你与更多好书相遇

图书在版编目（CIP）数据

脑与意识/（法）斯坦尼斯拉斯·迪昂
(Stanislas Dehaene) 著；章熠译 . -- 杭州：浙江教
育出版社，2018.10（2024.1重印）
　　ISBN 978-7-5536-7384-4

　　Ⅰ.①脑… Ⅱ.①斯… ②章… Ⅲ.①脑科学－研究
②意识－研究 Ⅳ.①R338.2②B842.7

中国版本图书馆 CIP 数据核字 (2018) 第 187115 号

浙 江 省 版 权 局
著作权合同登记号
图字：11-2016-19

上架指导：脑科学 / 心理学

脑与意识
NAO YU YISHI

［法］斯坦尼斯拉斯·迪昂 (Stanislas Dehaene)　　著
章　熠　译

责任编辑：赵清刚
美术编辑：韩　波
封面设计：ablackcover.com
责任校对：马立改
责任印务：时小娟

出版发行：浙江教育出版社（杭州市天目山路40号）
印　　刷：唐山富达印务有限公司
开　　本：710mm × 965mm 1/16　　　　**成品尺寸：**170mm×230mm
印　　张：21.50　　　　　　　　　　　**字　　数：**265千字
版　　次：2018年10月第1版　　　　　　**印　　次：**2024 年 1 月第 9 次印刷
书　　号：ISBN 978-7-5536-7384-4　　　**定　　价：**79.90元